虹の断片

精神科臨床医、
四八年の経験から

塚崎直樹

一つの見方を選ぶということは、ヘッドライトをつけて、洞窟に入るようなものだろう。首を動かせば、目の前が照らしだされて、はっきりと見ることができる。しかし、光の当たらない部分は、見えなくなってしまう。知ろうとすることは、逆に知り得ないことを造りだすことにつながる。では、どうすればよいのか、どうすべきなのか。

新泉社

虹の断片

目次

虹の断片

思い出すこと——はしがきにかえて

何事も最初が肝心というが、物事を始めるのに、最初に抱いたイメージというものはその後のプロセスを予言していたり、問題点を凝縮している場合がある。夢を治療に使っていると、治療が始まったとき、最初に見た夢はイニシャル・ドリームといって、その後の治療過程を象徴するというとらえかたもある。果たしてそういうことが言えるのかどうか。

臨床家と呼ばれる人が、どのように治療の場に近づいていくのか。そこにすでに将来が映しだされているのだと想定してみると、考えさせられることも多い。

私が病院という医療施設に、医療者となることを前提として、近づいたころの思い出を書いてみたい。まだ、医学部の学生だった頃だ。親しくしていた医学部の友人の紹介で、ごく小さな田舎町の病院に二週間ほど見学に行くことになった。見学といっても、本当に見るだけで、検査や治療に携わる技術も知識も持ってはいなかった。半分、夏休みの慰安のようなものだった。見学実習の合間に、海水浴をやることも目的の一つだった。

見学実習の前日に病院について、一緒に実習することになっていた友人の運転で、海岸を見てまわることにした。田舎の細い道を、ぐねぐねとまわって、海沿いを走った。初めての道だったので、勝手がわからず、私は助手席にいて、周囲を見まわしていた。その細い道が、突然太い県道に合流した地点で、私の乗った軽自動車は、県道を走ってきたトラックと衝突した。軽自動車の側面にトラックがぶつかって、私は全身を打撲して、意識を失ってしまった。ぼんやりと意識が戻ったときは、自動車の中に横たわって、近くでサイレンの音が聞こえていた。後から聞いた話によると、軽自動車は大破し、運転していた友人は無傷であったけれど、私は意識を失っていたらしい。一一九番したが、救急車の到着が遅く、その自動車から私の身体を引きずりだして、通りかかった車に乗せてもらったらしい。その車が救急病院へ向けて出発しようとしたとき、救急車が到着した。事情を確認し、身体を救急車に移すより、そのまま病院へ運ぼうということになり、サイレンを鳴らした救急車の先導で、病院に向かうことになった。サイレンが何だか近いように遠いように聞こえたのはそのせいだった。

救急病院に運ばれても、私の意識はぼんやりしたままだった。診察されたり検査されたりしたのだろうが、記憶は曖昧で、自分の意志と離れたところで、物事が動いていく感じしかしなかった。ストレッチャーに乗せられて、廊下を移動していくのだが、天井の模様がめまぐるしく変わっていく感覚だけがあった。レントゲンではどこにも異常がなかったが、とりあえず、入院ということになった。一種の虚脱状態のような感じで、起き上がることはできなかった。こうして、私の病院見学実習は、ベッドに横たわることから始まった。いうまでもなく、私は実習するはずの病院に搬送されていたのである。

ベッドに横になっていて、看護婦さんが様子を見に来る。血圧を測ったり、点滴を交換したり、そのたびに、布団をまくる。最初意識がもうろうとしていたが、次第に布団を動かすたびに、足の一部に激痛を感ずるようになった。看護婦さんが来て、布団をうごかすたびに、「痛い!」と声を上げるけれど、看護婦さんは指示された作業に忙しそうにしていて、すぐに立ち去ってしまう。看護婦さんが来るたびに、布団をまくられるのではないかという恐怖を感ずるようになった。「こんな事故ですから、痛いのは当然です」とか、布団をまくって「何ともなっていませんよ」と言われたりした。「内臓が破裂しているかもしれないので、安静にしてください。少しぐらい痛くても、たいしたことはないです。それどころではないでしょう」とも言われた。何度か痛みを訴えていると、ある看護婦さんが足を見てくれて、傷は見えないけれど、「たぶん、擦過傷になっているのでしょう」と言って、手で触って、痛みを感ずるところにバンドエイドを貼ってくれた。その一枚のバンドエイドで、私の痛みは瞬時に解決した。私は、内臓破裂も問題だけど、かすり傷でも場合によっては、どれだけ苦痛かわからないと感じた。患者というのは、そういうものなんだなあと、しみじみと感じてしまった。

二日ぐらいすると、もう意識ははっきりして、頭重感もうすくなっていた。病室の患者さんの会話を聞くようにもなった。ある患者さんは、服薬の時間になると窓際に行って、薬を飲んでいた。何度かその様子を見ていると、何だかおかしい。どういうことか、詳しく観察していると、その人は、窓際に行って、薬包紙から薬を口の中に入れているような格好をしながら、薬を口に入れず、窓から外へ捨てていることがわかった。隣の患者さんと話しているのを聞くと、「病院のまわりの土が病気だったら、これで土の病気も治るだろう」と理屈に合わないことを言っていた。それを聞いた別の患者さんは、もっともだと相づちを打っている。どうも、二人とも薬をまったく信用していない様子だ。「薬を飲めば飲むほど、病気が長引く」とか「どうせ効くはずがない」とか話し合っている。私は驚いた。患者さんは病気を治すために入院していると思ったが、患者さんは、病院という場所を利用しているものの、自分で設計した治療法を、医者の指示とは無関係に実施しているものらしい。病気を治すために入院しているが、治療は医者の思惑とは別のやり方なのだ。医者が回診すると、神妙な顔をして質問に答えているものの、実際には問題にしていないのである。医者が病室をまわって、患者さんが療養していると思っていても、患者さんが考えていることや実際の療養生活では違ったことが起こっている。私の入っていこうとしている医療現場というのは大変だなあと思った。

数日して、私は病院を退院した。退院したといっても、病室に寝ている状態から、病院近くの宿舎から病院に通うようになったので、やはりその病院の中をウロウロしていたわけである。入院患者から、見学実習生に変わったのだ。廊下を歩く姿が、パジャマから白衣に変わったけれど、中身は大して変わっていない。同室に入院していた患者さんからは、隣に入院していた患者が、どうして白衣を着ているのか、ナゾだったかも知れない。内科や外科の先生の外来診察を見学したり、病棟の回診についてまわったりした。ときには、医局で昼食をとっている先生から、診療上の経験談を聞かせてもらうこともあった。食事の間に先生の出身医局を聞いて、「〇〇大学の××教室の先生同士は仲がよいと聞いています」と言うと、その先生は突然怒ったような口ぶりで、「君は、××教室はメダカの学校だというのかね」と問い詰められた。根拠薄弱なことを言うものではないと思ったと同時に、医師というのは怖い人がいるのだなと思った。

ある日、病棟の詰め所にいると、救急車のサイレンがして、病院に救急車が到着した様子だった。救急処置を見る機会だと思って、救急の処置室に行ってみると、処置ベッドの上に三〇代の男性が寝かされていた。看護婦さんが、患者さんの服をハサミで次つぎと切っているところだった。そこへ白衣姿の外科の先生がやってきた。患者さんの姿を見るなり、「これは処置できないな」と言った。実習を受けていた私と友人の方を向いて、患者さんの両方の鼻と耳から出血しているところを指して、「頭蓋底骨折で、ほとんど即死の状態だろう」と説明してくれた。それと同時に、看護婦さんのテキパキした動きが止まった。それから、顔や腕の出血の跡をアルコールで拭きだした。見てみると、腕の骨が折れて、皮膚を突き破っていた。すごい衝撃だったのだろう。これでは、死亡していても不思議はないなあと思ってしまった。看護婦さんたちは、家族と対面する前に、少しでも傷を隠すように、ガーゼをあてたり、包帯を巻く作業に移っていった。

外科の先生は、午前中の勤務で、午後からは病院近くの海で、海水浴をしていたらしい。救急車が到着するまでに、病院には内科医しかいないことがわかったので、急遽呼びだされて、服も着替えないで白衣を羽織って駆けつけた。救急車が到着するのと前後して、病院に戻っていたのである。たぶん、先生は海水パンツのままだったのだろう。

死後の処置がおこなわれているのを見ていると、廊下で悲痛な叫び声がした。その後、号泣する声がした。廊下にでてみると、ソファーに伏して、泣き叫んでいる女性の姿が見えた。奥さんが到着したのだろう。私たちは、そっとその場を離れた。亡くなった男性は、数日前に私が横になっていた処置台の上に寝かされていた。私の乗った軽自動車のぶつかったのが、トラックではなく、ダンプカーであれば、私はあんなふうになっていたのかも知れないと思った。男性の奥さんではなく、私の家族が泣き崩れていたかも知れない。厳粛な気持ちで、看護詰め所の看護婦さんたちのもとへ戻った。

詰め所では、看護婦さんたちは、すでに事故の事実を知っていた。それだけではなく、亡くなった男性の名前や年齢、職業、家族構成まで知っていた。田舎町のことなので、住民同士はほとんどのことを知り合っているのだろう。看護婦さんたちは、いろいろな噂をしていた。そのうちに「〇〇さんは、本当に男前だよ。評判だったよ」という声がして、「本当にいい男だったよ」という返事があって、死者を懐かしみ、残念がる言葉が行き交った。すると、「〇〇さんには会ったことがないけれど、本当にそんなにいい男だったの?」「本当よ」「一目見たらわかるわ」「ちょっと見てこようか」「じゃあ、私も行こうかな」「行こう行こう」と何人もの看護婦さんが詰め所からでて行った。私はびっくりした。看護婦さんたちにとって、生きている人も死んでしまった人も関係がないらしい。田舎町だからなのか、患者さんの匿名性がない。すべて知っている人で、素性のわからない人がいない。だから生きている人の身体も、亡くなってしまった人の身体も固有名詞を持っている。そういう反応に驚いた。それと、たくさんの人の死を体験すると、生と死の間の壁が消えてしまうのかも知れないと感じた。私は、自分の中の厳粛さが壊れていくのを感じたが、それは自分が軽薄な方向へ動かされたというより、医療現場で起こっていることの多元性や多相性の方へ導かれている感覚だった。

医学生時代のことばかり書いてきたけれど、医師となってからのこともいくつか書いておきたい。私が医師免許を手にして、最初に勤めた病院のことになる。医師免許をもらって就職したとしても、実際には何もやれなかった。注射も下手だったし、薬の名前もよくわからない。病院に就職しても、上の先生の指示通りやるだけで、小間使いのようなものだった。看護婦さんがついてくれて、ああしたらよい、こうしたらよいと教えてくれる。患者さんのほうも心得ていて、こちらの話に合わせてくれる。聞いても無駄だと思ったら、質問も控えてくれる。それで何とか体面を維持して、少しずつ経験とそれらしさをかたち作っていく。だから、最初は本当に見られたものではない姿なのだ。

精神科病院に最初に就職した日、私は何もすることがないので、看護詰め所をでて、病棟の前にあるコンクリートの階段に座っていた。白衣を着ていたので、私が何者かは、患者さんにはわかっていたと思う。しばらくすると、何人かの患者さんがそばに寄ってきて、「どこから来たの?」とか「どこに住んでいる?」「名前は?」などと質問された。ぽつり、ぽつりという感じで、そんなに関心はないけれど、一応聞いておこうという感じと、是非とも聞いておきたいという感じの中間というのか、転校生に元からいた生徒が質問しているような感じだった。私は細かく返事しても余計な感じだったし、あまり簡単でも誠意がない気がして、なるべくゆっくりと返事をしていた。そして、そのときのなんともいえず協調的で少しよそよそしい感じを、精神科病院の患者さんの近づき方なのだろうと思った。この感覚をよく覚えておいて、これを応用すればよいのだろうと思っていた。こころに残ったイメージは、電線に止まっている雀の会話とか鳥の会話のようなものだった。これで大丈夫。この乗りでやればよい。

ところが、次に病院へ出勤したら、だれも患者さんが寄ってこない。親しさを示す患者さんがいない。もう、私は「お医者さん」の一人になっていて、正体不明の転校生ではなくなっていた。たぶん最初の日は、心細さと患者さんになじめるかという不安で、おどおどしていたのだろう。それで見るに見かねて、患者さんの方から接近してもらったのだろう。これでよしと思った瞬間から、私は話しかける値打ちのない人間になってしまったのだろう。それ以後、私はどこの病院に行っても、患者さんから転校生のように話しかけられるという体験はしていない。あれは一生に一度のことだったのか、そういう思いが、やがてはするようになった。私が不安そうにコンクリートの階段に座らなければ、その一回だけの体験も実現しないで終わったかも知れない。まあ、別のとらえかたをすれば、一回だけの体験が実現しないままで、消えて行っているかも知れない。そのことに気づかないかも知れない。病院の中には、いろいろな人がいて、いろいろな出会いがある。ある出会いをするということは、別のかたちの出会いを捨てることになっているのかも知れない。それは面白いことであるし、場合によれば、怖いことかも知れない。

ともかく、いろいろな視点でものを見ることが必要で、世界は多元的に構成され、出来事は多次元空間的な場で起こっているものでもある。

私が精神科医になってから、仕事をする場面でいろいろなスタッフと接することになった。短気な人もいれば、気の長い人もいる。合理的であろうとする人、感情の流れを大事にする人。協調性を重視する人もいれば、個人プレイにこだわる人もいる。その何がよいのか、そう簡単には見極められない。ある看護婦さんは、患者さんへの言葉づかいがとても粗かった。それだけではなく、患者さんが指示に従わないと、二本の指で患者さんの手をピチンと叩くこともあった。女性の病棟だったので、そういう行為もでたのだろう。どうも、患者さんを見下しているのではないか、差別的なのではないかと感じられた。若い看護婦さんからは、それとなく、言葉づかいの悪いベテランがいるとか、差別的な言い方をするスタッフがいるという話がでることもあった。だれというわけではないが、その人を指しているように思えた。若い看護婦さんは、患者さんには優しく、丁寧に対応するだけではなく、親身にその話に耳を傾ける様子が見られた。実に好ましく思えたのだ。ところが、患者さんのほうは、かならずしも若い看護婦さんに親しくしている様子もない。むしろ、どなったりするような看護婦さんに親しくしているようなのだ。患者さんも、実力者に近づくようにしていないと何かと不便なのかも知れないと考えていた。

あるとき患者さんの一人と、看護婦さんの評価の話になったので、患者さんはどういう看護婦さんが好きなのかなあと聞いてみた。すると、どういう理由というより、自然に違いがでるのだということだった。私が関心を払っていたAさんのことになって、「あの人はどうして、患者さんから好かれるかなあ」と尋ねてみた。すると、「それは患者さんのことを考えているからですよ」と返事が返ってきた。「若い看護婦さんは、ずいぶん丁寧に話しているし、やさしいでしょう。Aさんは、怒ってばかりだし、口も悪いよね。ピチンと叩いたりもするじゃない」。その話を聞いていて、その患者さんは、「先生なんかは、わかっていないのですよ。例えば、お風呂に入れるときなど、若い看護婦さんはお湯につけて、上がるだけですよ。自分のことは自分でしなさいと。うどんの玉をお湯にくぐらせるようなものですよ。じゃぶんとつけるだけ。だけどAさんは、患者さんの身体を隅ずみまで洗ってあげる。できない人には、足の指の間まで、ちゃんとこすってあげるんですよ。口は悪くても、ちゃんとしてくれる。若い人は、言っていることや信じていることは正しいけど、気配りができない。身体が動かない。それじゃ、本当に大事にしていることにはならないでしょう。患者さんがだれを選ぶかは、看護婦さんの言っている言葉で判断するんじゃないですよ」と言った。

私はそういうことがお風呂場で起こっているのは知らなかった。極めて表面的なことだけで判断していたのだと、気づかされた。たぶん、自分の知らないことは限りなくたくさんあることだろう。当事者がまったく意識しないで、行われている交流や交感もあるだろう。それらすべてを知ることなどできないだろう。もし、それらすべてを明らかにしようとすると、何かを無理に知ろうとすれば、問題の現象を破壊してしまい、逆に何もかもわからなくなってしまうかもしれない。

一つの見方を選ぶということは、ヘッドライトをつけて、洞窟に入るようなものだろう。首を動かせば、目の前が照らしだされて、はっきりと見ることができる。しかし、光の当たらない部分は、見えなくなってしまう。知ろうとすることは、逆に知り得ないことを造りだすことにつながる。では、どうすればよいのか、どうすべきなのか。その質問に少しでも答えをだそうと考えて、手探りしたのが、この本の内容だと思ってもらえれば、ありがたい。

第一章

労働者の原型

私が物心がついた頃。戦後民主主義というものが周囲を取り巻いていた。その中身が何なのか。本質が何なのか。私はそれを、働くことの中に生みだされるものと考えた。それは仕事の手ざわり。ともに働く人びととの関係に現れると感じた。反戦運動の中で出会った労働者が語ること、筑豊の炭坑で記録を綴り続けた人の文章に、その答えがあると感じた。戦後民主主義がそれらのものに支えられているとしたら、私は私自身の体験の中に、それらのものを見つけだして、その意味を確認しなければならないだろう。そのためには、まずその原型をつかみ取らなければならない。しかし、筑豊の廃鉱地帯の現実を書いた上野英信は、「闇を砦に」という言葉を残した。労働者の原型はつかみ取った瞬間に消え去るだろう。もう少しでふれ得たという感覚を、よりどころにするほかはないのだ。

マルクスを読む

私が金沢大学医学部に入学したのは、一九六七年、昭和四二年だった。私たちの世代は、その後「全共闘世代」などと呼ばれることになるが、金沢大学には全共闘という学生組織は作られなかったので、「全共闘世代」という言葉を聞いても、なにかそぐわない気がする。その当時は、大学構内には、政治的スローガンの書かれた立て看板が立てられていて、生協食堂のテーブルには政治セクトのアジビラが並べられていた。そのビラをながめながら昼食をとるのが日常だった。学生会館の前にはハンドマイクを使って、独特のアジ演説をする学生がいて、騒然とした雰囲気があった。しかし、それは大学という空間がもっている風物詩のようなもので、そんなグループが大学全体を巻き込む大騒動を起こすとは、だれも思っていなかったのではないだろうか。

私は、大学に合格するまでは、ひたすら受験勉強に励んでいたので、入学したら思う存分読書に時間をかけたいと思っていた。私はその当時の教養主義に影響されて、岩波文庫の一〇〇冊を読破したいなどと考えていた。高校生の間に三〇冊ぐらいは読んでいたのではないかと思う。残った作品の中でも、マルクス主義に関する本を読んでみたいと思っていた。大学教養部の講義が始まってみると、経済学、政治学、社会学などの講義には、マルクス主義に影響された内容が多く、教養としてマルクスやエンゲルスの著作を読むのが当然だと感じられた。戦後民主主義といっても、その背後にマルクス主義が大きな役割を演じていた。ただ、大学生の間では、教条的にマルクスやレーニンの著作を読むのは、時代遅れという感じがあって、トロツキー、グラムシなどを読む学生もいたし、ルカーチやローザ・ルクセンブルグなども読まれていた。一方、サルトルやメルロ＝ポンティなど実存主義の視点を組み込もうとする学生もいた。西欧思想の流れの中に、マルクス主義をとらえようとしていたわけだ。そうであるにしても、大学生になったのだから基礎教養としてマルクスの本を読んでみたいと考えていた。

教養部での経済学の講義を担当していた永井義雄先生が、「私は経済学を専攻することにしていたので、大学一年生のとき、『資本論』を原書で読んだ」という話を聞いて、私は医学部の学生なので、原書で読むのは無理としても、せめて翻訳で読んでみたいと考えた。大学生になって、岩波文庫の白帯で、マルクスの著作を読むようになった。『経済学・哲学草稿』は興味を感じて、初期マルクスの解説書を何冊か読んだ。マルクーゼの著者に親しんだり、パッペンハイムの『近代人の疎外』などにも感心した。『経済学・哲学草稿』の読書会を同級生と開いたりもした。ヘーゲルやフォイエルバッハの著作も少し読んで、夏休みに入ったころから、『資本論』を読み始めた。図書館の机の上に、『資本論』三巻の全体の目次を広げて、その全体を眺めながら、一巻から読み始めた。河出書房新社刊行、世界の大思想シリーズの長谷部文雄訳だった。図書館から借りだして読むことにしたのは、購入してしまうと、そのうち読もうと考えて、結局、読まずに終わる可能性を考えてのことだった。

借りだした本は、まだだれも開いたことのない、新品の状態だった。『資本論』は有名だけれど、本当に読んでいる人は少ないのだなあと感じた。学生のいなくなった夏休みの図書館で、ゆっくりと本を読んで行くことは、何ともいえない充実感があった。第一巻の商品の部分から読み始めて、何日か経ったとき、道路を歩いていて、目に映る物がすべて、一度は商品のかたちを経由していることを意識して、目の前の光景が一変して感じられた。マルクスの書いている、商品、労働、交換といったことが、概念としてではなく、世界のありようとして見えたことが、大きな感銘を与えた。こういうことが本を読むという体験なのだと感じられた。しかし、実際の読書は遅々として進まず、読み終えたのは、その年の暮れだった。内容をどこまで理解したかは大いに疑わしいが、読み終えたということだけでも、一つの意味があったと思える。ともかく、マルクス主義や社会主義に少しは近づいた気がするようになった。その後、学生運動の活動家と親しく話す機会があったけれど、『資本論』を読んでいる人などいなかった。マルクス主義を語っても、ちゃんと勉強している人は少ないのだなあと感じたし、政治党派の活動家といっても、理論的な勉強についてはあまり信用できないなという気分にもなった。

『資本論』を読みながら、並行してマルクスの著作も読んでいた。やがて、理論的な勉強だけではどうももの足りないと感ずるようになった。それはマルクス主義が、実践の思想、社会変革の思想であるとすれば、ただ本を読んでいるだけでは、本当のところが理解できないのではないだろうかと感ずるようになったからだ。マルクスの「哲学者たちは、世界をさまざまに解釈してきただけである。肝心なのは、それを変革することである」という言葉が、強く印象に残っていたこともある。

ベトナム反戦の時代

そういう中で、一九六七年一〇月八日がやってきた。この日、羽田飛行場から佐藤栄作総理大臣がベトナムを訪問するのに抗議する学生デモが機動隊と衝突し、京大生の山崎博昭君が死亡した。山崎君というのは、その当時、学生運動の中で、そのように呼ばれていたので、そのときの語感によっている。山崎君の死は、一九六〇年安保闘争以来のデモ隊の死者であった。当時、佐藤総理大臣はアメリカ軍の北ベトナム爆撃を支持しており、ベトナム訪問は、日本がベトナム戦争の実質的な参戦国となることを意味すると考えられていた。アメリカでは広範な反戦運動が起こっており、国家が二分するような勢いになっていた。日本の反戦運動も拡大の方向にあって、その勢いが生みだした当然の行動であっただろう。アメリカの行きづまりが感じられ、南ベトナム解放民族戦線の攻勢も強まっていた。ここで意思表示をすべきではないかという雰囲気が日本の中でも強かった。一一月一一日には、エスペランチストの由比忠之進が一二日にせまった佐藤総理の訪米に抗議して、首相官邸前で焼身自殺を図った。一一月一二日も、学生の抗議デモが羽田飛行場付近で行われていた。一〇月八日は第一次羽田闘争、一一月一二日は第二次羽田闘争と呼ばれた。

山崎君は一九六七年に京都大学に入学しており、亡くなったときは大学一年生だった。私と同じ学年だった。私は自分がマルクス主義の本を教養の一部として読んでいただけだったが、その思想を実行しようとして、命を失う場面にまで自らを晒している人間がいることに衝撃を受けた。

ベトナム戦争と同質の戦いが、現在の日本でも行われていて、それに身を投じている人がいる。それも同じ世代の人間である。その事実が強く迫ってきた。私は学生運動の現実に揺さぶられた。

羽田闘争は、新左翼の運動が直接的な行動に移るきっかけになった。それまでのデモはサンドイッチデモといわれるように、学生がデモをしても、その倍の機動隊が両方を挟んで、学生がデモをしているのか、機動隊がデモをしているのかわからないような状態だった。このような封殺された状態を打破したいという欲求があって、デモ隊がプラカードで機動隊を叩いたり、突いたりして、それが組織的に行われて、機動隊がすくむ、後退する。その開けた空間が、デモ隊の行動をエスカレートさせるという具合になっていった。山崎君は、警察官の警棒の乱打を受けて死亡したといわれていた。その後、デモ隊はヘルメットを着用して、デモに参加するようになった。顔を隠すためにタオル、手には軍手と角材というスタイルが一般化した。それ以前は、デモ隊の学生と、野次馬との区別がつかなかったが、はっきりとした区別がつけられるようになった。機動隊の攻撃があると、逮捕される可能性が増えた。デモへの参加には、そのような危険性を考慮する必要がでてきた。一九六七年一〇月、アメリカのワシントンでは、最大のベトナム反戦集会が行われた。

一九六八年一月一九日、原子力空母エンタープライズが佐世保港に入港した。これに対しても三派全学連を中心として、多数の学生が抗議デモを行った。機動隊とも衝突し、多数の逮捕者がでた。デモ隊が結集する場所から、現地に向かう途中で、集団で逮捕されるということも起こるようになった。一月三〇日、ベトナムで南ベトナム解放民族戦線の広範な攻撃が行われた。テト攻勢と呼ばれた。衝撃的だったのは、アメリカ大使館が占拠されたことで、アメリカ軍の力で、ベトナムを押さえ込むことは不可能だという事実を突きつけるものだった。一九六八年三月、ジョンソン大統領は、次期大統領選に出馬しないことを表明し、事実上ベトナム戦争は終結に向かって動きだしていた。しかし、実際の政治の動きは紆余曲折があるものだった。

金沢べ平連で出会ったひとりの労働者

私は、これらの政治的な動きにうながされて、反戦集会にたびたび参加し、デモにも参加するようになった。そこでいろいろな政治主張に出会い、グループにもふれるようになった。大学の中では、共産党系の運動と新左翼の運動が強かった。多くの共感を集めていたのは、新左翼の運動だっただろう。新左翼は、反代々木ともいわれて、共産党とは対立する立場だった。共産党の官僚制、日常に埋没する日和見主義を攻撃した。議会主義は、既成事実を後追いする姿勢にすぎないとした。ソ連や中国の既成の社会主義を批判して、マルクスの原点に戻るべきだとしていた。共産党は新左翼を暴力学生と呼んで、多くの国民の願いとははずれた、主観主義者だと非難していた。しかし、よくみると、政治集団の官僚主義を非難する勢力が、共産党以上に官僚的であったり、一般の労働者や学生の立場を代弁する共産党は、新左翼以上に主観的であったりして、納得のいく説明や自己規定には出会わなかった。

そうした中で、私は金沢べ平連に出会った。べ平連は、「ベトナムに平和を！市民連合」の略称である。べ平連は一九六五年、小田実、開高健、鶴見俊輔などが呼びかけ人になって結成された運動体である。組織として代表や事務局はあるものの、運動体であるので参加も自由、脱退も自由。「ベトナムに平和を！」、その主張に賛成すれば、背景の思想や所属、社会的地位も問わないという姿勢であった。名簿も作らず、会費も取らない。何かの行動が提起されるとすれば、言い出しっぺがやることが原則。他人を無理に引き込まない。組織として声明をだしたり、宣言することも極力しない。そういう姿勢だった。どこかで○○べ平連を立ち上げても、本部とは関係なく自由に活動してもらいたいということだった。支援もしないけれど、注文もしない。新左翼に近い考えの人は、べ平連に近寄っても、その生ぬるさに抜けて行ってしまう。しかし、べ平連の方は、新左翼には比較的同情的だった。

べ平連のよさは、そこには学生以外の人間がいたということだろうか。市民といってよいのだろうか、ともかくいつもスーツ姿で参加している人がいた。工場で働いている労働者もいた。主婦もいた。いろいろな人がいたが、ほとんどの人はべ平連以外の市民運動や労働運動にかかわっていた。しかし、そういう色合いをださないようにして、運動のゆるやかな結合と発展を目指していた。

金沢べ平連は、毎週土曜日、喫茶店『かっこう』の二階に集まって、連絡や打ち合わせ、意見交換を行っていた。七時頃から始まって、九時頃までとりとめもなくしゃべって、なごやかに解散するという感じだった。激論ということはあまりなくて、穏やかなものだった。興奮してしゃべると、青臭い話をしているなあという雰囲気になった。息長く活動していこうという姿勢があった。私が金沢べ平連で一番印象に残っている人は、井沢幸治さんだ。井沢さんは、長く労働運動を継続してきた人で、一時は共産党に所属したが、そこを離れて独自の立場で反戦平和のために闘ってきた。金沢にある比較的大きな工場に勤めている一工員ということだった。

マルクス主義には、労働者や労働者階級はしょっちゅうでてくるが、私は本で読むだけで、実際の労働者と話したことはなかった。私の周囲にも、当然、労働者はいるのだろうけれど、自分のことを労働者だと思っている人は少なかった。サラリーマンとか勤め人という感覚で、ことさら労働者とは思っていなかったのではないか。組合運動の活動家は、そうでもなかったかもしれないけれど。井沢さんと話していて、私が「労働者は……」と言ったりすると、井沢さんは「塚崎君！　労働者というものはそういうもんじゃないよ」としばしば指摘された。

「労働者が立ち上がるとか、そんなことはないよ。僕は、君たち学生に期待しているんだ。君たちの批判力を使って、今の日本の状況に切り込んでほしいんだ。工場の前で、朝、ビラまきをするだろう。みんなビラを受け取るだろう。なぜだと思う。ビラの内容に関心があるからか。違う。タダだったら何でもほしいという根性なんだ。それで受け取っている。そんな人間に何が期待できるか。労働運動だ、春闘だ。そういうものはみなまやかしだ。春になって気候がよくなってきて、少し活動力もでてきたから、一つ春闘でもやって、発散しようというだけのこと。企業側も労働組合も、みんなわかった上でやっている。闘争のかたちでエネルギーを発散させるわけだ。ただそれだけ。妥結額も最初から決めてある。それを一〇〇円でも上げようと思ったら、大変な闘争をしなければ、絶対に実現しない。そんな闘争なんてできないよ」。

仕事と思想

井沢さんは、そういう怪気炎を上げていたが、会社でもそれと類似したことを口にしていた。

「職場にいて、言いたいことを言うのは大変だ。まず、みんなに認めてもらわないといけない。あいつは便利な奴だとか、知らないことを知っているとか、難しいことを言っているが、時どき予言していることが当たるから、まんざら出鱈目ではないらしい。私生活はちゃんとしているらしいから、いい加減でもないらしい。まあ、そういうことだな。それを努力しないといけない」。

「忘年会とか、新年会とか率先して幹事をやる。そこでみんなを笑わせる。何だかわからないけど、面白くて、便利な奴だということにしておくと、それだけでも認めてくれる人間がいる。哲学の勉強などをしておくと、何かの機会に、『それは構造主義の考え方だ』と言うことがあると、相手がびっくりして引き下がる。そういうことも必要だな。単なるはったりではだめだ。いつかぼろがでてしまうから。ちゃんと勉強しておかないと。すると、今度は相手から質問してくる。そういうときに丁寧に説明すると、評価がぐんと高くなる。しかし、自慢するとだめだ」。

「だけどね、やはり工場労働者だろう。仕事の上で、同僚をうならさないといけないよ。磨いた鉄板の上を手ですーっと撫でると、微妙な凹凸がわかるんだな。これが計器で測っても簡単にはわからない程度の凹凸がわかるんだな、すーっと撫でると。これで評価が変わる。他の人間にはできないからな」。

井沢さんは、そうやって喫茶店のテーブルの上の空間をスッと撫でた。私はその井沢さんの手の動きを見ていて、これが労働者だと思った。労働の現場で、仕事の手ざわりをつかんでいる。鉄の表面だけでなく、職場の人間関係も、機械と材料の関係も、作られた製品が社会的にどのような意味を持つかも、その一撫での動きの中に感じとられているのだ。この一撫での話が、それだけで独立しているのではなく、新年会の幹事や冗談で同僚を笑わせる、意外な知識で感心させる、それらと結びついているからこそ、全体として評価される。評価されなくても黙認される。それらのバランスをとりながら、日々働いている。それが井沢さんの日常で、意識的にその作業を行っていることが、井沢さんを支えている。そのことが、井沢さんを労働者としているものだと感じられた。そして、その重心が仕事の中で感じとられる微妙な感覚としてつかまえられている。私は井沢さんが鉄板の表面を撫でる仕草の中に、そのことを感じた。

多くの人は仕事をしていく上で、そのような感覚をもっているものではないだろうか。しかし、そのことを確実にとらえているとは言えない。ただ漠然と、やりがいとか、誇りとか、充実感としてとらえているにすぎないだろう。だから、その仕事をしていく上で感じ取っている中心的な感覚を表現できない。急に職場環境が変わったり、仕事の手順が変わったりすると、戸惑い、熱意を失ったりする。だからといって、いつでも現状維持がよいということでもない。作業を工夫して、仕事をやりやすいように試みるのは当然だろう。ここで大事なのは、仕事を行っている人の、仕事全体に対する感覚だろう。思想というものは、この全体の感覚を抜きしては、生産的になりえないし、持続するものにもならないだろう。そして、重心がどこにあるかが問題である。その置き所を間違うと、途中でひっくり返ってしまう。

学生運動の根の浅さ

私が新左翼の運動に引かれながら、どうしてもなじみきれないものが残ったのは、彼らの考えることの全体が、かたよりすぎている感じがしたからだ。重心が宙に浮いている感じがして、勢いで前に進んでいるものの、つまずいたら転んでしまうような不安定さがあった。自分たちの思考だけで、物事が進んでいくというような思い込みがあった。一点突破全面展開というムードがあって、どこか重要な部分をつければ、全体が急変するというようなイメージにとらわれていた。何とかなるだろうという楽観と、そのせねばならないという焦燥があった。機動隊の規制にははまれて、屈辱的な目に合わされてきたのが、プラカードの棒で突いたら、機動隊がひるんで後退した。そのすきに、日頃やれなかったことをやった。その勢いで進んでいった。機動隊はデモ隊が組織的にそのような行動をとるという想定がなかったために、対処方法が作られていなかった。規制システムが整備されるまでの、その一時的なすきをぬって、抗議活動が現象的に拡大した。

しかし、やっているほうは、自分たちの決意と根性によって、局面が打開されたと感じたのだろう。行動は拡大したけれど、運動の根が深いものではなかった。だから、運動は拡大したが、それを定着させることは難しく、持続することも同じように困難だった。一九六七年の秋から一九六八年の春頃まで、反戦運動は拡大した。種々の運動も活発化した。ヘルメットとゲバ棒に示されるような実力行使がいろいろな場面で登場し、運動は高揚していった。日本全国の大学がバリケード封鎖され、機動隊との衝突が日常的なものとなった。しかし、それも一九六九年一月の安田講堂攻防戦を迎えるころには退潮に向かっていた。勢いに動かされていただけだからだろう。そういう意味では、日本が勢いに乗って中国との戦争に踏み切り、行きづまるとアメリカやイギリスと戦争を始めたのと、どこが違うだろうかと考えてしまう。

一九六七年一〇月八日、羽田弁天橋の攻防で山崎君は亡くなった。山崎君は三派全学連の中核派の部隊にいた。ところが、その部隊の中に、金沢大学の学生も参加していた。私も時どき話をすることがあった学生で、少し暗い感じがする人だった。彼は、装甲車の上に昇ったのはよいが、周囲を機動隊に囲まれて、最後は機動隊の海に飛び込んで逮捕された。裁判になると、自分の行動が一部始終写真に撮られていることがわかってビックリしたらしい。自由自在に動いているつもりでも、そういうわけではなかった。私は、山崎君の行動に衝撃を受けたが、自分の目の前にいる学生に、彼自身の思索の流れや決心を聞いたことがない。今考えるとおかしな事だ。目の前よりも、どこか遠くのものを見ていた。自分に都合のよいイメージを追い求めていたということになるだろう。

日本にいて、「ベトナム戦争反対」というスローガンを叫んでいることは、アメリカの戦争政策に反対し、日本がそこに巻き込まれることに反対ということだ。ある意味で自分の手を血で汚したくないという意味だったろう。ある反戦集会で、隣にいた人がこういうことを言った。「私たちは、こんなふうにベトナム戦争反対とか言っているけれど、こんなことができるのは、ベトナムで解放戦線がアメリカの兵士を毎日殺しているからだ。アメリカ兵が次つぎと殺されなければ、こういう運動は起こらない。アメリカの反戦運動があるから、日本も刺激されている。日本人が自分たちで判断しているわけではない。解放戦線は日本の反戦運動に連帯を表明しているけれど、いい気になってはいけない。反戦運動で、アメリカの行動は抑制されるだろうけれど、解放戦線は戦争をやめたいと思っているわけではない。戦争に勝とうとしている。日本人にはどこか間違ったとらえかたがある」。その人がどんな人だったかおぼえていないが、発言だけは印象に残っている。

この文章を書こうとして、一九六七年のニュース映像などを調べてみた。その中に、羽田空港付近の攻防の写真があった。学生たちはヘルメットをかぶっていない。装甲車が写っていて、放水の様子もみえる。私はその学生をみていて、そこに南ベトナム解放戦線の戦士の姿をみた。黒い百姓のシャツを着て、サンダルを履いている、貧しい若者である。驚いた、その当時は自分たちと同じような年齢の大学生の姿しか見えなかったからだ。見ていなかったし、見えていなかったのだと感じた。もし、そのときに、南ベトナムの戦士の姿をそこに見ていれば、私はもっと違ったように考え、違ったように行動していただろう。

井沢さんの話を書いたのは、この反戦運動の質と関係してくると考えたからだ。思想の基盤とか重心の置き所とか、日常との関係とかが関わってくる。社会的な運動に参加するということは、このような関係に身を開いていくということで、それぞれに起こってくる問題に対して、自分なりの答えを模索していくことになる。一九六七年一〇月八日の出来事は、私をそういう方向へ導いていくことになった。そこで、井沢さんの生き方に出会ったわけである。

私は井沢さんの生き方に出会ったけれど、それをそのまま自分の生き方のモデルとするわけにはいかなかった。年齢も違えば、立場も違う。井沢さんの生き方に表現されているものを、より普遍的なかたちでとらえなければならないだろう。そして、私がやがて従事するであろう仕事の中で、それを生かしていかなければならない。そういう課題がみえて来たと言える。と言っても、私はそのことを明確に意識していたわけではない。知らないうちに、そういう課題を引き受けて、探るような行動をはじめていたということだろう。

上野英信の生き方

私の方法は、やはり読書ということになる。そして読書で刺激されたものを手がかりとして、模索の行動を取るというかたちになっていった。

私にとって、井沢さんの手ざわりの感覚に近いものとして感じられたのは、上野英信の文章だった。上野英信は筑豊炭鉱で、坑夫たちの姿を描いたルポルタージュを書き続けた人である。筑豊炭鉱で働く労働者だけでなく、炭鉱が斜陽産業となり、次つぎと閉山に追い込まれる。そこでの労働者の姿を報告し続けた。廃鉱した炭鉱とそこから動くことのできない人びと。生活保護で生きるしかない人びとの姿。そして、夢を海外移民にかけた炭鉱労働者の行く末を南米にまで追いかけていった。最終的には、沖縄出身の炭鉱労働者の一族の歴史を追うところまで辿り着いている。上野英信は、日本で働く労働者は、すべて潜在的な棄民であると断定する地点に立つ。上野英信をある人が「筑豊炭鉱の屍衛兵《しかばねえいへい》だ」と述べたという。屍衛兵とは、戦死した兵士のそばに付き添って一晩立ち続ける兵士のことだ。上野英信は筑豊という炭鉱が滅んでも、そのそばに居続け、筑豊での労働の意味、労働者の生きざま、戦いの姿の生き証人となって、その風化に抵抗した人という意味である。上野英信は、筑豊でふれた炭鉱労働者の姿に、人間の智慧、美しさ、勇気、愛情、希望、願いなど、文化の根源にあるものを発見したのである。それを見た以上、語らないわけにはいかない。伝えないわけにはいかない。自分自身が体現せざるを得ないということになったのだろう。彼の体現しようとしたものは、炭鉱が存在するときには、当然のものとして目の前にあった。しかし、炭鉱が閉山し、人びとが去って行く中で、その質を体現するということは、時計を逆まわしにするような不自然なことだから、多大なエネルギーを必要とする。その作業を生きる限りは続けようとしたのだから周囲の負担も想像を超えるものがあっただろう。ともかく、上野英信はその生き方を貫いた。その生き方の原点となった体験があるはずである。上野英信はその原点を『せんぷりせんじが笑った！』（上野英信 著、千田梅二 絵、ルポルタージュ 日本の証言7 柏林書房、一九五五年）という画文集に残している。

『せんぷりせんじが笑った！』

私は、『せんぷりせんじが笑った！』の断片を『追われゆく坑夫たち』（岩波新書、一九六〇年）という本の中で読んだ。その部分を長くなるが引用してみたい。

文学のしごとは、ぼくにとっては、はたらくなかまたちに対する、つきることのない感謝と献身のちかい以外のなにものでもありません。もしあなたがたがなければ、ぼくもなく、文学のしごともありはしなかったのです。はたらくなかまたちによって、ぼくは、はじめて生きることのよろこびをしり、あなたがたをとおして、ぼくは人間のとうとさと美しさをしることができたのです。生きることのよろこび、かぎりなくとうとい美しい人間、これをまもるためにたたかうことが、どんなにけだかいつとめであるかということを、ぼくはしることができたのです。はじめてぼくがヤマにはいったころ、どんなにぼくはかたくなでおろかで、人間を信頼できない個人主義者だったことでしょう。しかしあなたがたは、ぼくをのけものにするどころか、あたたくぼくをむかえ、まもり、まるで子どもの手をとってやる母おやの

ようにぼくをみちびいてくれました。(『追われゆく坑夫たち』、一五五頁)

その具体的な例の一つを上野はあげている。彼は坑内作業中、不注意からレールをあしの上に落としてしまった。病院に運ぶため、人車を下ろしてくれと仲間がたのんだが、職制はまだ本格的作業に入っていないから、人車を下ろすことはできない。自分で歩いて上がれと言うのだ。そのやりとりの中で、痺《しび》れを切らした相棒の先山《さきやま》が、それなら俺が担いで上がると言って、上野の身体を背負ったのだ。

『いたいだろう? しんぼうしな、もうすぐ坑外だから』と、かすれたこえでかれはぼくをはげましながら、一刻もはやく病院へつれていこうと、かれはあしを一歩一歩……息をきらしながらおしあげるのです。ああ、病院……それはあのとおい坑外にあるのではなくて、このふかい海の底をあえぎあえぎのぼってゆくわかい先山の背にあるのでした。二十二歳のこのわかものの背で、どんなにおかねをつんでもはいれないほどりっぱな病院にはいっているのでした。そこでぼくのプチブル性の皮がはがれ、個人主義のくさったほねがけずりとられてゆくのでした。人間の美しさをみることのできるほんとうの目が、海の底のくらやみの坑道でひらかれてゆくのでした。それらのなかまたちのまもりがなかったら、ぼくはもうとっくのむかしに死んでしまっているか、かたわになっているか、いやそれどころかもう炭坑がおそろしくて三日もたたないうちにどこかへにげてしまっていたにちがいありません。(『追われゆく坑夫たち』、一五七—一五八頁)

この文章は、画文集『せんぷりせんじが笑った!』に載せられた「ふたたびヤマのなかまに」という文章の一部である。『せんぷりせんじが笑った!』は版画と文章から構成された、紙芝居のような形式になっている。三つの物語が載せられていて、作品全体の解説のような性質を持つのが「ふたたびヤマのなかまに」である。この文章は、上野英信がなぜ文章を書くようになったのか、何を伝えようとしているのかを表現したものである。上野が語っているのは、炭鉱労働者がどのようにして信頼を形作り、受けついでいるのか、何がその支えになっているのかということである。上野英信の文章に書かれていることは、労働者は労働の現場でのつながりを、もっとも大切にしているということであろう。その大切にしている内容が、この文章に表現されている。ここに書かれたことは、日々労働者が感じ取り、受けついでいるものだろう。しかし、それを文字にしようとすると、知的な作業を必要としてしまう。上野英信のように感じた労働者は限りなく多いだろうが、それを文字として残すことは、極めてまれな出来事だろう。

心に響く言葉

上野英信は、貧しい家庭に育ったため、大学への進学が困難で、経済的に保証された、満州国の建国大学に進学した。卒業する前に招集され、広島で敗戦を迎えた。戦後、京都大学に進学したが、広島で原爆の被災地を見たことが、心の負担となっていて、途中で勉学を断念し、筑豊の炭鉱に入った。一炭坑夫として、生活していきたいと考えていたが、周囲の事情が許さず、表現者への途を歩んだのである。上野英信は、炭鉱の実情を確認することと、労働者への呼びかけの意味で、画文集『せんぷりせんじが笑った！』を作った。『せんぷりせんじが笑った！』は一種の民話のような内容をもっている。その細かな説明は省略するが、この作品は決して労働者を美化してはいない。戦いを賛美してもいない。しかし、日々を耐えている労働者への賛歌として読むことができる。炭坑の現実は、戦ったとしても前進していけるというほど生やさしいものではない。石炭産業は未来がないのである。石炭から石油へ、エネルギーの転換は止めることができない。しかし、日々を生きざるを得ない労働者にとって、今をどう生きるかが問題である。

上野英信がそういう現実の中で、文章を綴ること、作品を発表することには、今すぐの効果がでるという目的を超えたものがなければならない。それは労働とはどういうことか、働くとはどういうものかを、体験からつかみとった、本質的な把握を言葉にするしかなかったのだ。それが「ふたたびヤマのなかまに」という文章の意味なのだ。

私が井沢さんから聞いた、鉄板の手ざわりよりも、もっと直接的で、凝縮した内容がその文章には感じられた。とくに「わかい先山の背」に病院があるという言葉に感銘を受けた。そこに病院があるとすれば、設備が整っているとか人材が準備されているということが、病院の条件ではないことがわかる。同僚の傷ついた身体を守るために、何の得にもならず、むしろ不利益をこうむるような行為を自発的に買ってでる。抵抗の姿勢として、引き受ける。そこに「どんなにおかねをつんでもはいれないほどりっぱな病院」がある。この言葉は、私にとって深く考えさせる内容を持っていた。

「ふたたびヤマのなかまに」には、上野英信がはじめて炭坑の大納屋に泊まった日のことが書かれている。真冬というのに布団は小さく、部屋は凍えきっている。男たちは、裸になって密着せんばかりに近づいて、温めあう。上野英信は戸惑って、その世界に飛び込むことができない。一緒に寝ることになった男は、「もっとはだかになっておたがいの五体の熱でぬくもれ」と言う。それは上野英信が、炭坑の人びとに心を開いて、その中に飛び込んで行けとうながしているように聞こえる。この肌と肌のふれあい、ぬくもりというものは、上野英信にとって、特別なイメージをもたらしていると思える。彼が南九州で聞いた話として、溺《おぼ》れて凍《こご》え、仮死状態になった漁夫を女たちが裸になって、温めて蘇生させる話が紹介されている。

いつも死と背中あわせに生きていなければならない炭鉱生活をしてきたためであろう。私は、人間が人間を非業の死からまもるために、どのように闘ってきたのかということに、とりわけ強い関心をそそられてならない。人間の存在がまるでかげろうのようにはかない運命の世界であればあるほど、私たちの先祖は、人間のいのちを奪いかえすために、全智全能をふりしぼってきている。とうてい信じがたいほどの英知と工夫を発揮している。その事実が私を圧倒する。しかし、それにもまして私を圧倒してやまないのは、この哀切なまでに美しい知恵を生みだし、ささえている連帯の熱さである。それはけっして単なる個別的な経験技術としての知恵などではない。しんじつ、連帯としての知恵である。連帯の熱の知恵である。

（上野英信『骨を噛む』大和書房、一九七三年、六八頁）

上野は、見ず知らずの漁夫を温めるために、全裸になってかき抱く女たちに、「とうてい信じがたいほどの英知と工夫を」見ている。これは、上野が初めて炭坑に入った日に、彼を迎え入れた先輩坑夫の姿勢につながるものだろう。上野はそういう姿勢が人間から失われていくことを予感している。

いまこそ私はこごえきった漂流漁夫をかき抱いた母たちのかなしみとよろこびを、私自身のものとして、ひしとかき抱きたいとねがう。その絶望的な悲哀と歓喜の深淵に降りてゆくよりほかに、もはや人間が人間として人間をとりもどす道はないのだ。ひたぶるにそこを目ざし、そこから出発しようとする人間の連帯以外に、いま、ここで、私に信じられるものはない。（『骨を噛む』、七〇頁）

上野がこのような智慧や連帯を高らかに歌い上げることはまれだ。ほとんどが踏みにじられ、投げ捨てられ、殺されていく人間の話である。しかし、それらを描写する背後には、信じられるもの、信じないではいられないものを裏打ちとして持っているのである。持っているからこそ、容易には人に語らないのである。

語らずに伝える真実

「ふたたびヤマのなかまに」に、次のような文章がある。それは、ヤマのなかまがなぜ自分に対して限りなくやさしかったのかを語る部分である。

はたらくなかまたちは、つまりどんな金もちよりも、えらい学者よりも、生きるということのとおとさをしっており、人間というものが美しい大切なものであることをしっているからだということにきづきました。あのふかい愛情も、ゆたかな人間性も、なにものも恐れないあのおゝしいたたかいの力も、すべてがそこから泉のようにつきることなくわきでるのであることにきづきました。(『せんぷりせんじが笑った!』、一五頁)

しかし、こう語りきると、その次の瞬間に、すべてが奪い去られるか、踏みにじられることを、上野英信は知っていた。だから言葉にしない。わかるものには、書かなくてもわかるからである。

悲惨な現実を淡々と文章に綴るということは、揺るがない世界を手に入れているからできることである。それは愛の世界であるが、逆に闇の世界でもある。「闇を砦にする」、それが上野英信の言葉である。

闘争とは、ひっきょう、おのれ自身に対するもっとも非妥協的な決戦であり、おのれの屍を武器として敵にせまるよりほかにみちのない、絶体絶命の血路なのだ。眼のくらむようなその深淵の奥底から勝利の胎動をつかみとる困難を回避するものはいっさい、闘争に対する許すべからざる冒涜以外のなにものでもないのだ。（上野英信「三池の子どもたち」『日本陥没期』未来社、一九七三年、一五〇頁）

これが上野英信の立場である。

井沢さんが語った手ざわりの話。そのレベルの話がなぜ語られないのかが、これで明らかになるだろう。語った瞬間にそれは奪われてしまうからだ。語ることなく、伝えるべき人に伝えなければならない。

この文章を書くために、上野英信に親しく接し、その半生を伝記にまとめた川原一之さんに「ふたたびヤマのなかまに」のエピソードについて質問をした。その結果、それらはフィクションであるらしいこと、事実であることを証言する人がいないことがわかった。事実ではなく、文学的世界の話だということである。「わかい先山」の話も、一緒に布団に入った男の話も。つまり、事実に左右されない、真実であるということだ。

上野英信が『せんぷりせんじが笑った！』の世界の延長で作品を書き続けられなかったのも、理由があるだろう。もし、そのような作品を作り続けていれば、彼は筑豊の炭坑と心中しなければならなかったのではないか。炭坑の豊かな精神世界にふれて、それが成立したと同時に滅びに向かう。その目撃者として運命づけられていることを発見したとき、彼はどれほど傷ついただろうか。絶望しただろうか。

そのように考えると、「わかい先山の背」に病院があるということも別の理解ができる。働く人間は、頭の中だけで考えるインテリの傷つきを癒そうとしたのである。筑豊が滅ぶ。なんのなんの、人間はそんなに柔《やわ》なものじゃない。信ずべきものは、まだたくさんあるぞ。しっかり背中にくっついておりなさい。そう語っているように思える。

第二章

ハンセン病を手がかりとして

医療者となる以上、身体を病む、心を病む、その体験の意味を考えないわけにはいかない。結核、精神疾患、ハンセン病を病んだ人びとは、長期の療養が必要である。患者は病と長い時間をかけて向き合い、病の意味を問い続ける。そして、それを表現しようとする。命を削るような作業をもっとも真剣に行ったのは、ハンセン病の人びとであっただろう。その作業に近づくと、それらの人びとが置かれた歴史の状況、社会のありようが浮かび上がってくる。また、作業を支え、光をあてた人びとの姿も見えてくる。思索が残ること、記録が残ることも戦いの結果である。表現者のみでは、その作業は埋もれてしまう。また、先人の戦いの歴史の上に、表現者が現れてくる。それは過去の問題ではなく、現在の問題である。また、過去の事実は、未来の予言でもある。

医療とは何か

医療というものは、治療の対象となる疾病とそれを担った患者、そして治療に携わる治療者によって、かたち作られるものだと思う。相互の関係性によって成立するものであって、どれか一つを強調することは、かたよりを生んでしまう。もちろん、それら三つの項目の周囲には、患者の家族や友人、医療機関や福祉機関に働く人びともいるし、政治や経済という要素もからんでくるだろう。しかし、基本は三者の関係になるのではないかと思う。そして、その三者は、かならずしもその性質が初めから明らかになっているわけではない。

たとえば、昭和の初期には、結核には決定的な治療法がなく、その診断を受けたものは、生活のありかたそのものを変えなければ、生き延びることは難しかった。家族への影響も大きかった。治療のための費用も生活を圧迫し、療養に専念すれば助かったはずの多くの人たちが、生命を失った。日本各地の療養所には多数の患者が長期に入院することを強いられた。しかし、現在では有効性の高い治療薬が開発されて、若者が結核で倒れるということはまれな出来事になった。かつての社会では、若者があまりに身体を酷使すると、結核が発症するということが当然のこととして予想されていた。そのことが、若者の行動や思考にある種の抑制力として働いていただろう。性病の存在が、性的関係の抑制につながっていることは十分考えられる。エイズの発生が、同性愛の集団にパニックを起こしたことはしばしばとり上げられている。

癌の治療についても、同じことがいえるだろう。私が医者になった頃は、癌の診断を本人へ告知することは考えられないことだった。治療法が確立していないため、事実を伝えることに、治療者が躊躇したためだった。それらの事情は、医療技術の進歩によって、変わってしまった。現在では、癌の告知を本人に直接行うことは、ごく自然なことになっている。そこまで、治療技術が進歩し、安定した結果がえられるようになっているのである。三〇年ほどの間に、事情は一変してしまった。

疾病が急激に進行するか、慢性のものか。死につながるか、そうではないか。心身機能の重大な低下をまねくかどうか。治療の有効性はどうか。遺伝性の疾患か、環境因子によるものか。それらの性質も、医療のかたちに大きな影響を与える。

中井久夫先生は、統合失調症の発生率が一桁違っていれば、この疾患の意味は違ったものになっていただろうと語ったことがある。一〇〇人～二〇〇人に一人という発生率は、極めてまれな疾患というには多すぎるというのである。もう少し発生率が少なければ、だれもがこの疾患を難病と認知して、もっと手厚い支援を受けられただろうと指摘している。もし、もっと発生率が高ければ、だれもが無視できない事実として受け止めるほかなかっただろう。現在の発生率は、適当に無視されて、希有な例として扱われることもない不運にあるということだろう。

医師と患者

次に治療者のことを考えてみたい。治療者として、医師の存在なりあり方を考えてみる。医師の教育は、基本的に正確な診断と適切な治療を選択し、実施するということを目標に行われているだろう。よく、医者が患者を診ずに、病気ばかりを診ていると非難されることがあるが、医師の教育はともかく病気の診断を目標としている。親切な医者から誤診されて命を失うより、人間的に尊敬できなくても適切な診断を行ってくれる医者に診てもらう方が有難いに決まっている。テレビドラマや映画などで、ときどき、無愛想だけど、魔術のように優秀な医者が登場することがあるが、それはどこかでそういうスペシャリストの存在を予想しているからだろう。しかし、そういう具合に、診断が端的に命に関わることはまれで、大概の人は、やさしくて親切な医者の方が安心できるというものである。友人に医者がいると何かと便利だと考える人もいる。気軽に相談できる医者がいると、診察を省略して、病気の情報を得られるので、助かるということである。だいたい、病気を抱えて、医療機関を訪れるというのは気が引けるものだ。兼好法師にしても、『徒然草』の中に、友人として望ましい人のなかに、ものをくれる人とならんで医者を選んでいる。

では医者の立場からいうと、いろいろな人と友人になって、歓迎されると考えたらよいのかというと、かならずしもそうではない。あるときは友人であっても、ある瞬間には正確な診断の目を持っていてもらわないと納得できない。そのため、医者は患者と一緒に食事をとらないほうがよいといわれている。また、患者の運転する自動車に乗ってはいけないともいわれている。患者に招待されて、いろいろレストランをまわっていて、楽しければそれでよいようなものの、食事中に「この頃、食欲がないのです」と言われて、「最近は暑い日が多いので、食欲もでませんねえ」などと適当に返事しておいて、後から胃がんであることがわかったりすると、「あのとき医者ならわかったはずなのに、黙っていた」などと恨まれることもありうる。友人として、楽しく食事していて、その間に相手の一言で、急に臨床家の態度に変化するというのは、別に不思議ではないかも知れないが、常にそういう態度でいたのでは、医者の側も食欲もなくなるだろう。ただ、私は精神科医なので、食事を一緒にしたからといって、消化器疾患を発見できなくても、「専門ではないので」と言い逃れはできるかもしれない。そもそもそういう能力を期待されていない。患者さんから時どき、「先生は風邪とかも治療されますか」という質問をされるくらいなので、まったく身体疾患の診断能力を期待されていないだろう。

精神科医と患者

車に乗せてもらうことについては、精神科医にも関係があるだろう。大体、医者と患者の関係は、医者が主導権を握っていて、患者がそれに従うという関係である。困った症状があって、その相談に患者が医者のもとを訪ねる。指示を仰ぎにくるのである。具体的な治療の選択については、相談ということにはなっても、医学医療の知識については、治療者が上ということになる。方針に納得が行かなければ、別の治療者を訪れればよいのであって、無条件で従う必要はない。しかし、かたちの上では指示に従うということになる。ところが、患者が車を運転していて、医者を乗せるということになると、主導権が患者の側にまわってしまう。すると、関係の逆転が起こって、日頃考えていないことが急に頭に浮かんでくることがある。患者は病気を治すために治療を受けており、その担当が主治医になっているのに、空想の世界では、主治医がいるために自分は病気の診断を下されている、主治医がいなくなれば、自分は病気でなくなるという考えが浮かぶ。病気が治らずイライラしているときなど、「この医者さえいなければ、自分は病気ではないのだ」という衝動的な考えが強くなることがある。

ある先輩の医者からこんな話を聞いたことがある。あるとき、勤務先の病院から家に帰ろうとして歩いていると、車が近づいてきて、運転席から声を掛けられた。見ると、日頃、親しくしている患者さんが、たまたま通りがかりに姿が見えたので、声を掛けたのだという。「先生！ 近くの電車の駅まで行かれるのでしょう。お乗せしますよ」と言われて、ヒョイと乗ってしまったが、ドアが閉まったとたんに、異様な雰囲気に驚いてしまった。なにくわぬ顔をしていたが、次第に緊張感も高まって、何が起こるかわからない状態になった。世間話をしてみたが返事がなく、やがて電車の駅についたので、「どうもありがとう」と気楽に声を掛けて、車を降りたものの、手に汗をにぎっていた。

やがて、何年かしてから、そのときの話題が患者のほうからでた。患者の説明によると、「先生を車に乗せて、一緒に川に飛び込んで死のうと思っていたのです」ということだった。どうしても実行できないまま、駅についてしまったらしい。こういうときにどのように対応したらよいかは、医学の本には書いてない。本には書いてないけれど、医者の仕事を選んだ以上、何かの態度をとるしかない。結局、自分で納得のいく考え方や態度が選べるようになることが、医者になること、治療者になることなのだ。それには、どんな人でも一〇年以上の時間が必要だろう。あるいは、一生探っていくことだともいえる。

私の経験

私自身の経験も少し語ってみたい。ある女性の患者さんを受け持っていたときのことだ。家族の理解が乏しいことが関係しているのか、患者さんの症状が安定せず、入退院を繰り返していた。家族に来てもらって、治療のしかたについて相談したいと思ったが、なかなか来院してもらえなかった。なにしろ、家が遠方で来院が難しかったのだ。とうとうあるとき、私はその患者さんの家を訪問して、自宅でゆっくりお話をしようと考えた。患者さんのほうも、あまり気乗りしないようであったものの、最後には了解して、往診に来て下さいと受け入れた。

京都駅から電車で四〇〜五〇分、そこからバスで三〇分、降りたバス停で帰りの時間を確認して、さらに歩いて二〇分ぐらい。待ち時間も合わせると二時間近くかかって、患者さんの家に到着した。山の中の部落だった。家と家の間が一〇〇メートル以上離れていて、近くの様子はわからない。玄関に立って、声を掛けたが返事がない。戸には鍵がかかっていないが、家の中にはだれもいない。大きな声をだしてみたが、蝉の声が聞こえるだけ。何度声をだしても反応はまったくなかった。周囲は静まりかえっている。訪問は確実に伝えてあったはずなのに、だれもいない。こんなに時間を掛けてきたのに、何の結果もないまま帰る気はしない。しかし、人が近くにいる気配もないのである。しかたがないので、周囲をぶらぶらと歩いてみた。すると、だれかが私を見ている感じがするのだ。突然、当の患者が丸太でも振りかざして、襲いかかってくるのではないかという空想が浮かぶこともあった。知らない場所なので、そういうことになったら逃げようがないなあと思ってみた。どれだけたっても、決して姿を見せず、物陰から私を見ている感じがする。そっちがそうなら、こっちもこうだと、ときどき急にパッと振り向いてみたり、歩く角度を変えてみたりしたが、反応はまったくなかった。何となく人を馬鹿にしているような態度が感じられて、気力もなくなってしまった。

一時間ほどして、帰りのバスを待って帰ることにした。その部落についてバスを降りてから、帰りのバスに乗るまで、一人の人にも会わなかった。まったく徒労の時間だった。帰りのバスのなかで、どれだけ考えても、患者さんが物陰から様子を見ていたに違いないという感じが残っていた。もしかすると、妄想がどういうものかを私にわからせるために、手のこんだ観察を行ったのではないかという考えも浮かんだ。

それから、患者の受診がなくなって、しばらくして家族に連れてこられて、入院することになった。その患者は私の顔を見る度に、「気持ち悪い奴」「泥棒」「乞食」などと、罵声を浴びせるようになった。関係がとても悪化したため、担当医を交代してもらった。そのためか、「悪魔！」

とか「乞食」という声は一層激しくなった。私が病院の廊下を歩いていると、「乞食！」という激しい叫び声が聞こえるのである。私はその患者からものを盗んだこともないし、物乞いをしたこともないので、「泥棒」とか「乞食」と言われても、まったく心当たりがないのである。しかし、嫌がる家庭訪問を無理矢理に実行したので、そういう反応がでたのであろうかと考えたりした。ともかく、いかなる理由があるにしろ、毎日のように「乞食！」と呼ばれるのは、いささか気が重いものがある。

患者の罵声を受け止める

あるとき、別の病院で先輩の医者と構内を歩いているとき、患者さんが「○○先生の馬鹿野郎！」と叫ぶのが聞こえた。それは親しみの感情はまったく含まれておらず、いかにも軽蔑しているという声だった。それを聞いた先生は、手を振って「ありがとう！」と答えていた。声を上げた患者はその態度をみて、いかにも白けた感じがして、気力が抜けていくのがはっきりとわかった。そうか、この手があったかと手をたたく気持ちになった。次の日、病院で「乞食！」という声がかかると同時に、待ってましたとばかりに、手を振って、「ありがとう！」と叫んだ。しかし、結果は火に油を注ぐとはこのことかという具合だった。「乞食！」という声には一層の力がこもり、「気持ち悪い奴」という言葉には、さらなる実感がこもるようになったのである。考えてみれば、「乞食！」という声に「ありがとう」と返事すれば、「気持ち悪い奴」に決まっている。

　このような理不尽な日々は、彼女が退院したり、再入院したりしながら、二年ほどして、突然終わったのである。ある日、彼女は私の顔を見てもう「乞食！」と言わなくなった。ただの通りすがりの医療者の一人になったのである。必要があれば、「こんにちは」と声を掛けるようになった。しかし、あの二年間が何であったかは、ついに説明がなかった。反省の声を聞くこともなかった。始まったのも唐突で、終わるのも思いがけなかった。一体何が起こったのか、わからずじまいだった。説明をつけたところで、いつまた「乞食！」と呼ばれるかわからないので、結論をつけることもできなかった。おそらく幻聴や妄想が関係しているのだろう。いろいろ予想することは可能だが、詳細はわからない。無理にわかろうとすると、逆に事態を悪化させるように思える。私は、このことがあってから、わからないことを、そのまま引き受けていくことが医者の仕事だと思うようになった。医者がこういう考えを持っていることは、たぶん患者の側からはわからないだろう。

　しかし、逆に言えば、患者の立場というものは、医者の側から見ていたのでは見えてこないものだ。立場がまったく違うからだ。医者がどれだけ想像力を巡らし、努力しても、患者の側からの視点というのは手に入らない。それを当然のことと受け止めるしかない。直接患者に何を考えているかを聴くか、彼らが語っているのを静かに聞きとるしかない。しかし、聞いたところで、理解できるかどうかはわからない。

私が精神科の病院に勤めて、かなりの時間が経った頃、ある患者さんが語った。

「あんたたち、通いの人間（病院の中に住んでいない人間。つまり病院に勤務している人間）には、住み込みの人間（入院患者）のことはわからんよ。病院の夜の廊下で、だれもいないときに、ゴミためから残飯を手づかみで食べている患者がおる。あんなものは人間じゃない。人間じゃないぞ。あんたら治しとるとかいうとるけど、あいつらを人間に戻してくれ。早よう、戻してくれ」。

夜の病棟で、そういう光景をみていたのでは、絶望的な気持ちになってしまうだろう。

「医者は自分たちが、社会の変化を起こしているような気分でいて、いい気なもんじゃ。どうせ放っておいても、変わっていくだけのことじゃ。患者は黙って、変わっていくのについていっている。あんたらは、そのお先棒を担いでいるだけじゃ。よいことをしているつもりで、どうせろくなことはないわ」。

一度、どういう人が立派なのかを尋ねてみた。「天皇陛下だね。自分の親父や、爺さんが作った国を無茶苦茶にしてしまった。戦争に負けてな。天皇陛下は、夜になると、泣いてはる。申し訳ないというてな」。その話を聞いていて、その患者の中で、昼間語った天皇陛下の話と夜の病棟で残飯をあさる患者の姿が重なっているのを感じた。そういうイメージを抱いて生きている患者の日常は、表面的な言動をみていただけではわからない。

収容（ハンセン病）患者の声を聞く——北條民雄「いのちの初夜」

私が本を読んで得た知識の中で、ハンセン病の患者の語っていることはとくに印象に残っている。一つは、北條民雄の「いのちの初夜」である。

「いのちの初夜」は北條民雄の代表作で、昭和一一年（一九三六年）『文学界』に掲載された作品である。当時彼は二三歳で、昭和九年五月からハンセン病施設の全生病院に入院していた。「いのちの初夜」は、病院に入院した最初の一日のできごとを材料に書かれたものである。病院に入院するまでは、自由に行動していた者が、入院とともに社会での足場を失って、閉ざされた病院での存在へと大きく変わってしまう。所持金は、院内でだけ通用する金券に変えられる。姓名も変わる場合がある。身体が変形し、崩れ落ちたかのような重症患者の姿は、自分たちの未来を先取りするもので、いささかの楽観も許さない。そういう中で、何を手がかりに生きていけばよいのか。その問いが、一挙に押し寄せてくる。

「いのちの初夜」に登場するのは、入院したばかりの尾田高雄と五年前から入院している先輩患者の左柄木である。左柄木は尾田に病室を案内し、病院の制度や日常生活を紹介した。尾田は、病院の中の様子にすっかり絶望的になって、自殺を企てる。病院を抜けだして、林の中で首をつろうとするが、果たせず、病院へ戻る。左柄木は、尾田の様子を探っていて、彼が自殺に失敗したこともみていた。そして、静かに言う。

「（注・自殺を）止める気がしませんのでじっと見てゐました。もつとも他人がとめなければ死んでしまふやうな人は結局死んだ方が一番良いし、それに再び立ち上がるものを内部に蓄へてゐるやうな人は、定つて失敗しますね。蓄へてゐるものに邪魔されて死に切れないらしいのですね。」（『定本　北條民雄全集　上』東京創元社、一九八〇年、二六頁）

左柄木は次のようにも語る。

「僕思ふんですが、意志の大いさは絶望の大いさに正比する、とね。意志のない者に絶望などあらう筈がないぢやありませんか。生きる意志こそ源泉だと常に思つてゐるのです。」（『定本　北條民雄全集　上』、二六―二七頁）

そして――

「尾田さん、きつと生きられますよ。きつと生きる道はありますよ。どこまで行つても人生にはきつと抜路があると思ふのです。もつともつと自己に対して、自らの生命に対して謙虚になりませう。」（『定本　北條民雄全集　上』、二八頁）

と呼びかける。
一旦眠った尾田は、悪夢にうなされて目が覚める。左柄木は重症患者の様子を示しながら、「あなたは、あの人達を人間だと思ひますか」と問いかけて、自分で「あの人達は、もう人間ぢやないんですよ」と答える。そして、左柄木自身の思想の中核を語る。

「人間ではありませんよ。生命です。生命そのもの、いのちそのものなんです。（略）あの人達の『人間』はもう死んで亡びてしまつたんです。ただ、生命だけが、びくびくと生きているのです。（略）けれど、尾田さん、僕等は不死鳥です。新しい思想、新しい眼を持つ時、全然癩者の生活を獲得する時、再び人間として生き復るのです。復活、そう復活です。びくびくと生きてゐる生命が肉体を獲得するのです。新しい人間生活はそれから始まるのです。」（『定本　北條民雄全集　上』、三九頁）

この小説は、二人が夜明けの太陽を迎えるところで終わる。

「苦悩、それは死ぬまでつきまとつて来るでせう。でも誰かが言つたではありませんか、苦しむためには才能が要るつて。」（『定本　北條民雄全集　上』、四二頁）

登場人物の尾田を作者自身と考えれば、左柄木は作者が病院に入院して出会った患者から伝えられた、苦しみの蓄積、それを引き受ける才能を現しているだろう。この蓄積は、医者の立場からは、決してつかみとることのできるものではない。

私の中では、左柄木の「尾田さん、きつと生きられますよ。きつと生きる道はありますよ。どこまで行つても人生にはきつと抜路があると思ふのです。もつともつと自己に対して、自らの生命に対して謙虚になりませう」という言葉がとくに心に残っている。それだけでなく、私の目の前にいる担当患者が絶望的になっているとき、私の思いを込めた言葉がすでに届かないと思えるときには、私が語るというより、左柄木さんが私に乗り移って、「きっと生きられますよ。きっと生きる道はありますよ。どこまで行っても人生にはきっと抜路があると思うのです」と語ることがある。私は自分の言葉を聞きながら、きっとそうだよな、そうであってほしいものだなと思う。私がうなずく分だけ、聞いている患者さんも言葉を受け入れているように思える。私は自分が治療者として語るより、同病者の立場で語るように、自分を変えてしまっているのだ。

もうひとりのハンセン病患者、藤本としの本、『地面の底が抜けたんです』

もう一つ強く印象に残っているのは、藤本としという人の書いた、『地面の底が抜けたんです』(思想の科学社、一九七四年)という本である。

藤本としは明治三四年(一九〇一年)に東京で生まれた。縁談が調った一八歳のときにハンセン病を発症した。このときの衝撃が『地面の底が抜けたんです』という書名になっている。両親を亡くし、何度か入水自殺を試みるが、事前に発見されて果たせなかった。療養所をいくつか変わり、四七歳には失明することになる。それから四〇年近く療養生活を送って、昭和六二年（一九八七年）岡山の邑久光明園で亡くなった。八六歳だった。

藤本としは、失明後手指の感覚を失っていった。最後に残った感覚は舌の先だけで、点字を舌先でたどって読むようになったという。長く続けると舌から出血して、点字の上に血が流れたという。藤本さんは、二度結婚した。からだの感覚がなくなって、夫の世話をするのが大変だった。病状が進行するので、二度目の結婚の方が大変だっただろう。「それからが本当の修行でした」と書かれているので、そこには言葉に言い表せないことがあったことだろう。私には、この「修行」という言葉が印象に残っている。ハンセン病は女性の発症が男性より少ないので、独身になると結婚を求められることが多い。単身生活であっても、身のまわりのことが大変なのに、他人の世話をするとなると、その負担はどれくらい大きくなるか。夫の入れ歯の世話をするのに、手の感覚がなくなってしまって、手で洗おうとしても入れ歯をつかんでいられない。汚れが落ちたかどうかも確認できない。それで、入れ歯を舌で探って、食べかすをとり除くことになった。それは何ともいえない気分のものだっただろう。藤本さんの文章は淡々としているが、行間からは、ハンセン病を抱えた悲痛な叫びが伝わってくる。

病気を抱えて生きるというその根本的な部分は、当事者にしかわからないものだと思える。そして、本当の核心は、本人にもわからないものなのではないかと思う。しかし、その叫びは、何かのかたちで社会全体に伝わって、やがては社会のあり方に変化を与えていくものだと感じられる。治療法の確立によって病気の性格が変わることも、変化を受け入れやすくするだろう。これらはどちらが原因とも結果とも、明確になることはないかも知れないが、一つの流れの中に、その必然の動きを表すことだろう。

私は、疾患と向き合うとか、その意味を問い返すという課題に関して、ハンセン病の患者の生きる営みに、強く印象づけられ、影響を受けたが、本を読んでいる時点では、自分自身がそれらの人たちに近づくことがあるとは思えなかった。

医学部の学生のとき、皮膚科の外来実習に参加した。ある患者の診察が終わって、担当医が、「今の患者はレプラだね。まさか、新患でレプラを診断するとは思ってもいなかった。びっくりするようなことがあるものだ」と説明した。専門家でもハンセン病に出会うことは思いも掛けないことだったのだろう。統計をみると、その当時の新規発症は年間四〇名程度だったようだ。現在ではらい予防法の廃止によって、新規患者の発生数は届けられていないが、年間〇～一名程度だろう。いずれにしても、その当時でも過去の病気になってしまったという印象を持っていた。

障害者を含む社会とは

私が精神科医になってしばらくして、精神障害者を含んだ社会はどういう性質の社会になるのかということと、抑圧の高い社会の中で、精神の病を持った人たちはどのような運命にさらされるのかという問題に関心を持つようになった。障害者を含んだ社会という場合、共同体というものが、どんな役割を演ずるのかに関心が動いた。それで、コミューンとか共同体の運動とかに興味を持つようになった。あるとき、奈良市にある大倭紫陽花邑というところがユニークな活動をしているということで、見学に行くことにした。最初は、私が担当している入院患者と一緒に訪問した。時間的に余裕がなかったため、十分な見学はできなかったが、不思議な空間であると思った。一緒に行った患者は、印刷関係の仕事をしたことがあるため、紫陽花邑の印刷事業をみせてもらった。印刷の事務所は小さい建物で、どの程度仕事をしているのか、おぼつかない感じだった。二度目に行ったときは、友人たちと泊まりがけであった。紫陽花邑の主体になっている大倭教の教主・矢追日聖の経験談を聞くという設定であった。

矢追日聖は旧富雄村の大地主であった。敗戦後の混乱期に原始神道に基礎を置く大倭教を開いた。大阪の梅田で街頭演説を行い、迷える人びとに進むべき道を説いた。教えを慕う人びとが集まる場所として、紫陽花邑が作られた。住む場所のない人に住みかを提供し、食べるもののない人に食べ物を提供した。やがてそこから社会福祉事業がかたち作られていったが、当初は混沌とした人間の集団にすぎなかったらしい。大倭教といっても教義が明確なわけでもなく、経典があるわけでもない。おそらく敗戦直後の混乱の中で、素朴な意味で助け合いがかたちを作ったものだろう。その方法は、来る者は拒まず、去る者は追わずといった感じで、ゆるい感じでの結びつきが根本なのではないかと思えた。

この二回目の訪問のときに宿泊したのが、「むすびの家」だった。「むすびの家」は社会復帰したハンセン病患者の宿泊施設だった。社会復帰したといっても、実際は療養施設に入所している人びとなのだが、有効な薬剤が開発されたため、すでに病気の進行は止まっていて、伝染することもないのだった。しかし、ハンセン病の後遺症で、身体に変形があると、宿泊を断られる場合もあり、気楽に泊まれる施設として「むすびの家」が作られたのであろう。その施設は、学生の団体でＦＩＷＣという組織が、ボランティアで労力をだし合い、建設された。地域からの反対運動もあり、建設には紆余曲折があったということだった。そこに泊まることになって、管理者の飯河夫妻にお会いした。飯河四郎氏は七〇歳ぐらいだったろう。奥さんの飯河梨貴さんは一つ年下の方だった。後でわかったことだが、飯河梨貴さんは『地面の底が抜けたんです』を書いた藤本としさんの作品を、はじめて世に紹介した人だった。

ハンセン病患者の宿泊施設「むすびの家」

大倭紫陽花邑に「むすびの家」が作られることになったのは、ＦＩＷＣの活動を行っていた柴地則之という同志社大学の学生が、矢追日聖にハンセン病者の宿泊施設を作りたいので、土地の提供を願いでたところ、二つ返事で同意をもらって、建設運動が始まったという背景があった。そこには当時、同志社大学で新聞学を講義していた鶴見俊輔の動きも関係している。それらの動きについては、木村聖哉、湯浅進、黒川創『ハンセン病に向きあって』（編集グループ〈ＳＵＲＥ〉、二〇一六年）と木村聖哉、鶴見俊輔『「むすびの家」物語　ワークキャンプに賭けた青春群像』（岩波書店、一九九七年）などに詳しいので、そちらをみてもらえば、詳細に理解できると思う。飯河夫妻は、「むすびの家」開設当初から、無給で管理人を務めていた。「むすびの家」の活動を人生最後の天職と考えている人だった。若い頃は中国の東北部、当時の満州国で仕事をしていて、敗戦と同時に引き上げてきた。戦前戦後を通じて、日本の社会の動きをみていて、かつての日本は国の動きを誤ったという反省が強い人だった。

一九七〇年から八〇年代の頃は、戦前戦後の日本の動きに人生を翻弄された人が、まだまだ健在だった。軍国主義化した日本がどれほどひどいことを国民に強いたか、また外国でおこなったかを身をもって体験していた人たちである。そういう人が部屋の片隅に座っていると、現実を無視した軽薄な政治論議などは、一瞬にして吹き飛んでしまう雰囲気があった。私が幼い頃すごした町内にも、戦艦大和の生き残りだとか、シベリア抑留の経験者だとかがいて、戦争中日本軍の展開した作戦地図が、そのまま町内に広げられているような印象だった。そういう体験者は多くを語らないけれど、戦争はごめんだという強い意志をもっていた。飯河氏もそういう人の一人で日本の過去と未来を若者たちと熱っぽく語る人だった。

それを機会に、私はたびたび「むすびの家」を訪れるようになった。療養所の人たちの将棋囲碁交流会や韓国の学生との交流会などに参加した。囲碁交流会では、ハンセン病の回復者は指が欠損してしまって、碁石を握れないので、カレーライスを食べるときに使うような大きなスプーンで碁石をすくって、碁盤に置くというのが印象的だった。学生のボランティアを含めて、だれもそのことに驚く人はいなかった。

韓国の学生との交流会にも参加した。大田の忠南大学の学生たちが大学の教授たちの引率で、日本を訪問していた。そこで、忠南大学医学部の崔大郷教授と親しくなり、一度韓国へ来て下さい、では行きましょうということで、一九八一年に韓国を訪問した。私が初めて訪問した外国は韓国ということになった。そのときは、主として精神科の社会復帰施設を訪問した。ハンセン病のことについてもいろいろと韓国の状況を説明してもらったが、有効な治療薬が開発されているため、将来的な見通しには問題がないということだった。また、ハンセン病は貧困と関係していて、身のまわりの清潔が保持される程度の豊かさがあれば、伝染の可能性は低いという説明だった。国民が、日常的に石鹸を使えるような生活レベルになれば、自然に消えていくということだった。そういうことで、「むすびの家」に宿泊したことで、ハンセン病とのかかわりが自然に生まれていった。

韓国訪問

韓国は最初ソウルで一泊した。朝鮮王朝の宮殿であった景福宮の正面に旧朝鮮総督府の建物が建っているのは、気分のよいものではなかった。過去の日本政府による朝鮮支配の内実を示しているようで、目を背けたくなった。私は三一運動の象徴的な場所である、パゴダ公園を訪れてみることにした。パゴダ公園は今では、パクコル公園と呼ばれている。一九一〇年、日本に併合された朝鮮では、日本の支配を脱して独立を目指す人びとが多数いた。一九一八年一月、アメリカのウィルソン大統領は第一次世界大戦後の世界秩序の原則として、民族自決を掲げた。たまたま大韓帝国の初代皇帝・高宗が亡くなり、その葬儀に合わせて、独立宣言を発表しようという動きが起こり、三月一日、ソウルのパゴダ公園に宗教指導者三三名が集まり、独立宣言を読み上げることになった。実際の宣言は別の場所で行われたが、パゴダ公園には数千の民衆が集まり、その後のデモは数万人の規模になったという。いわゆる三一独立運動の始まりである。運動は朝鮮半島全体に拡がり、学生知識人の運動から、農民や労働者へと、民衆的な広がりを持つに至った。

私がパゴダ公園を訪れたのは朝早い時間だったので、公園の中に人はほとんどいなかった。公園の中に立てられた、三一運動の様子を描いたレリーフを見てまわっていると、身なりのよい韓国人の老人が近づいてきた。スーツとネクタイ姿で、教養のある紳士だと思えた。私のほうを向いて、「貴方は日本の方ですか」と聞いた。丁寧な話し方で、好感が持てた。その紳士の後ろには白人の同じような年齢の男性が立っていた。二人は胸の同じような場所に、プラスチックの名札をつけていた。何かの国際会議に参加した人のように思えた。「貴方は英語がしゃべれますか。私はまったくしゃべれないのです。この人のために通訳をしてもらえませんか」と頼まれ、私はかたことしかしゃべれませんと答えたが、それでも大丈夫と言われて、彼はしゃべりだした。「パゴダ公園は思い出の場所なのです。三一独立運動はご存じでしょう。あの日、私は数千人の学生の中にいて、あの場所に立っていたのです」と言って、公園の一角を指さした。そのとき、私の中では、パゴダ公園が六〇年以上前の状態に戻り、独立を願う群衆に埋め尽くされている光景が浮かんだ、そして目の前に立っている老人は一〇代の若者として、独立万歳を叫んでいたのである。私は老人が語りたいであろうことを、思いつくまま英語でしゃべっていた。白人の男性は、その話をときどきうなずきながら聞いていた。やがて二人は礼を言って去って行った。

　私は日本語がこういうかたちで役に立ったことに奇妙な感覚にとらわれた。韓国の老人は、支配者の言葉として日本語を身につけたのだから、あまり使いたくはなかったのではないだろうか。それなのに、どうして私に話しかけたのか。老人は、なぜ通訳もつけずに外国人の知人をパゴダ公園に連れてきたのだろうか。背景を考えると、とても不思議な気がしたが、同時にごく自然にそういうことが起こったのだとも感じられた。どうしても知人をパゴダ公園に連れてきたかったのだ。過去の出来事は、かたちを変えて現在に再現していた。未来にも同じことが起こるだろう。そして、その度に出来事の意味が変わっていく。そういうふうに感じられた。特定の意味に固定した歴史的事実というものは存在しないのであろう。そういう考えが、頭に浮かんだ。

　ソウルから大田、大田から釜山へと、私は列車で移動した。食堂車で食事をしていると、酔っ払った赤い顔をした老人が近づいてきた。そして私に日本人かと聞いた。そうだと答えると、彼は小銃を構える格好をして、「パン」と叫んだ。私を狙っているわけではないが、戦闘状態に入っている様子だった。しゃべり方には韓国語のなまりがあって、彼は韓国人だと思えた。そして「熊本連隊は強いぞ。知っとるか」と聞いた。「さあ」と気のない返事をすると、「熊本連隊は強いぞ。あはは」と言いながら、もう一度小銃を構えると、あらぬ方向を狙って「パン」と言うと、そのまま去って行った。彼が何を言いたいのかまったくわからなかったが、彼と日本のつながりには、簡単な言葉に表すことのできない事実があって、それが突然露出したのだと思えた。

「むすびの家」で韓国の学生たちと交流したときに、お酒の勢いで、忠南大学の先生が「荒城の月」を歌った。その歌は余韻嫋々《じょうじょう》として、日本人から聞いたどの「荒城の月」より胸に響くものだった。まるで、明治や大正の人の心がそこにあるかのように思えた。たぶん、その先生が若いころ歌っていた情緒がそのままタイムカプセルのように保存されているのだろう。日本的情緒なのにもかかわらず、そこには韓国の民衆の思いが込められているということも、聞きとれた。韓国の歌であれば、その時代その時代の社会の変化につれて、歌い方も変わっていくであろうし、それが当然である。しかし、韓国では「荒城の月」は、そういう時の流れの洗礼を受けていないだろう。韓国の先生は「荒城の月」を歌うことで、何を表現したかったのか。実は彼自身もわかっていなかったのかも知れない。韓国の列車の中で、老人が「パン」と言ったように。

自著『声なき虐殺』をハンセン病施設に贈る

私は、精神科医になってしばらくしてから、戦争中の精神科病院がどのような状態にあったのかに関心を持つようになった。社会がもっとも抑圧的になったとき、精神疾患を患っている人びとが、どのような生活を強いられるのか、そのことを探りたいと思った。そこには、大事な事実が隠されていると思ったからである。つてをたどって、日本各地の歴史のある精神科病院を訪問して、聞き書きを作った。それは一九八三年に『声なき虐殺』（BOC出版部）という書名で出版することができた。証言を得たのは主として、医師や看護職員で、入院を経験した患者からの証言はごくわずかだった。本の出版の段階で、精神科病院の入院患者の死亡率と、他の施設との比較を行おうとした。そのときみつけたのがハンセン病施設だった。その死亡率は、精神科病院の半分から四分の一だった。ハンセン病施設は当初から入所者に自発的な農耕作業を奨励していたため、食糧難に柔軟に対処できたのだろうと考えられた。

私は、『声なき虐殺』ができ上がった段階で、日本各地のハンセン病施設の患者会に送って、もし患者会の歴史をまとめたものがあれば、交換をお願いしたいと申し入れた。多くの施設から、立派な記録集が送られてきて驚いた。精神科病院の場合には、入院していた患者が自分たちの経験をまとめて残すということはまったく行われていなかった。出版して記録を残すということは、想像できなかった。ハンセン病施設には、それだけ問題意識を持って、持続的な作業を行う人材がいるということである。実際、記録集には詳細な記録が残っていて、事実が闇の中に消えていくということはなかった。精神科病院に入院している患者たちからは得られなかった証言を、ハンセン病施設からなら得られるのではないかと考えた。記録集を読んでいくと、精神科病院に比べれば、ハンセン病施設では戦争の影響が大きなものとは受け止められなかった。死亡者の数にも表れているが、施設はほとんどが辺鄙《へんぴ》な場所にあり、戦争末期の空襲にさらされることもなかった。医師や看護職員が招集にあうということはあっても、入所者は軍隊に招集されることもなかった。戦争がもたらした大きな影響は、ハンセン病の特効薬が開発された時期が太平洋戦争の時期と重なり、海外からの輸入と治療への導入が遅れたことである。おそらくこの遅れによって、数百から数千の患者が病気の進行を止められず、また命を失ったと思われる。

戦前にあったハンセン病患者の自治組織

各施設の記録集を読んでいて、印象に残ったことは、ハンセン病施設が作られる前に、ハンセン病患者が集団を作って暮らしていた地域があったということである。一つは群馬県にある草津温泉の一角であり、もう一つは熊本県にある本妙寺周辺であった。草津温泉は、ハンセン病に草津温泉の湯が効果を示すと信じられて、多数の患者が療養に訪れて、集団が作られたのである。本妙寺は、ここもまた、お寺に参拝することが治療的に効果があがると信じられたようだ。それぞれの地域は、一種の自治組織のようなものまで作られていたらしい。これらの地域には、やがてハンセン病施設が作られ、施設に収容される流れが作られた。草津に作られたのは、草津楽泉園、熊本に作られたのは菊池恵楓園である。草津楽泉園は、自由な患者居住地区と施設が並行して存在したので、強制的な収容は行われにくく、経済性や安全性を比較して、患者の方が自発的に入所を希望するかたちに誘導された。そのため、他の施設に比較して、自由な処遇が認められたらしい。私は、その楽泉園を訪問して、入所者から、戦争の時代の経験を聴かせてもらいたいと考えた。

私は、草津楽泉園の患者自治会に連絡をとって、二泊三日の予定で、楽泉園に滞在した。このときの体験は「戦時下強制隔離に抗した人々」という文章にまとめて、『思想の科学』一九八五年五月号に発表した。その要点だけを書いてみたい。草津温泉は、江戸時代からハンセン病に効果があるとされ、多数の患者が湯治に訪れていた。その頃は、ハンセン病は遺伝と考えられていて、軽症の患者は一般客と一緒に入浴していた。その後、伝染病という知識が浸透して、ハンセン病の患者は分離させられ、明治二〇年、湯ノ沢部落へとまとまった。明治四一年に癩予防法が成立すると、地域の眼を恐れ、また家族への負担を避けるために、湯ノ沢部落へ集まる患者が増えていった。昭和五年には、草津町全体の人口の三五%は、湯ノ沢部落に住む八〇〇人を越すハンセン病患者だったという。湯ノ沢部落は、軽症の患者もいたため、部落全体が独立した村落となっていた。そこには各種の店舗が置かれていた。旅館、理髪店、古物商、鮮魚店、飲食店、青果店、荒物屋、駄菓子屋、豆腐屋、洋服屋、酒屋その他、ほとんどの商店が並んでいた。専属の簡易郵便局もあり、部落のポストに投函された郵便物は消毒されて集配局に運ばれた。ここに住む人びとは、一種の自治精神を持っていた。湯ノ沢部落を吸収するため昭和七年に開設された楽泉園は、八年後湯ノ沢部落が解散に決まった時点でも、六〇〇人弱の人びとを入所につなげることができなかった。

　その後、菊池恵楓園に入所している人から聞いた本妙寺部落の話は、湯ノ沢部落のありさまの証言でもあるだろう。

「そうやって作られた部落がどんなに気安いものか、それはとても経験したものでなければわからない。親兄弟なんてもんじゃありません。病気だけじゃない。差別の苦しみをも、ともに受けた者でなければわかりあえないものです。金がなくなれば助けあう。病気がひどくなれば助けあう。あの頃の部落に比べれば、現在の園は極楽ですよ。とくに物質的なものはね。しかし、あの頃の部落と今の療養所のどっちをとるかといわれれば、私は文句なしにあの頃の部落をとるね。ともかく人間の触れあい方が違うのだから……」

　湯ノ沢部落は国家の強制収容の動きに対する、ハンセン病者たちの抵抗の姿であった。強制収容が強化されるに従い、自治的部落は解散に追い込まれた。湯ノ沢部落が自然消滅しないことがわかったからこそ、強制力が行使されたともいえる。一方で、ハンセン病の新規発症が減少に向かい、強制収容政策に一定のメドがついたことも、弾みをつけさせることにつながったのであろう。湯ノ沢部落の自治的気風や制度は、その後の施設には活かされていない。むしろ逆に、ハンセン病施設の中の刑務所にあたる特別病室が、昭和一三年に唯一楽泉園に作られたのである。いわば自由を味わった人びとに対するみせしめであろう。冬の期間に、特別病室に収容された患者は、暖房もない零下一〇度を超す寒さで、多数の凍死者をだしている。

精神科病院に入院していた患者たちは、戦争体制下の精神科病院について多くを語らなかった。現実の世界に無関心であったり、忘却のかなたに過ぎ去っていたり、明確な言葉を聞くことができなかった。ハンセン病の患者の場合はどうだったであろうか。彼らは記憶もしっかりしていたし、問題意識も持っていた。そして、問題意識があればあるほど、現実に抵抗しようとした。抵抗は抑圧を招き、弾圧をも引きだした。そして、抵抗の動きはつぶされていった。その記憶は残ったが、屈辱の色を含んでいる。私は、自治会長の藤田三四郎さんから著作をいただいたが、その表紙を開いたところにはペンで、「外なる者は破れても、内なる者は日々新たなり」と書かれていた。藤田さんは、「記録は残しておかないといけない。いつか何かに気づく人があるかもしれない」とおっしゃった。私はそのとき、後に残るかたちははっきりしないとしても、生き続けることこそが、もっとも大きな記録であると考えた。

植民地下朝鮮のハンセン病施設「小鹿島更生園」

戦争体制下のハンセン病施設のことを考えていると、「むすびの家」で知りあった方から、韓国での歴史を印刷された冊子のコピーを渡された。それは韓国語で、「小鹿島の半世紀」として書かれたもので、日本語訳が添えられていた。

その内容をみると、朝鮮に作られたハンセン病施設は、日本の場合より更に苛酷な処遇を受けていたことがわかる。朝鮮最大の施設・小鹿島更生園は海の中の孤島であるため、外部からうかがい知れない状況であった。苛酷な労働を強いられた患者たちの抵抗は、一九四一年六月、患者代表として他の患者を支配していた朴順周が、同じ患者の李吉龍に刺殺されるという事件を引き起こした。一九四二年六月には周防正季園長が、全入園者が並ぶ式典会場で、患者の李春成に刺殺された。李春成は患者使役の直接の責任者である看護長の佐藤三代治を殺害しようとしたが見あたらず、園長を殺害したものであった。テロが発生するということは、当時の抑圧体制がどれほど苛酷なものかを示しているだろう。こうした緊迫した状況は、日本の敗戦後さらなる陰惨な事態を引き起こすことにつながった。

一九四五年八月一八日、日本の敗戦が告げられると、園内は大混乱に陥り、日本人職員は入園者の暴力から逃げまわる状態であった。朝鮮人の看護職員が患者から殴打されて死亡するという事件も起こった。日本人職員は、園の運営権を朝鮮人職員に渡して、撤収してしまった。その後、朝鮮人職員の医務系と看護系が主導権争いを行い、その過程で患者を中心として総数八四名が殺害された。このような事態が起こったのは、小鹿島では日常的に暴力支配が行われており、秩序が乱れたとき、報復されるのではないかという疑心暗鬼が一斉に火を噴いたのであろう。

この記録の中に、当時「日本人患者の高林政徹（一九六一年死亡）や中川達男（現釜山龍湖農場在院）、藤本勇（一九六八年日本菊地恵楓園へ帰国）等の三人が生活していた」と書かれていた。小鹿島に収容されていた患者の総数は、一九三九年末が約六〇〇〇人であるので、日本人は〇・〇五％に過ぎない。ここに書かれている藤本勇という人が、今でも菊地恵楓園に健在であれば、ハンセン病だけではなく、日本の朝鮮支配についても、話をうかがえるのではないかと考えた。草津楽泉園の訪問に続いて、菊地恵楓園の患者自治会に問い合わせて、藤本勇さんの動向を尋ねた。やがて返事があり、藤本勇さんは菊地恵楓園に在籍し、健在で、インタビューも可能であるとのことだった。

藤本勇さんに敗戦前後の小鹿島の話を聞く

私は九州で行われる学会の日程に続いて、菊地恵楓園を訪問した。患者自治会の人びとと顔を合わせて、訪問者用の宿舎に案内された。そこで、最初に恵楓園の医師からお話したいことがありますと言われて、診療施設を訪ねた。すぐに診察室に通され、私は中年の医師の前に案内された。私は自己紹介と訪問の目的を説明した。すると、その医師は「あなた医者でしょ。自分の行動をよく考えてほしいね。自治会の患者は、自分たちの行動を貴方のような医者が支持してくれると言って、喜んでいるんだよ。それはよいとしても、自分たちの運動が承認されると、それで病気の問題が解決したかのように思って、言ったとおりに薬を飲まなくなってしまうんだよ。患者運動をしたら病気が治ると思っているんだなあ。困るんだよ。医者ならもっと考えてもらわないと。軽率な言動は困るよ」。そう釘を刺された。それを聞いて、ハンセン病施設の中の生活は大変なんだなあと思った。そこに入園している患者にとっても大変だし、そこで働く職員にとっても大変な場所なのだと思った。

藤本勇さんにお会いした頃、藤本さんは八〇歳近くだったように思う。すでに失明しておられた。しかし、実に凛《りん》とした態度で話をされるので、藤本さんがご自分の生き方に、自信を持っておられることが十分に伝わってきた。藤本さんから伺った話は、大まかに次のようなものだった。

藤本さんは、若くして、朝鮮にわたり、そこでハンセン病の診断をうけて、小鹿島に収容された。小鹿島に収容されていたのは、ほとんどが朝鮮人で、日本人は数名であった。とまどっている藤本さんに、周防院長が釣り竿をわたし、これで魚でも釣っていることだね、と言ったらしい。日本人の患者は、模範的な役割を演ずるようになっていたが、全体からみれば、とるに足らない数なので、せいぜいが周囲からの反発を受けない程度に振る舞っていただけだろう。藤本さんは、文芸活動や子供たちの教育に役割をみつけていた。周囲に好意的な若者を持っていたことが、日本の敗戦時の混乱に際して、藤本さんを守るように働いた。

日本の敗戦が小鹿島の患者たちに知らされたのは、八月一八日であった。島全体が混乱に陥ったが、藤本さんには全体の様子はわからなかった。朝鮮は独立することが明らかにされていたので、日本人支配の象徴であった、小鹿島神社が破壊された。藤本さんは、自分たちに危害が及ぶのか、逃げるべきかどうか判断できなかった。やがて、日本人の患者への暴力が始まり、当時小鹿島にいた四人は、集団となって、身を潜めることにした。一時は、自決を覚悟して、農薬を飲んだが、効果はなかった。古い貯水タンクや小学校の床下などに隠れて、日本人職員と合流しようとしたが、果たせず、興奮した朝鮮人の患者たちに竹槍で突き殺されそうな場面もあった。混乱は、武装した職員と患者との対決になり、多数の患者が射殺された。その後、和解のための話し合いを装って、患者の中で中心的な役割を担っている者が一挙に銃殺された。それらの事態を、藤本さんは正確に知ることはできず、少数の支援者の助けを借りながら身を潜め、事態の流れをみているしかなかった。藤本さんが、明確に職員側の人間として振る舞っていたり、逆に患者の中で、指導的な立場にいたとすれば、その混乱の中で確実に殺害されていたであろう。藤本さんは、闇の中であがる歓声や銃声、悲鳴などを怖れを持って聞いていただけだった。藤本さんは暴力にさらされても、卑屈にもならず、弁解せず、抵抗もしなかった。ただ、殴られていただけである。

藤本さんは、日本人職員が引き上げた後の混乱も収まり、朝鮮人の患者と職員にとり囲まれて、他の三人とともに残された。四人は、韓国名に名前を変えて、小鹿島で生きていくことを選択した。その後、藤本さんは、「わたしは実によく働きました」と断言した。すでに基礎のあった教育や文芸活動に一層の力を入れたのである。韓国に骨を埋める覚悟で、目の前にある課題に専念したのである。やがて、韓国内も落ち着いてきて、いくら韓国名でも日本人が指導的な立場をとるのはよくないだろうという意見がでて、第一線をゆずったが、それまでは「わたしは実によく働きました」ということだったのだろう。藤本さんの自信に満ちた態度は、そのことから来ているように感じられた。しかし、その後、奥さんも亡くなり、親しい人の死を送るにつれて、日本への懐かしさがつのるようになり、ラジオで菊池恵楓園のことを知ってから、帰国して入所できないかと考えるようになったという。いろいろな人の協力を得て、一九六八年、藤本さんは帰国することができたのである。

ハンセン病、日本と韓国の関係という二つの課題に挟まれて、藤本さんは数奇な運命に生きたといえるだろう。わたしは藤本さんの話を聞いていて、日本の敗戦直後、事態の推移もわからないまま、暗闇で遠くに起こる歓声や悲鳴をただ不安の中で聞いていたという光景と、目の前の課題をひたすら誠実にこなしていく藤本さんの様子とが印象に残った。庶民が、最終的に行き着くところは、そういう所ではなかろうか。何が何かわからず、手も足もでず、ただ待つしかないというふうに置かれた場。しかし、何が何かわからないとしても、それ以前に自分の行っていた行動が、そのときの自分の運命を決めているということ。いかにその場をうまく切り抜けるかと考えてみても、それはただもがいているのと変わらない。庶民というものはそういうものではないか。

どこかに絶対的な悪があり、他方で善がある。あるいは、一方的な被害者がどこかにおり、逆に一方的な加害者がいる。そういう図式は、事態を単純化するだけで、長い目でみたときに決して正しいものではないだろう。

次の日、わたしは自治会の役員の案内で、菊池恵楓園の各所を案内してもらった。一人ひとりの居室は広いというわけではなかったが、清潔に心地よく整えられていた。失明者が多いからか、音声の時計があった。画面の写らない音声テレビというものもあった。ハンセン病施設は高齢者が多いので、やがて入園者が亡くなってしまうと、施設もなくなってしまうだろう。その場合、何らかの地域医療のセンターになるのか、別の施設になるのか。ともかく、入所者がいる限りは、医療施設として存続するらしい。強制隔離政策の償いとしても、強引なことはできないということだった。

しかし、そのように生活が保障されている入所者は、場合によると、看護や介護にあたっている職員より、経済的に豊かな場合があるのだそうだ。何もしないでブラブラしているのに、働いている人より豊かである。何か職員の言動に問題があると、自治会を通じて、園に苦情を言う。そういうことに反発する職員もいる。「面と向かっては言いませんが、私たちのことを『座敷豚』などと思っている職員もいるんでしょう。でも、介護していただいているのだから、感謝していかないといけません」。そういう話もぽつりぽつりとでた。最初に医者から言われたことを思い出して、私は入所者も大変だし、職員も大変だと思った。戦争中の病院の歴史を調べているとき、ある看護者の人から言われたことに、「患者が社会から差別されているとしたら、それに関わっている職員も、絶対に社会から差別されているんですよ」という言葉を思い出した。小鹿島の惨事も、かならずそういう面と関係していることだろうと思った。

川端康成が発見した北條民雄

ここでもう一度、北條民雄の話に戻りたい。北條民雄の小説で、もっとも有名なのは、「いのちの初夜」であろう。「いのちの初夜」は最初、「最初の一夜」だった、これを川端康成が「いのちの初夜」に改題したのである。この改題は、作品の本質を鮮明とさせただけではなく、作品に命を吹き込んだとも言えるだろう。「最初の一夜」では、一種の体験談のような響きであるが、「いのちの初夜」では、実存的体験が迫ってくるようである。川端康成が、作品の題を変えるだけでなく、いのちを吹き込むことができたのは、川端康成が、北條民雄の本質をつかみ、作品が示すものを理解していたからである。

川端康成は、北條民雄の文壇デビューから、その死後まで寄り添った人間である。川端康成は、北條民雄の原稿発表から、出版社との交渉などすべてをひきうけて、対処した。それは、北條民雄がハンセン病を患っていて、直接編集者などと関わると、プライバシーが簡単に損なわれてしまうことを心配したのである。また、注文原稿に応じていくと、北條民雄の才能は、短時間に使い果たされてしまうだろうことを予想した。川端康成は、北條民雄をハンセン病施設の壁の向こうの手の届かぬ人としておきたかったのである。北條民雄が川端康成を信頼したのは、川端康成が眼を止めなければ、北條民雄の小説が一般文芸誌に印刷されることはなかっただろうということを、よく知っていたからである。「いのちの初夜」は文学界賞をとり、芥川賞の候補にもなった。川端康成は、芥川賞の選考委員もしていたので、強力に推薦すれば、芥川賞をとっていたかも知れない。しかし、川端は芥川賞受賞には反対していた。北條の身元があきらかになることを心配したからである。

川端康成と北條民雄は何度も手紙のやりとりをしている。全集には、その九〇回に及ぶ往復書簡が残されている。北條民雄が最初にだした川端康成への手紙を読むと、ただならぬ気配が感じられる。

僕は先生に何かを求めてゐるのです。今の僕は丸で弱くなつてゐます。きつと僕は先生のお手紙を戴くだけといふ理由から文学に精を出すことが出来ると思ひます。（略）きつと返事を下さい。こうしたどん底にたゝきこまれて、死に得なかつた僕が、文学に一條の光を見出し、今、起き上らうとしてゐるのです。

きつと御返事をください。先生のご返事を得ると云ふ丈のことで僕は起き上ることが出来さうに思はれるのです。（昭和九年八月一三日、『定本　北條民雄全集　下』、三一六―三一七頁）

二ヶ月後、川端康成は、原稿を見てほしいという北條の希望を受け入れ、「なにかお書きになることが、あなたの慰めとなり、また生きる甲斐ともなれば、まことに嬉しいことです」と激励した。手紙を受けとった北條は驚喜する。一流の作家が自分の作品に眼を通してくれる。その可能性だけでも、北條にとってどれだけの慰めであり、励ましであったことだろう。

北條民雄が次に川端康成に手紙を送るのは、昭和一〇年五月になる。これだけ時間が空いたのは、北條民雄が川端康成に送ろうとした新しい作品ができあがらなかったからである。北條民雄は、川端康成にファンレターを送り、生きるための慰めを求めたのではなく、文学の師匠を求めていたのである。短編の小説「間木老人」がこうして川端康成に送られた。川端の返事はすぐに来た。

　間木老人拝見しました。感心しました。（略）
　詳しい批評は申上げる要なく、このままお進みになつて十分です。（略）体に差支へない限り、續けてお書きなさい。それがあなたの慰めとなるばかりでなく、私共からみても書く價値があるだけ、よいものです。発表するに値します。（昭和一〇年五月一四日、『定本　北條民雄全集　下』、三二〇―三二一頁）

北條民雄はこの手紙への返事の中で、「お手紙ほんとうにありがたう御座いました。今まで絶望だけしかなかつた自分の世界が、急に広々と展け、全身をよろこびがとり巻いているようで、うれしさで一ぱいです。」（昭和一〇年五月一六日）と書いている。

「間木老人」は昭和一〇年の『文学界』一一月号に掲載された。その後、一二月一五日、「いのちの初夜」の原稿が川端康成に送られた。川端康成の返事は、

　只今読了、立派なものです、批評は申上げるまでもありません。また聞きたいとお思ひに

なる必要もないでせう。文壇の批評など聞く代わりに第一流の書をよみなさい。それが立派に批評となつてあなたに働くでせう。（略）

実に態度も立派で、凄い小説です。この心を成長させていけば、第一流の文學になります。

（昭和一〇年一二月二〇日、『定本　北條民雄全集　下』、三三八頁）

こうして北條民雄は文学者としての確かな一歩を示したのである。その後、小説としては一〇月に「癩院受胎」が『中央公論』に、一二月に「癩家族」が『改造』に掲載された。昭和一一年には「望郷歌」が『文学界』に掲載された。しかし、結核の症状が悪化しており、九月には結核病室に入室した。その後、一二月五日、北條民雄は肺結核と腸結核のために、二三年の命を閉じた。

北條民雄が川端康成に原稿を送り、その評価を得てから、亡くなるまでわずか二年ほどである。その間に、彼は「癩院受胎」「癩家族」「望郷歌」などを表している。この題をみると、「いのちの初夜」から「受胎」へ「家族」へと視点が移動していることがわかる。彼は「いのち」に目覚めただけでなく、それをどのように継承していくか、ハンセン病者が妊娠し出産することへと関心が動いていった。北條民雄の代表作が「いのちの初夜」であったとしても、彼自身はその後も自分の文学を深めていった。川端康成に認められたことによって、彼は自信を持ったが、逆に自分の文学的探究に拍車をかけたところがある。彼が命を失ったのは、結核によるものであるが、結核の悪化は、創作という大きな負担を自分自身に掛けていたからであろう。

なぜ川端康成は北條民雄をこれほどまでに支えたのか

川端康成の手紙を読むと、彼は北條民雄を評価し、社会的登場に力を添えている。北條民雄の作品の背後に、ハンセン病施設の病友の存在がいることは明らかで、それらの人びととの交流がなければ、作品が形成できなかったであろうということは疑いない。しかし、川端康成の存在がなければ、それらがかたちとなるためには、さらに長い時間が必要であっただろう。時が熟するまでに、北條民雄はその命が続かなかったかも知れない。川端康成は、決定的な役割を演じていた。

川端康成は、北條民雄とのかかわりを、「寒風」(『日本評論』一九四一年一月号)という小説に表している。川端康成は北條民雄がさらに生き続け、文学を深めていくことを願っていた。北條民雄の作品は途中経過のものであると考えていた。もっと長生きすると想定していただろう。しかし、急速に事態は進んでいる。このことに、私は川端康成の側に、北條民雄に近づき、活動を支援しなければならない理由があったのではないかと感ずる。川端が過度に親切であったのも、単なる同情や愛情というものではなく、必然性があったのではないかと思う。それは、川端康成の生育歴や家族の境遇、彼自身の性格というものもあったであろうが、時代的にも大きなものがあったのではないかと感ずるのだ。

北條民雄は昭和一〇年五月に「間木老人」を川端康成に送り、昭和一二年一二月五日に死亡している。これらの時期を社会的動きと照らし合わせると、昭和一〇年は次のような年だった。二月以降、天皇機関説問題に揺れる。三月、共産党中央委員会壊滅。五月、戦後最後のメーデー。八月には陸軍省軍務局長永田鉄山が陸軍省内で斬殺される事件が起こる。一一月には、冀《き》東《とう》防共自治委員会が国民政府より離脱独立を宣言し、中国への侵略が止まることなく進行していった。一方、昭和一二年は、七月七日、盧溝橋事件によって、戦火が中国全土にひろがり、一二月一三日、日本軍が南京を占領し、日中の戦いは終結のメドがたたなくなった。

つまり、北條民雄が創作活動に力を入れ、川端康成がそれを応援した時期は、日本の中国侵略が全面的な武力衝突に煮つまっていく時期だったのである。その時代の閉塞感が二人の結びつきの背後に働いていたといえるのではないか。

北條民雄の創作活動の時期に並行して、川端康成が書いていた作品は『雪国』である。川端康成は昭和九年一二月、越後湯沢を訪れ、『雪国』の冒頭部分を書きだす。昭和一〇年九月、越後湯沢訪問。昭和一一年夏、越後湯沢、水上などを訪問。昭和一二年六月、『雪国』刊行となっている。私は、この作品の中に、当時の川端康成の精神的な不安定、寄る辺のなさを感ずる。その一部は、当時の日本の社会を取り巻いていた閉塞感が作りだしたものであったろう。確かなものを手にできないという無力感が『雪国』の中には流れている。その空虚を埋めようとするうごめきが、北條民雄との出会いをつくりだしたのではないかと思える。そこに何かの共通性がなければ、一方で『雪国』を書きながら、他方で北條民雄を支援するということはできないだろう。

私たちは、他人の行動の背景を知りつくすことはできない。そのことは自分自身にもあてはまる。自分の行動の理由をすべて理解しているわけではない。フロイトのいう無意識というレベルだけではなく、知り得ないものがある。知らずに動かされている。それほど自分自身のことがわかっているわけではない。しかし、見方を変えれば、自分たちの知らないうちに、何かによって支えられているものでもある。何が自分の役に立っているのか、かならずしもわかってはいない。

「いのちの初夜」の中で左柄木が語っている言葉をもって、この文章を終わりたい。

「もつともつと自己に対して、自らの生命に対して謙虚になりませう。」

第三章

精神鑑定をめぐって

人間の心の働きを正確に描きだすことができるかどうか。その問いに対する答えの一つは、精神鑑定にある。ある事件があって、その時点で当事者はどのような精神状態にあったか、それを正確に判定しようとする。そうしなければ、判決を下すことができない。しかし、そのような作業は果たして可能なのか。可能でなければならないとするのは、果たしてだれなのか。その要請をするのが、主体として存在しないものだとすれば、その問いと答えは、どのような存在基盤を持つのか。

精神鑑定は、被鑑定者を破壊する可能性を秘めている。その可能性を回避しようとすれば、鑑定者はついには、鑑定作業を放棄しなければならなくなるだろう。精神療法にも同じような可能性が秘められている。

「島田事件」精神鑑定書の批判的検討

私が精神科医になって、最初に依頼された活動は、島田事件の精神鑑定書を批判するという仕事だった。島田事件というのは、一九五四年三月一〇日に静岡県島田市で起こった幼女誘拐殺人、死体遺棄事件である。一九五四年五月二四日、静岡県警が重要参考人としていた赤堀政夫さんが岐阜県で職務質問され、拘束された上で、島田警察署に護送された。警察は赤堀さんを窃盗で別件逮捕し、拷問の結果、自白の供述調書を作成した。

赤堀さんは軽度の知的障害があり、過去に窃盗の前歴もあった。また、犯行が行われた時点で、放浪生活をしていたことで、アリバイ証明が難しかったため、犯人に仕立て上げられた。

赤堀さんは、裁判では一貫して無実を主張した。犯人目撃証言が、赤堀さんとは一致しなかった。物証に乏しく、自供の裏付けが取れなかったなど、裁判には無理が重なった。東京大学教授の古畑種基が被害者の殺害方法について赤堀さんの自供は正確であるという鑑定を行った。

また、弁護側の依頼した精神鑑定は、東京都立松沢病院医師の鈴木喬と林暲によって行われた。鈴木と林の両医師は、赤堀さんには軽度の知能障害があるが、心神喪失でも心神耗弱《こうじゃく》でもなく刑事責任能力はあるとの鑑定結果を報告した。両医師の鑑定書には、赤堀さんがあたかも真犯人であるかのように受けとめられる内容の、入院中の看護職員への供述が記載されている。精神鑑定書が直接的な証拠とはならないとしても、間接的に有罪判断を補強する役割を演じていたのである。

一九五八年五月二三日、静岡地方裁判所は赤堀さんに死刑判決を下している。東京高等裁判所は、一九六〇年二月一七日、控訴を棄却した。さらに、一九六〇年一二月五日には、最高裁判所は上告を棄却し、赤堀さんの死刑判決が確定した。しかし、支援者は再審請求を重ねて、次第に島田事件が冤罪として社会から注目を集めるようになっていった。後に、死刑判決が覆された四つの冤罪事件の一つとして位置づけられた。免田事件、財田川事件、松山事件、島田事件がその四つである。日本弁護士連合会もそれぞれの裁判を支援していた。

一九六一年八月に、第一次の再審請求が行われた。しかし、新証拠を発見することはむずかしく、事件当時の赤堀さんの記憶に基づくアリバイ探しが精力的に行われた。そして、一九六六年五月、第四次の再診請求が行われた。この再審請求では証拠調べが行われるなど、再審開始への期待が高まった。とくに、法医学の再鑑定によって、自供から凶器とされた石では、被害者の傷が説明できないことが明らかになった。現場に残された犯人の足跡は、赤堀さんにどのような履物を履かせても、絶対に残すことができないという鑑定結果もでた。

こういう動きの中で、有罪判決につながった精神鑑定書を何とか、批判できないかということが期待として浮かび上がったのである。私は精神科医の一番大きな学会である、日本精神神経学会の「赤堀問題委員会」に参加して、この問題に取り組むことにした。

精神科医が取り組む前に、臨床心理学の学会であった日本臨床心理学会では、この鑑定書の詳細な批判を行っていた。しかし、静岡地裁は一九七七年三月一一日に再審請求を棄却した。棄却理由の中に、日本臨床心理学会の鑑定書批判に対する反論が行われていて、同学会が「赤堀さんが軽度の知的障害であるとしても、アリバイ証言を疑わせるほどのものではなく、アリバイ証言に信憑性がある」という指摘に対して、「軽度の知的障害であるとしても、周囲の状況を的確に判断できるのであれば、自白証言には任意性・信憑性が認められるだろう」という議論に使われてしまったのである。

こうして、審理は東京高裁の場に移った。しかし、再審棄却の理由には合理性が乏しく、遠からず再審決定が行われるだろうという感触があった。問題は、より多くの人が納得できるような証拠を集めて、再審開始に向けて動きを作っていくことであった。私は友人たちと何度も静岡県の島田市を訪れた。赤堀さんの収監されている仙台拘置所にも面会にでかけた。

冤罪を信じ、支援する人たち

印象に強く残っているのは、赤堀さんのお兄さんが、一貫して赤堀さんの無実を信じて活動してきたこと、地域に「島田事件対策協議会（略称・島対協）」が結成され、地道に活動が継続されてきたことだった。島対協は島田の現地での活動なので、周囲からの抵抗も大きいのではないかと思った。何しろ事件が「幼女の強姦殺人」という内容だったからだ。島対協の事務局をされている森源さんは、今の運動に参加している人たちが、当時からすでに集まっていれば、とても死刑判決はでていないでしょう、と話された。島田事件の支援者は、いろいろな政党、勢力に別れていて、相互に仲が良いわけでもない。ただ、裁判があるため、表だって対立はしていない。森源さんに、どういうきっかけで、島田事件に関わりを持たれたのかを伺うと、「戦前の治安維持法ですね。あれで、いろいろな活動が弾圧された。ひどい目にあわされたから、あんな時代がきては困るから、人権侵害は許せないのです」とのことだった。

治安維持法が、次の時代の抵抗運動の種をまいたということなのだろう。そういえば、ベトナム反戦運動が盛んなときも、こんな話を聞いた。中学生のとき、海岸の写生をしていたら、憲兵がやってきて、スパイの疑いで取り調べられたので、あんな時代はもう来てほしくないと思って、反戦運動をしているという女性がいた。中学生がスパイするというのは、どういう発想なのだろうかと思ったが、経験者にとっては笑いごとではないのだろう。その頃の島対協の人たちの感覚は、赤堀さんは無実なのだから、やがて釈放されるだろうという確信が感じられた。そこには力みがなくて、淡々としたものだった。戦争体制の下で、抵抗の姿勢を維持してきた人にとって、島田事件は、当然取り組むべき課題にみえていたようだ。

精神鑑定については、学会の委員会でいろいろな案をだして、それが法廷の流れに沿ったものであれば、採用されるだろうということだった。裁判記録を読み込むことも大変で、段ボール箱の一件記録に目を通すのも、並大抵のことではなかった。とくに、第四次再審請求に入ってからの記録は丁寧に読み込むようにした。精神鑑定書と日本臨床心理学会のだしていた批判には、注意をはらった。

裁判過程をたどると、いろいろな証拠がだされても、それらはかなり最初の段階で、取捨選択されて、一つの筋道をたどって提出され、吟味した上で結論に至るのだということがわかった。争点がどこか、そして最終的な結論がどうなるかが、ある程度決まっていることがわかる。だから、闇雲に勝手な想定の下で特定の主張をしても、相手にされない場合がある。裁判長が、論点からずれていると考えれば、何をしても効果は乏しいと感じられた。たとえ、赤堀さんを再鑑定という形で、精神鑑定をしても、裁判官が結論を決めてしまっていれば、提供した結果が裁判官の判断で、勝手につまみ食いされたり、期待した効果と逆の結果を生んでしまう可能性も危惧された。そういうことを考えて、島田事件以外の冤罪事件で、精神鑑定がどのように評価されてきたか、あるいは利用されてきたかを調べるようになった。

検察側に立った鑑定

法医学の分野には、東大教授の古畑種基が血液型研究の権威として各種の裁判で鑑定を行っている。その鑑定の中には、後に冤罪事件とされた、弘前事件、財田川事件、松山事件などがあり、島田事件もその一つだった。古畑鑑定は、検察側の主張を取り入れ、場合によれば証拠をねつ造して鑑定結果をだすという恐るべきものだった。法医学鑑定だけではなく、精神鑑定にも、その傾向はみられた。鑑定者が学会の権威者であると、その結果が受け入れられてしまう。とくに、それが検察側の主張を取り入れたものであると、裁判で採用されやすいという問題がある。

弘前事件では、殺人事件の被告の精神鑑定を担当した弘前大学の丸井清泰教授は、「以上ニ細説シ来ッタ如ク精神医学者、精神分析学者トシテ鑑定ハ凡テノ事実ヲ各方面ヨリ又アラユル角度カラ考察シ被疑者ハ少ナクトモ心理学的ニ見テ本件ノ真犯人テアルトノ確信ニ到達スルニ至ッタ」と鑑定書に記載し、被告が真犯人であると断定した。後に、真犯人が名乗りでて、冤罪であることが確定している。精神科医が、犯罪捜査をおこなったわけでもないのに、心理学的に真犯人を特定するというような言動が可能となるのは、恐るべき事である。弘前事件は、事件の詳細があきらかになったために、科学の名の下に、予断や偏見がまかり通っていることが表にでてしまった。しかし、それに準ずることは決して、珍しいことではないだろう。

鑑定の課題は犯行時の精神状態と責任能力

刑事事件の精神鑑定は、鑑定課題が大体二つに絞られる。一つは犯行時の精神状態、これは責任能力が問えるかどうかに関係する。二つ目は現在の精神状態である。鑑定医が、被告の現在の精神状態を的確に把握していれば、犯行時の精神状態の把握もおおむね正確だろうと推定できる。事後的に犯行時の精神状態を判定しようとしても、困難なことが多い。本人が協力しない場合は、一層そうなる。すると、事件が起こったときの、周辺の状況、目撃者の証言、逮捕時の状況も重要になる。これらはほとんどが、警察が作成した一件記録を素材とすることになる。本人の家族状況、生育歴、治療歴なども大いに参考になる。それらを材料として、犯行時の精神状態を想定していくことになる。この課題は、被告が犯行を認め、精神鑑定に協力的であれば、ある程度の妥当な判断に絞っていくことは可能だろう。しかし、犯行を否認しているときは、困難になる。真犯人でなければ、そもそも原理的に犯行時の精神状態は存在せず、それを鑑定することができない。しかし、裁判官が、被告が犯行を否認している状況のもとでも、精神鑑定を命ずれば、鑑定医は精神鑑定を行わなければならない。

鑑定医は被告が本当に真犯人であるかどうか、判定することはできない。それを判定するのは、裁判本体の課題である。鑑定医が判決を先取りすることはできない。真犯人であるのに、犯行を否認していれば、悔悛《かいしゅん》の情がないことになる。犯行の内容が残酷なものであればあるほど、犯行を否認している態度は許せないことになる。日常の様子に動揺が見られないと、一層残虐な犯人ということになってしまう。こうなると、鑑定医は自分なりに真犯人なのかどうか、自分で確かめたくなる。少なくとも何らかの心証を得ないと、議論を組み立てられなくなる。そのためには、検察側の一件記録を正確なものと前提するしかない。そして、鑑定医は自分が意識するかどうかとは関わりなく、被告の人権を守るというより、より厳しく被告を罰する側に立ってしまう。これらから導きだされる結論は、精神鑑定が科学的態度を維持するためには、最低限度の前提があるということである。

島田事件での精神鑑定は、赤堀さんが犯行を否認しているので、鑑定は困難なものになるはずであったが、鑑定医は赤堀さんが真犯人であることを疑いもせずに、警察の作成した一件記録を材料として鑑定作業が進み、結論がだされている。いろいろな冤罪事件を調べて、それに関わっている精神鑑定を検討してみて、この点を突いていくのが大事なのではないかと考えた。

鑑定書を取下げ申請、高裁再審決定、そして無罪へ

赤堀さんの精神鑑定を実施した鈴木喬医師と日本精神神経学会の委員会を通じて面談し、裁判の状況などを説明することとなった。鈴木喬医師は、裁判の経過を知って、驚いた様子だった。とくに、自分の作成した精神鑑定書が批判の対象となっていることに、戸惑いを示した。どのような対応を取るのがよいか、懇談を行った。鈴木医師から、自分の作成した鑑定書に関する意見書を作成してはどうかという案もでたが、いくら反省点を書いても、それが逆に利用される可能性もあり、適切ではないだろうという話になった。結局、鑑定書を取り下げるという方法しかないだろうということになった。一度提出した鑑定書を取り下げるといっても、裁判所は認めないだろうが、証拠能力としては弱くなるだろう。裁判官も鑑定医が取り下げを希望したものを、論拠として、決定書を書きにくいだろう。この話し合いの後、鈴木医師は、精神鑑定書の取り下げを裁判所に申請した。裁判所は、取り下げを認めなかったが、マスコミにも報道されたので、再審請求の動きに助けにはなったことだろう。

島田事件をめぐって、日本精神神経学会では何度も精神鑑定のシンポジウムが行われ、精神鑑定を行う際に注意すべき点について、検討が行われた。被告が罪状否認しているときは、精神鑑

定には十分な配慮が必要で、実施すべきでないという主張もあった。また、精神鑑定への拒否権も問題になった。実際の鑑定場面で、どのように対応するかには、課題も多いが、無批判的な実施は望ましくないという了解は得られたことと思う。

一九八六年五月三〇日、抗告審の東京高裁は再審開始を決定し、審理を静岡地裁に差し戻した。一九八九年一月三一日、赤堀さんは釈放された。そして七月三一日、再審の静岡地裁は無罪判決をだした。

赤堀さんからは私に、白い花瓶が送られてきた。底には、赤堀さんの字で「正義」と彫ってあった。

その後、精神鑑定について書かれた入門書などには、警察の一件調書に頼りすぎると、鑑定内容がかたよるので、十分な注意が必要だと書かれている。その例の一つとして、鑑定書を取り下げなければならなかった島田事件の例が取り上げられている。

冤罪事件の精神鑑定を調査——朴烈事件

冤罪事件で行われた精神鑑定を調べているうちに、精神鑑定を拒否した被告のいたことがわかった。それは朴烈事件とも呼ばれる爆発物取締罰則違反、大逆事件としてねつ造された事件の被告である。朴烈と内妻の金子文子だった。

一九二三年九月三日、朴烈と内妻の金子文子が世田谷警察署により検束され、取り調べの結果、爆発物取締罰則違反で起訴された。一九二六年三月二五日、死刑判決がだされたが、すぐに恩赦が行われ、無期懲役となった。しかし、金子文子は直後に獄中で自殺した。

この事件は、一九二三年九月一日に発生した関東大震災が引き金になっている。詳細は不明だが、震災直後から「朝鮮人が井戸に毒を入れている」という流言蜚語が飛び交い、多数の朝鮮人が自警団などに殺害されている。朴烈も最初は予防検束的な意味で拘束されたのかも知れないが、朝鮮人に対する虐殺の事実が明らかになると、朝鮮人が実際に暴動を準備していた実例として、朴烈の存在がクローズアップされた可能性が高い。爆発物を作っていたということもねつ造であった。この裁判には、怪写真問題という不思議な問題もからんでくるが、精神鑑定についていうと、朴烈と金子文子が予審段階で精神鑑定を拒否したのである。

一九二六年一二月一六日、市ヶ谷刑務所内診察室において被告と初めて対面した精神鑑定医に対して、朴烈は次のように語ったという。

「私はパックヤールです。併し私は鑑定の通知書を送り返し、同時に鑑定を拒否する旨を既に大審院に申し送つてあるのに、それに対しまだ何等の返事を受取りません故に私は大審院より何等かの返事を受取るまでは鑑定を受けることは断然謝絶します」（小松隆二編『続・現代史資料（3）アナーキズム』、みすず書房、一九八八年、五一〇頁）

金子文子も同じような態度であったらしい。
朴烈がどのような思想の持ち主であったかは、各種の出版物に表されているので、それらを読めば、だいたいの把握は可能である。しかし、精神鑑定を拒否した根本的な理由はわからない。合同出版から出版された『朴烈』の著者、金一勉氏にお目にかかったときも、はっきりした理由はわからなかった。精神鑑定の問題を考えるのに、朴烈のことから探っていくのですかと金氏は、やや驚いていた。しかし、しばらくして、「山芋を掘るときは、なるべく遠くから穴を掘った方がよい。芋のすぐ側から掘ったのでは、短い芋しか手に入らない」と話をされて、それはよい方法かも知れないということだった。

それから鄭さんとお会いした。鄭さんは朴烈のすぐそばで活動していた人で、短時間の関わりだったけれど、人間は印象に残っているということだった。その話を聞いていると、朴烈が筋金入りの政治家、革命家とは思えなかった。自由な感性で、思うままの言動を繰り広げている人に思えた。現在の人物像でいえば、政党の政治官僚というふうではなくて、市民運動の熱心な活動家ではあるものの、使っている言葉が私的な体験や直感によるもので、多くの人との共通言語を持っていない人という印象だった。無政府主義だったので、共産党や前衛政党の感じはしなかった。朴烈が、見せしめ的な死刑判決を受けたのも、政治的表現の脇の甘さのようなものがあったのではないか。緻密な理論を背景に持っていないので、多くの人に影響力を持たないが、直感的な判断力によって、強い印象を与えることができる人だったようだ。精神鑑定を拒否したのも、緻密な計算というより、直感的な判断によるものだろう。朴烈は大日本帝国に対して、根本的な対決姿勢を持っていた。その激しさは、政治的駆け引きを寄せつけないものだった。その意味では、思想性が根本的なものであっただろう。共産党のように強固で現実的な思想性と組織性を持っていないので、幅広い活動につなげていくことはできないが、その分、思想が崩れると全体の態度が急変するとか、状況の変化に動揺することもない。科学的社会主義の立場であれば、精神鑑定という場を利用して、何かを実現できるのではないか、宣伝の場として使えるのではないかと考えたりするのだろうが、朴烈は単純に拒否してしまった。

日本人で朴烈に近い場所にいた人に、栗原一男という人がいた。この人は朴烈とともに活動したのは二ヶ月ほどだったが、朴烈が逮捕されてからも、継続して支援活動を行ったらしい。私が栗原一男さんのお宅へ電話をしたとき、奥さんがでられて、「ああ、遅かった」と言われた。一週間前に、栗原さんは亡くなったというのである。もう少し早くに連絡を入れていれば、栗原さんの証言を聞くことができたはずだった。いろいろと考えを巡らしている内に時間が経ってしまい、機会を失ってしまったのである。人に会うときは、思い立ったらすぐに行動すべきだということを痛感することがある。自分がいつまでも生きているつもりでいると、会いたいと思う相手の人もいつまでも生きているものだと思ってしまう。それでも、栗原さんのお宅を訪問して、奥さんからご主人の生前のお話を伺った。しかし、本人から伺えなかったことは、返す返すも残念だった。

土田・日石・ピース缶爆弾事件

冤罪事件について調べているときに、くわしく話を伺えたのは冤罪事件被害者の女性の方であった。この人は、後に「土田・日石・ピース缶爆弾事件」と呼ばれる事件で逮捕されたのである。仮にXさんとしておく。

土田・日石・ピース缶爆弾事件は、一九六九年から一九七一年にかけて、東京都内で発生した爆弾事件である。当時の警視庁警務部長・土田國保の私宅に送られた小包が爆発し、奥さんが死亡した、土田邸爆弾事件。日本石油本館地下郵便局で、小包が爆発した事件。機動隊庁舎などにピース缶入りの爆弾が投げ込まれた事件などを一連のものとして、土田・日石・ピース缶爆弾事件と呼ばれている。呼び方と事件の発生順は逆である。

これらの事件は、一つのグループが行ったものとされ、一八人の男女が逮捕され、裁判にかけられた。最終的に全員が無罪となった。土田邸の爆破事件は、警察の身内が被害にあったため、警察のメンツにかけた捜査が行われ、グループが逮捕されたのである。

強引な捜査で、次つぎと自白者があらわれた。一八人は友人グループで、遊び仲間だったにすぎないが、その中に新左翼の赤軍派に近い人物が入っていたため、警察はグループを共犯者と考えて、取り調べを行ったのである。一人が、自分は知らないうちに、爆弾製造グループの一員にされていた。活動をごまかすために、無関係の人間を入れていて、実はそのそばで、爆弾が作られていた。自分も知らないうちに、爆弾の材料を運搬することや、関係者への連絡役に使われていた。そういう考えに誘導されて、知らないうちに利用されていたということを認めたほうが、刑が軽くなるだろうと考えて、自白をはじめたのである。といっても、自発的に語るというより、取調官の誘導に随って、自分はたいしたことはしていないという証言をしたのである。この結果から「Aは自白したぞ」といえば後は連鎖反応的に自白者がでたのである。

Xさんは、最後まで自白をしなかった一人だった。Xさんから話を聞いたとき、何がXさんを支えたのか、どうして他の人たちは自白してしまったのかを中心に絞って質問した。Xさんは、逮捕された一八人をすべて知っていたわけではないが、自分の知っている範囲で、爆弾を作るような男がいるとはとても思えなかったらしい。グループといっても、休みの日に集まってギターを弾いたり、行楽地にピクニックに行くような仲間で、大それたことを企てるような人間たちではなかった。Xさんは、自分たちが爆弾犯グループと言われたら、笑ってしまうと言った。だれかが自白しても、そんなことはありえないという自分の感覚を信じていたという。

いくら信じているとしても、閉じ込められて、外との接触がなければ、疑心暗鬼になるのではないかと聞いてみると、二つのことが自分を支えたということだった。一つは、家族の信頼で、自分が爆弾犯ではないことを、家族はどこまでも信じてくれたのだという。その信頼が、とても大きな支えだったそうだ。一人でも信頼してくれる人がいれば、人間はがんばれる。おかしな考えを振り払える。もう一つは、自分の置かれた状況を全体として受け止めるということをしないこと。全体として理解しようとか、意味を考えるとかいうことにすると、耐えられない。目の前のことを細かくみて、その意味を考えること、それが大事だということだった。たとえば、検察官から、「今日は、一日、取り調べをやるから、心してやってほしい」と通告されると、「まあ、うれしい。今日は検事さんと一日一緒にいられるんですね。うれしいなあ。だって、検事さん、おもしろい顔なんですもの」と返事したりして。「検事さんのことをもっと知りたいなあ」と誘いかけたりすると、次第に鬼検事も、取り調べの熱意が薄れ、避けるようになってしまったという。こういうやり方も、女性だからできる方法なのだろうか。

冤罪被害に遭わないためには

制約された状況下に置かれた場合、自分の精神的な姿勢を維持するという課題は、普遍的なものである。日本が軍国主義の時代に、精神的自由を維持するために、多くの人たちが苦労した。そういう経験を語る場で、フランス文学者の桑原武夫がXさんと同じようなことを語っていた。一つは、仲間を作ること。たくさんは要らない。一人であってもよいので、自由に話せる、信用できる人を作ること。もう一つは、周囲の出来事を細かく見ること。「なぜ教頭先生のお昼ご飯は、きつねうどんなのか。どうしてその後、牛乳を飲むのか」という細かな観察をすることによって、現実への関心を維持することらしい。細かな観察に役に立つ方法として、短歌や俳句の制作がある。短歌は、病室と監獄に咲く花だと言った人がいる。踏みとどまる手がかりになるのだろう。南原繁は戦時下の日本を、『歌集　形相』（岩波文庫、一九八四年）に留めている。それも抵抗の姿であろう。

警察の理不尽な取り調べも、耐えられない人にとっては、ありもしない事件の自白を導くものになる。拘束下の強いられた発言は、状況への迎合にすぎないこともある。それでなければ、やっていない犯罪を自白することはありえないだろう。自由を奪われた拘禁状況で、どういう対応を取れば抜けだせるかがわからなくなると、取り調べを受けている方は、混乱状況に陥ってしまう。そうなる原因が、自分の行為を否認しているためだとすれば、混乱の中で、思わずその内容を口にするかもしれない。それは自白ということになるが、隠している事がなければ、ただ内容のない精神的混乱となる。それは拘禁反応と呼ばれる現象である。取り調べ側にとって、納得の行くものであれば自白であり、内容がつかめなければ、拘禁反応である。それは現象を述べているより、価値判断が含まれたものである。苦し紛れに自白する人もいれば、苦し紛れにやってもいない犯行を自白する人もいる。裁判で、物証が大事にされるのも、嘘の自供を排除する目的がある。赤堀さんも、取り調べの間に、犯行を自供したことがあった。たとえ拷問を受けなくても、強引な取り調べで、嘘の自白を行ってしまう人が存在するのである。

一九八九年一月三一日、赤堀さんが釈放されてから、私の冤罪事件への関心は薄れてしまった。とりあえず自分にできることを、少なくとも一つの課題について実現できたという感じがあったからだ。かなり幅広く、冤罪事件に関心を持って考えてきたので、それを更に深めていくという意欲も湧きにくくなっていた。一九九〇年、鹿児島で行われた日本精神神経学会総会で、赤堀さんの無罪確定に合わせて、学会の赤堀問題委員会は解散することになった。この総会で、委員会の総まとめの報告を私が行ったときには、生きている間に本当に終わってしまうことがあるのだと不思議な思いがあった。学会員の関心も、もはや乏しくなっていた。

私は、自分が刑事精神鑑定に関わることは、今後もないだろうし、関与したいとも思わなかった。裁判の過程で行われる鑑定が非常にあやういものだという感覚があった。そういう分野には近づかない方が安全であるという気持ちがしたのである。しかし、避けて通れば、避けることができるなどと考えられるほど、物事はそんなに簡単なものではないということをやがて知ることになるのである。

精神科医のもつ強制力のある権限

島田事件は冤罪であった。被告は被害者であり、犯罪は権力の側にあった。被告を支援することは、人道的行為でもあった。支援活動に何の疑問も感じなかったのは、私の臨床経験が浅く、いろいろな人びとにまだ出会っておらず、複雑な出来事にも直面していなかったからである。しかし、臨床活動が長くなると、自分が意識しようとしまいと、錯綜した現実の中に引きずられていくことになる。

精神科医は、精神状態の悪い患者を強制入院させる権限を持っている。法的にいえばいくつもの条件があるのだが、それを単純化しておいて言い切ってしまうと、そういう権限を持っている。その権限の行使をするときは、精神科医は一定の見通しをもって行動している。そして、結果的に、その患者さんや家族にとって、よりよい選択であったと将来的に承認されるだろうという見通しをつけている。家族からの強い要請や、本人の真意が入院拒否であっても、心の底では現実から一時的避難を求めているという感触がないと、なかなか強制的な入院につなげていくのは難しい。すくなくとも、入院した患者さんから、事後的にでも、「あの時は、ああするしかなかったでしょう」と認めてもらう見込みがなければ、踏み切れない。しかし、十分配慮したつもりでも、半永久的に「あの時は、入院したいとは思っていなかった。もっとやらなければならないことがあった。不当入院だ。先生は家族とぐるになっていたんだ。あの時から、もう家族も先生も信用できなくなったのだ」と言われ続けると、強制入院を行うのは、もう嫌だなあと考えてしまう。

入院するときに押し問答して、結果的に決断したのであれば、そういう言い方をされてもあらかじめの覚悟はあるが、入院のときには納得して入院したはずなのに、後から「あれはひどい入院のさせ方だった」と言いだされると、唖然としてしまうこともある。受け取り方の問題だから、精神科医のほうが当然の流れだと考えていても、患者さんのほうでは、とても反論できる状態ではなかったということもあるだろう。そういうことがあったとしても、治療関係が長くなると、ある場面でバランスを取れる場合もある。「あの時はひどかった」と言っている患者さんが、病状が悪くなったとき、「前の入院のときは、家族の不安が強かったので、入院にしたけれど、あれからいろいろなことがあって、あなたのことも前よりはわかってきたので、今回はあなたの意見を入れて、もう少し様子を見ることにして、あなたのやり方を試してみよう」という返し方もできる。そういう意味では、治療関係が長いと、埋め合わせの効く場合もでてくるのだ。「強制入院だ。不当だ」と繰り返していても、だんだん、やむを得なかったかなという認識も患者さんの側に生まれてくる。精神科医の方も、あまり抗議が重なると、では慎重にやってみようとか、病状が快復したときに体験を振り返ってみようということにもなる。

あまりにも、「入院のさせ方が悪い。ひどすぎる」と言っている患者さんに、病状の安定したときに「あなたは、私の治療のやり方を本当はどう思っているんですか」と聞いてみた。すると、その患者さんは、「本当は、ちゃんとやってくれていると思います」とのことだった。「どうしてあんなにボロクソに言うのかなあ」と聞くと、「先生なら分かってくれるだろうと思うんですよ。病気がなかなか思った通りに治らないし、家族にも迷惑をかけるし、だれかを怒鳴りたくなるんですよ」。治療関係が長いと、そういうことを聞くこともできる。しかし、関係が短いと、本当のところ、何が問題であったのかもわからないままになることがある。治療が途中で中断して、その後の経過がわからない場合や、理由不明のまま医療機関を変えてしまう場合、本人の意志を無視して、家族が転院を強行する場合などがある。そんなとき、あの人はどうなったのだろうと思っても、確かめようがない。

関わらざるを得ない患者の触法行為

精神科医の仕事が長いと、触法行為に関わることがどうしてもでてきてしまう。触法というのは要するに犯罪行為である。患者さん本人が巻き込まれる場合、関係者が巻き込まれる場合、被害者、加害者がはっきりしない場合もある。いろいろな触法行為が事態としては起こってきてしまう。窃盗、傷害、暴行、性的犯罪、殺人、放火、などなど。結果としてはいろいろな名前がつくが、攻撃性の暴発といえるだろう。偶然の重なり合いで、重大な触法行為が結果してしまう場合もある。一度、法的な動きが始まると、かたちがおさまるまで、止まることがない。いろいろな事情で、拘置所、鑑別所、少年院、刑務所などを訪問する経験を持った。患者さんの状態について、意見書を書いたり、裁判の証言に立ったこともある。

ある患者さんの父親が頭を弾性包帯で巻いて来院したことがある。頭のてっぺんにたくさんのガーゼが重ねられて、白雪姫にでてくるこびとの帽子のようだった。頭にけがをして、かなりの出血をしたらしい。何でも、あまりに患者さんがうるさいので注意したところ、怒って包丁で頭を叩かれたのだという。怪我の様子を見ると、いくつも傷跡があって、浅いものの、頭の皮にすだれのように平行した傷がついている。「これはひどいですね。こんな状態では、ともかく入院してもらった方が安全ですね」と断言したが、父親は「ははは。ひどいですか」という返事。「こんなことはこれまでなかったじゃないですか。かなり状態が悪いですね」と言ってみたが、「まあ、そうですね」との答えだった。「お家で様子を見ているだけでは心配ですよ」と押してみたが、「まあ、自分の子供のしたことですからね」と気にしない様子だった。

それ以上話しても、父親の考えは変わりそうもないので、その日はそのまま、帰ってもらった。ともかく、状態報告ということだった。果たして、こういうことで良いのか、次に何が起こるかわからないと心配していたが、その後、その家族には何も特別なことが起こらず、暴力行為も見られなかった。私は、家族内の傷害行為に対して、反射的に入院治療が必要で、一時的に距離をとることが大事だと考えたが、父親はそれに応じなかった。応じないには応じない理由があって、父親なりの観測があったのだろう。その観測はあたったということだろうが、治療者側からは、家庭の内部のことを伺うことができないと痛感した。そういうことがわからないまま、入院を強調したことが、現実からずれていることを感じたのだ。しかし、頭を叩かれて血を流している父親が入院を頼んでいるのに、治療者が「もう少し様子を見ましょう」とは言えるものではない。ここには完全なずれがあって、治療者は家庭の一員ではなく、社会関係の象徴のようなものになっている。父親が、強硬な人で、子供の行動を「これは犯罪だ。いくら子供でも許せない」と言えば、物事はそういう流れになる。警察に被害届をだせば、逮捕もありうるし、強制的な入院につながるだろう。

アメリカと日本では異なる犯罪行為

ある女性の患者さんは、三歳の子供をつれて、ニューヨークへ旅行に行った。市内を散歩しているうちに、子供がぐずりだして、言うことを聞かないので、困りはててしまった。言葉が通じない上、ホテルに戻るのも手間取って、子供を怒鳴りつけると、泣きわめくしまつ。とうとう、子供をひっぱたいてしまった。周囲に人が取り巻いたと思うと、知らない間に警察官がやってきて、子供と引き離されて、逮捕されてしまった。日本語は通じないし、事態が飲み込めなかった。要するに、幼児虐待ということになって、日本の家族が現地にやってくるまで、子供とは会えないし、連絡もできないことになってしまった。やっと、家族がやってきて、日本に戻ったが、アメリカでは裁判が終わっていないため、不法出国で、再度アメリカに入国すると、逮捕されることになってしまった。とても、裁判の結果がでるまで、アメリカに滞在する精神的余裕も、経済的ゆとりもなかった。日本に戻って治療を受けており、アメリカには戻れないという文書をアメリカの裁判所にだすことになった。本人の様子をみていると、怒りっぽい傾向はあるけれど、日本での生活に問題がある人ではなかった。アメリカでの習慣や規範がわからず、感情をむきだしにしたのが、いけなかったのだ。日本であれば、反省を示せば、それですむ程度のことだったろう。アメリカでは犯罪なのであった。

　認知症の老人患者が、病棟から行方不明になったことがある。病院の中を探しても、発見できず、心配していたら、警察から連絡があった。病院に近くのうどん屋で、無銭飲食で保護されたということだった。やがて、パトカーに乗せられて病院に戻ってきた。うどん屋さんに入って、終始しゃべり続けて、内容がまとまらないけれどもおかしな話題で、店員さんも笑ってばかりいたそうだ。会計の段階になって、一文無しであることがわかった。事情を聞いても話がまとまらない。警察に連絡して、警察官が到着した。断片的な話から、近くの精神科病院に入院しているらしいことがわかったので、連絡があったわけだ。無銭飲食は軽いとしても犯罪のうちに入る。しかし、事態の処理としては、おとがめなしで、パトカーがタクシー代わりになって、病院に戻ることになった。連れてきた警察官は、「おもしろい爺さんですね」というだけで、それ以上は何も言わなかった。「お店の人も、面白い人だと言っていました。今度はお金を持って、また来て下さいと言っていましたよ」という言葉を残して、警察官は帰っていった。無銭飲食は犯罪ではなく、笑い話になっていた。

こんな話ばかりであれば、のどかな世界ということになるだろう。一つの事件を取り上げても、そのとらえかたによっては、犯罪の発生と、憎しみの連鎖や断絶から、一家離散の結果につながっていってしまう可能性もある。

そもそも犯罪行為の中には、殺人事件のように、事態そのものが犯罪となるものもあれば、被害届をださなければ犯罪として成立しないものもある。被害者が被害届をだすかださないかで、犯罪の要件が決まる。無銭飲食もある段階では笑い話で、限度を超えると犯罪になってしまう。その限度には、基準がない。被害者が許せないと考えれば、それに従うことになる。社会的にみて妥当性がなければ、警察は被害届を受け取らないだろうけれど、一度被害届を受け取って捜査が始まると、証拠集めや裏付けの作業が行われる。この作業の一つに、加害者はその行為を犯罪と認識していたかどうかが問題となる。また、その認識に基づいて、自分の行動を制御できたかどうかも問われる。いわゆる責任能力である。責任能力がなければ、犯罪としての要件を欠くことになる。

触法行為があったとき、問われる患者の責任能力

触法行為が検察官から訴えがだされ、法的な争いとなったとき、論点の一つにこの責任能力が取りあげられることがある。とくに、加害者とされる被告が、精神疾患を患って治療中であったり、過去に治療歴があると、争点として浮かび上がる場合がある。起訴以前に、この点が争いになる可能性が高いと、検察官も事前に公判に耐えられるかどうかを確認することになる。犯罪が成立するには、告訴の前にいろいろな人間が関わっており、それぞれの関係者の判断がつながり合って、犯罪の疑いがあるという認定がされるわけである。これらの作業が、一定の流れに沿っている場合は、関係者にとって納得がいくことになるが、どこかに障害があると、処理が難しくなる。問題の事件、難事件ということになる。裁判の流れとしては、犯罪の証拠も明らかで、動機も理解でき、被告の反省もみられ、償いへの姿勢もあれば、判決の内容も決まってくるだろう。そして、裁判は、基本的にこの流れをモデルにしているように思われる。

そのために、実際の裁判では、弁護士の方から被告に対して、こういう謝り方をしたほうがよいとか、こういう謝罪姿勢をみせたほうがよいという示唆があることもある。裁判官の心証を考

えると、こういうしゃべり方がよいという助言がでることもある。弁護士もあまりに確定的なことを言うと、実現しないときに責任を問われるので、それとはなしの示唆になるが、言わんとしていることはわかる。実際の裁判になると、裁判官も忙しいので、型どおりの流れになっていると、被告には十分な反省がみられるとか、もう一度、機会を与えたいというような判決が、自然に聞こえる構造になっている。どこかにすでにシナリオが書かれていて、それに沿っていれば問題ないという印象がある。

精神鑑定というのも、このような裁判の流れの中に位置づけられている。いくら、科学的観察とか判断といってみても、裁判の中で求められているものは、最初から決まっている。その範囲を超える作業を行おうとしても、無理なのである。だれも科学的な所見など求めてはいない。裁判官、検察官、弁護士、被告、被害者、関係する家族など、おそらくすべての人が、裁判過程の一つの段階として、精神鑑定を問題にしているだけだろう。いかに、本人の生活史を詳しく描写しようと、精神症状について語ろうと、それが判決に影響を与えなければ、興味を持たれることはあるまい。それらの詳細に関心を持つ人があるとすれば、それは事件と直接関係のない第三者だけではなかろうか。

鑑定医と被鑑定者の関係は対等ではない

刑事事件の精神鑑定は、裁判中の事例であるにしても、起訴前の事例であるにしても、鑑定結果が裁判過程や判決に大きな影響を与えるというふうに受け取られやすい。判決は、最終的に裁判官の権限であるが、精神鑑定からあまりに逸脱した判決をだすわけにはいかない。もし、そういう可能性があれば、再鑑定として、裁判官が納得の行きやすい鑑定書を選ぶだろう。そういう条件にあると、鑑定医も自分が判決内容を左右できる立場であると考えやすい。最終的に裁判官の権限であるにしろ、ある程度はその権限を代行できる立場であるという感覚になる。それは精神鑑定書を読んでいると、なんとなくつかめるものである。しかし、この裁判官の代理なり代行という感覚は、権力を握っているという感覚なのである。精神科医が、刑事精神鑑定を繰り返していると、知らないうちに権力者の感覚に支配されて行ってしまうだろう。これを回避することはできないと思える。

一般の治療場面では、患者が治療者を受け入れるかどうかは、患者の選択になる。患者が治療に協力しないとなれば、治療は成り立たない。ところが、精神鑑定はそうではない。精神鑑定は裁判所からの命令である。被告はそれに協力する他ない。場合によれば、刑の軽減につながるかも知れないので、鑑定作業に協力する。拘置所などに収監されていて、雑談的に話をする機会を奪われていると、鑑定医と話をするのも、気晴らしになるかもしれない。いずれにしても、鑑定医と被鑑定者の関係は、対等ではない。契約関係でもない。一方的な関係である。当然、それは権力的関係である。

たとえば、情報収集にしても、権力的な行動が保証されている。一般の臨床場面では手に入らないプライバシーに関する情報が簡単に手に入る。家族との面談の設定、小中学校の通知簿の複写、過去の治療歴の確認、カルテの複写と閲覧、生活歴の各種の情報、犯罪歴、刑事事件であれば、事件当時の警察の調書、各種の証拠など、裁判所の権限で、迅速に集めることができる。一般の医療場面では、以前の通院していた医療機関からの情報を得ることも大変である。まして、医療機関を変わった場合、その経過を確認することもできない。精神鑑定という立場に立つと、被鑑定者のプライバシーはないのも同じである。精神鑑定も時間的制限があるが、およそ時間さえかければ、何でも調べることができる立場になる。一般の医療では把握できないことが、個別に確認できるのである。このことは、普通の精神医療の現場にいて、一人の病気を持った人が、どのような背景で生きてきたのかを具体的につかんで見たいと思っているとすれば、絶好の機会ということになる。なるほど、病気を抱えて生きるということは、そういうことだったのかと大きくうなずく体験もできるであろう。

しかし、それは権力的な立場からの見え方であり、把握である。精神鑑定書に書かれていることは、どれほど詳細で、具体的で、被鑑定人に同情的であろうと、それは権力的眼差しなのだといえる。なぜなら、権力を使ってしか集められなかった情報に基礎をおいているからである。もっというと、何もかも知りたい、何もかも知っておかなければという発想そのものが、権力的なものだということである。現代社会では、お互いの人間が相手の了解なしに、その人のことを知ることができないようになっている。プライバシーの尊重である。ところが、このプライバシーの尊重の背後にあることは、権力だけがすべてを知りうるという構造である。国家権力だけが、それを知りうるということである。このプライバシーの尊重は、国家権力の尊重を意味するのである。逆にいうと、権力から遠い関係とは、相手のことを無理に知ろうとしない関係である。

精神鑑定を実施する場合、被鑑定者に関する情報が容易に集められることを書いたが、ここで集められた情報は、その場限りのものとして、他に流用されることはない。あくまでも、刑事精神鑑定なら、責任能力の判断のみに使われる。他の目的には使用しないのである。その原則は、刑事精神鑑定以外にも共通している。

精神保健鑑定の例

たとえば、その一例を挙げると、精神保健鑑定というものがある。これは自傷他害のおそれのある精神疾患患者を、本人の意思を無視しても、強制的に入院させる制度である。基本的には触法行為に準ずるもので、比較的軽微な違反行為であるものについて、二人の国が指定した精神保健指定医が診察し、二人の指定医の判断が一致した場合、強制入院が可能となる制度である。被鑑定者は、ほとんどの場合は、警察に拘留されていることが多い。場合によれば、拘置所、刑務所だとか、病院や各種の施設の場合もあるが、おおむね警察署の中である。鑑定作業の始まる前に、被鑑定者の情報が集められる範囲で、集められている。既に治療を受けた経験があれば、その外来カルテや入院カルテ、逮捕されている場合は、逮捕の理由となった触法行為の内容に関する調書などである。触法行為の目撃者があれば、その証言、状況の写真や見取り図、最初の取り調べで被鑑定者の供述した言葉などだ。たとえば、幻覚妄想状態で、自宅近所のお店のガラスをバットで割ったという例だとすると、そのときの通報者の証言、どういう状況で事件が起こったのか、警察通報の経緯、加害者の言動や警察官到着時の様子など、それらが詳細に記録されている一件調書に目を通すことになる。

この作業は、その被鑑定者の精神疾患の急性の状態を具体的に示すものになる。妄想がどういう具合に発展し、周囲との軋轢で、衝動的な行動に移ったのか、その中で、妄想がどう刺激されたのか。それらが手に取るようにわかって、これからその人が治療を受けていくとすれば、治療に生かす上での有益な情報がまとまっているのだ。鑑定者はそれらを吟味しながら、被鑑定者の精神状態を判断していくことになる。その鑑定結果は、おおむね、要措置、不要措置要入院、不要入院といった具合に判定される。鑑定医が一人目の場合、要措置となれば、二人目の鑑定医が呼ばれることになるし、不要措置要入院であれば、入院先の病院が探されることになる。ところで、鑑定作業が終わると、一件資料のほとんどは、廃棄されてしまう。被鑑定者が入院する病院には知らされない。精神保健鑑定は、治療の一部ではない。あくまでも、治療の必要性を判断する行政行為なのであって、治療と独立したものなのである。だから、治療の現場へ、鑑定の経過は知らされることがない。

治療的に有益な情報なのに、現場に知らされない。これは矛盾と考えられるが、行政、司法の関係者には、矛盾とは考えられないらしい。鑑定医も鑑定作業に従事しているときは、臨時に公務員の身分になる。医師としての守秘義務に加えて、公務員としての守秘義務も課せられる。その被鑑定者が措置入院となり、主治医をたまたま知っていたとしても、鑑定作業中に知り得た事実は、治療の参考情報として伝えることは許されない。このことは、法的整合性はあったとしても、臨床家としての感覚からは、とてもなじめるものではない。つまり鑑定作業は、治療とは関係がない、別次元の作業なのである。しかし、いくら治療とは関係がないといっても、鑑定作業を行っている精神科医は臨床的な治療行為に関わっているのだし、ものの見方も治療的なものになっている。使っている医学用語も、治療のための医学概念である。ところが、鑑定になった瞬間に、診察も診断も、治療とは関係のない行為になってしまう。

このことにはまた逆のこともいえる。つまり、鑑定医が被鑑定者に対して、どのような鑑定を下そうと、その結果がどのような経過をたどって処理されたかを鑑定医は知らされることがないのである。鑑定医は、自分の鑑定結果の妥当性を解明することができないのである。診断はするけれど、それが正しかったか、誤っていたのかを知らされることのない臨床家はいないだろう。それでは、診断の精度も上がらないし、かたよりの補正もできない。しかし、精神鑑定はそういうものとして、位置づけられている。つまり、鑑定という診断作業が、他の医療行為と遮断された上で、一つの道具として使われるのである。その使われる目的は、法的な整合性や行政処分の整合性を担保するためのものということに尽きる。極端に言えば、鑑定作業は、裁判の整合性を成り立たせるための、材料の一つにすぎないということである。

鑑定医と臨床家の亀裂

臨床家と鑑定医の間には亀裂がある。その亀裂の意味は、権力はつじつま合わせのために、何でも利用できるものは利用するということであり、それに協力する人間には、それなりの見返りを与えると言うことであろう。その亀裂を一人の臨床家が埋めることはできない。その亀裂に気づいて、それを埋めようとすれば、やがては鑑定作業をやめてしまうか、亀裂を意識しないほど、専門家としての自覚や自信を持つことに道を探っていくかであろう。しかし、鑑定作業から遠ざかっても、自分の受け持ち患者がそういう事態に巻き込まれたり、自ら引き起こした場合、もはや距離をとることは許されない。

ここで、別の視点にふれてみたい。精神鑑定を行う場合、精神科医は十分な臨床経験を積んで、精神疾患の診断の知識と技術、経験をもっているとしても、犯罪者がどのような背景から生みだされ、どのような社会的対応を受け、結果としてどのような人生の経過をたどるかをほとんど知らないということである。精神疾患の患者が触法行為を行って、その結果どのような心理的過程をたどるかはわかっても、それが正常な人間であればどうなるのかということと、対比することができない。

つまり、正常者の異常な体験や境遇、ストレス、心理的な適応力などについて、ほとんど知らないのである。さらに、犯罪を繰り返すような人びとの考えていること、感じていることについても、知らないのである。つまり法廷という場所や警察の取り調べという場面で、精神的に健康な犯罪者の行動パターンがわかっていないのである。対照となる健康者を知らず、病的な人の反応ばかりを知っている。これでは平衡のとれた判断ができるわけがない。また、精神科医は刑罰の実情をしらない。刑罰にどのような効果があり、どのような力を欠いているかを知らない。そういうことを吟味する機会がない。それらに関しての判断力をもっているのは、裁判官ということになるのだろう。しかし、精神鑑定にあたる精神科医は、どういう理由でそうなるのかわからないが、専門家として扱われているうちに、あらゆる人間の心理に精通した、心の判定者のような気分になってしまうのである。これも、裁判という場に関わるうちに、知らず知らずに身につけてしまう、一つのかたよりであろう。

裁判というのは、真実を明らかにするとはいうものの、実際は権力が自分自身を語る場であると言える。裁判の判決は、国家権力の自己陳述、自己開示、自己宣言であろう。すべての裁判過程は、その最終宣言に向けた、準備作業なのである。科学的分析や論理的思考、判例の検討は、最終段階への助走であって、それ以上のものではない。

裁判官は、何が事実であるかを確定する権限を持っている。何が正しく、何が誤りであるかも断定できるのである。最終的には、だれに生きる価値があり、だれに生きる価値がないかを判定できるばかりか、それを実行する権限も持っているのである。こういうことを実行できるのは、最終権力者しかいない。しかし、最終権力者はすべてを語ることができないので、裁判官がその口を使って、国民に伝えるのである。私はそれが不当な行為だと言っているのではない。社会を維持するためには、裁判所は必要な社会的機能であろう。しかし、必要だと考えることで、そのすべてが正当であるという結論が導かれるわけではない。ただ、裁判に関わったり、鑑定作業に関与することによって、どのような影響を受けるかということについて、十分自覚的である必要があるだろう。

裁判のもつ演劇性——一事例から

ここで事例を紹介してみたい。私の経験したいくつもの事例を混在させたもので、事実そのままではない。ある二〇代の男性。K君としておく。大学受験に失敗し、浪人生活からいつしか引きこもりになり、ほとんど家にこもりきりの生活になった。家族のうながしによって、ようやく外出するようになったものの、アルバイトへ行くわけでもなく、どうするつもりだと母親から強く責められる状態だった。父親は本人が中学生のときに死亡した。母方祖父と三人暮らし。祖父は盆栽が大好きで、庭にはたくさんの盆栽が育てられていた。ある日、K君が中学時代の友人の家でもらってきたという盆栽を祖父にプレゼントした。祖父は盆栽が気に入り、とても喜んだ。その後、K君は何度か盆栽を運んできた。祖父の笑顔が嬉しかったのだろう。それほど高価なものでもないので、祖父は怪しまなかった。しかし、しばらくして、K君は警察に捕まった。K君の持ってきた盆栽は、他人の家のものだったからである。被害者は、K君の行動に怒りがおさまらず、家族が謝罪に行っても受け入れなかった。K君は処分保留のままで家に戻ったが、また同じ家から盆栽を持ちだそうとして、もう一度捕まってしまった。とうとう、起訴されることになった。弁護士はK君の行動が理解しにくいため、精神的な問題があるのではないかと私の診療所に紹介してきた。

K君は、亡くなった父親と盆栽を巡って対立した過去の体験を語って、祖父がとりなしてくれたことを明らかにしてくれた。そのこだわりがあったので、何とかそのこだわりから抜けだすために、治療を受けたいと希望した。裁判と並行して面接が続いた。K君は、家庭内の葛藤をいろいろと口にして、その背景を自分なりに考えていると述べた。たぶん、裁判官も盆栽を盗むということの動機に、納得が行かなかったのだろう。弁護士によると、精神科的な治療が進んでいることに期待を寄せていたらしい。裁判が進んで、私が治療経過や今後の見通しについて語ることになった。宣誓して、証言台に立った私は、治療経過について、簡単に述べただけだったが、K君は神妙に証言を聞いていた。裁判官がK君に治療を続けるつもりがあるかと聞きただすと、彼は本当に治るまで治療を受けると言明した。家族の証言もあって、祖父は本人の治療を応援すると言った。自分を喜ばせるために、こんなことになったということに、監督責任についても厳しく反省の弁を語った。その言葉は、感動的でもあった。

裁判の結果は、低額の罰金ということになった。弁護士は、治療を受けるという態度が真摯だったので、裁判官の心証がよかったのだろうと語った。ただ、そのためにことさら刑が軽くなったということでもなかったらしい。しかし、K君を巡って、家族が自分の考えを語ったことの意味が大きいと感じられた。また、そういう証言の流れを作っていった裁判官や弁護士の働きにも感心した。しかし、どこかででき合いのシナリオが作られているような印象もあった。あまりに、話ができすぎている感じがあったからだ。

裁判が終わってから、K君は一度も受診しなかった。あれだけ治療を受けるといった宣言は、無視された。しかし、私はしばらくは驚いていたものの、その後は、当然のことかもしれないと思った。そもそも、治療というものは、自発的に受けるものであって、何かの条件で開始しても、長くは続くものではない。裁判が終われば、それが区切りになるのも不思議ではない。それに、私が裁判の過程に、何か演劇的な、できすぎ感を持ったとすれば、当事者のK君は一層そういう感じを持ったのではないかと思う。落としどころのわかっているお説教を長々と聞かさるようなものだろう。

弁護士は、少しでも刑を軽くするように、条件を設定したのだろうし、裁判官も何らかの方向づけを与えて、K君のたどる将来の道筋を立てたかったのだろう。それがたとえ実現性が薄くとも、そういうかたちをつけたかったのだろう。K君は、自分を取り巻く事態の推移をみて、その時その時で、適切と思う行動を取ったに過ぎないのだろう。K君の行動を、それをそのまま信じてしまうのがお人好しなのか、信じた振りをして、最終的にごまかせないものがあることを、それとなく示すのがよいのか。私はわからないままだったが、裁判というものがある種の演劇のようなものであることはよくわかった。法律というものがどういうふうに生かされるのか、どういうふうな働きをするものか。そして、結局の所、だれも最終的な責任を取るというものでもないことがわかった。最後は、K君が引き受けていくしかないのだ。

ただ、私がお人好しということでいえば、裁判という演劇を治療の一つの場として生かすには、私はあまりにも経験と技術が欠けていたのである。その徒労感のようなものが残ってしまった。その後も、いくつかの裁判に関係したが、関与してよかったとか、満足がいったという経験はない。つまり、本当の主体というものが、裁判の場にはないということである。

精神鑑定のもつ制約

ヤスパースという精神科医は、精神病理学の課題として、人間のこころの動きを生き生きと描きだすことであると述べている。ところが、ヤスパースが実例としてあげたものは、精神鑑定の事例が多いのである。どうして精神鑑定の例が多いかというと、おそらく精神鑑定であれば資料の収集は容易であるということと、裁判記録は基本的に公開されているので、プライバシーへの配慮が少なくてもよいということがあるだろう。この条件は、精神鑑定が裁判所の権限で行われるということによって支えられている。すでに述べたように、この条件は、国家権力の力によって実現しているものである。そして、精神鑑定を基礎にして、考察を加えるという態度は、この国家権力の動きに沿ったものになってしまうのである。

日本でも、大量殺人とか、理由のつかめない殺人事件などで、加害者の背景を探るという書籍が出版されることがある。考えただけでも、永山則夫、宮崎勤、宅間守、加藤智大、山地悠紀夫、長谷川武などの記録がある。これらの中には、精神鑑定を中心として、まとめられているものもある。犯罪の加害者を扱う場合、どうしても検察官視点か、弁護士視点になってしまう。一般の人間にとって、そのどちらかの視点になるのは、自然なことだろう。裁判がそのようなものとして設定されているし、犯罪を処罰という視点からとらえるのは、社会生活を送っているものには、当然なことである。しかし、加害者が自分の家族であったり、極めて親しい友人であったりすると、そのような二分法は、現実にそぐわないと感じられるだろう。それは単純に弁護士の立場でもないし、検察官の立場でもない。法律の枠で規定できない関係がそこにあると感じられる。逆に、自分が第三者であると考えると、検察官か弁護士の立場になってしまうだろう。犯罪の背景に何があるかを省略して、単純な構図に当てはめてしまう。これが権力的立場の視点、把握、処理に留まるのは当然だろう。マスコミの報道などは、そういう姿勢を前提としているし、違った視点を述べようとすると、社会秩序の破壊者のように扱われてしまう。そういう流れの中にあって、精神鑑定を基礎において、事件の加害者を取り扱おうとすると、どのような姿勢をとっても、結局は権力的視点の制約を逃れることはできないのである。

宅間守の鑑定書

ここで、二つの事件に関する鑑定書にふれてみたい。一つは池田小学校事件の宅間守の鑑定書である。これは鑑定医・岡江晃によって、ほぼ鑑定書の全体が一般の出版社から公刊されているので、入手が可能である。もう一つは、連続幼女誘拐殺人事件の宮崎勤の鑑定書である。これも、何人かのジャーナリストから公判の経過が詳細に報告されており、その中に鑑定書も含まれている。

裁判過程は、公開が原則であるが、精神鑑定書を自由に入手し、読み込むことは困難である。被告や弁護士からの個人的な関係で入手するほかないであろう。みすず書房から『日本の精神鑑定』という実例をまとめた書籍もだされているが、初版から時間を経ているし、もとより各種の事件を網羅したものではない。それらの点を考えると、上記の二例は検討しやすいものだといえよう。

さて、医療というものは、患者の主訴が存在して、それにそって情報の収集や整理、診断と治療の方向づけが行われるものである。患者が困っていることを中心として、全体が整理される。その方向づけは、主訴の解消、解決にある。医学的問診、診察、検査、診断、治療方針などは、その目標から逆規定されている。すべての操作、手技は問題の解決に向けたものである。診断名、治療の選択もその原則から作られたものである。しかし、精神鑑定は、医学的対応を求められているとしても、本来の治療とは異なるものである。まず、主訴が存在しない。鑑定課題となることの多い、「犯行時の精神状態の判定」は治療目標でもなければ、治療課題でもない。犯行が精神疾患の発症と重なっておれば、この齟齬《そご》は、治療的な理解の枠組みの中で処理されるだろうが、そのような場合はまれであろう。

宅間守の鑑定書を読んで感じたことを思いつくままに書いてみたい。精神鑑定に「犯行時の精神状態」が課題として与えられるのは、犯行時の精神状態が、心神喪失か心神耗弱か、あるいは完全な責任能力をもっていたかどうかの判断材料を提供することに目的がある。心神喪失であれば無罪になる。実際には医療観察法の対象とされることが多く、無罪即釈放ではない。心神耗弱であれば、刑の軽減が行われる。完全な責任能力であれば、刑の軽減は行われない。鑑定医の仕事は、これら三つのどれにあたるかを決定する材料を提供することである。あくまでも、最終決定は裁判官による。鑑定医の提供できるものは、判断材料である。精神鑑定書には、心神喪失か心神耗弱か、あるいは完全な責任能力という判断に対して、鑑定医の感想のようなものを付け加えるのが一般であるが、断定はしないことになっている。

だから、精神鑑定書は、「精神状態には大きな問題はなく、責任能力が保たれていたと判断される」といった具合に留めておけば問題ないのだが、犯罪の種類によっては、「普通の人間には、こういう行動を取れるとは思えない。何か精神的に病的な要素があったのではないか」という疑問がでてくることがあるだろう。精神科医なら、何か意見があるだろう。精神医学の知識から、何か本質をとらえるような所見がでてくるのではないかと期待される。ジャーナリズムでは「心の闇」などという言葉が流行しているので、鑑定医も何かそれに準じた結果をださないといけないと考えてしまうようだ。責任能力に問題はないが、普通の人間とはちょっと違いますという意見をだしてしまう。鑑定課題として、問われていないのに、書いてしまうのである。鑑定医が「なぜ、このような残虐な犯行が行われたかは不明である。いずれにしろ、精神病的な異常な意識のもとで、犯罪が行われたものではない」と断言すればよいのであるが、そうはしないのである。なぜなのか。ともかく、鑑定書を読んだ人間が納得できる事実を提供しなければならないと鑑定医は考えるのだ。

宅間守の鑑定書はその一例であろう。犯罪が行われた時点での、精神状態を復元しようとする。そして、それに判断を与えるのであるが、責任能力に問題がないということがわかっていても、犯罪が行われる時点までの心の動きが詳細に描きだされる。小学校や中学校の成績表や行動評価などが参照される。家族歴や生活歴も詳細に検討される。それも、こまかなエピソードが、それぞれに犯罪行為につながるものとして、関係づけが行われる。逆に犯罪につながらないと判断された生活史上の出来事は省略されてしまう。若い頃からかんしゃく持ちであったとか、周囲から嫌われていたという事実があれば、強調されるであろうし、逆に周囲に溶け込もうとして努力していたとか、信頼できる友人がいたという話は、日が当たらない。最初から、犯罪者に生まれついたとか、そういう素質があったという話になりやすい。一人の人間が生きてきて、成長の過程で、当然発生するようなトラブルも、犯罪の潜在的な表れと評価されてしまうだろう。こういうエピソードも、その人の一面ととらえるだけならよいが、精神科医の専門的な目を経て提供された情報となると、何か科学的根拠を持っているととらえられるのではないか。

こういう傾向が生ずるのは、すでに述べたように、精神鑑定の作業中に、精神科医自身が裁判官の代行のような意識に囚われるからだと思える。なぜこのような残虐な犯罪が行われたのかという問いを鑑定医が勝手に作って、それに答えてしまう。「反社会的人格障害である」「広汎性発達障害である」などという名前をつけてしまう。その上、再犯の可能性が高いというニュアンスを書いてみたりする。精神鑑定を受けたばかりに、刑が軽減されるどころか、重くなってしまうような鑑定書も実際にある。宅間守の場合には、殺害された児童が多かったため、最初から死刑が予想されていたであろうから、鑑定書の内容によって刑の重さに変わりはなかったであろうが、裁判官が死刑判決をだしやすくはなっただろう。

精神鑑定とは、治療を考慮しない診断行為

精神鑑定は、治療行為ではないため、診断名にはこだわるが、過去の治療歴がどのような内容のものであったか、その問題点は何であったか、よりよい医療を求めるとすればどういう可能性があったか、今後に生かすべき教訓は何かという問題にはまったくふれない。治療を考慮に入れない診断行為である。私も自分の担当していた患者さんが、刑事精神鑑定を受けたことがある。そのとき、カルテの提出を求められたが、担当医としてどのような見立てであったか、治療上の

困難は何であったか、治療効果や予後についてどう考えていたかなどをいっさい問われなかった。裁判所からの命令で、文字情報としてのデータを差し押さえていっただけである。過去の治療者の存在をまったく考慮しないのである。また、治療の実態も検討しないのである。患者さんをそういう行動につなげたのだから、治療的な発言権はないということなのだろうか。そういう点では、精神鑑定という行為は非常に冷たいのである。

性的犯罪であったり、性生活の傾向が犯罪に関わっていると予想されると、被鑑定者の性的問題が詳細に調べられるのも、違和感を感ずる。一般臨床では、そういうことは本人の求めがなければしないであろうことも、精神鑑定の性格を理由として、問い詰めるようだ。反治療的であるが、精神鑑定は治療行為ではないので、それも許されるのだろうか。鑑定医ののぞき見趣味ではないかとも感ずるが、権力というものは、基本的にのぞき見や監視を求めて行くものなのだろう。鑑定医は正確な把握、法の下の厳格さを主張するだろうが、そういうことをやっていると、鑑定医の臨床の姿勢も影響を受けるのではないかと不安になる。

精神鑑定書は、裁判官に向けて書かれるものであるが、検察官も弁護士も目を通す。被告も読むだろう。被告の家族なども読むかも知れない。実際、読まれてきているであろう。鑑定書が裁判官や裁判関係者が読むことを想定したものだとしても、それ以外の人間が読んだとき、どう思うだろうか。

とくに被告の家族が読んだとき、どう考えるだろうか。年少時の生育歴、社会人となってからのトラブルなど、読むに堪えないのではないか。一人の人間が、ある種丸裸にされてしまうと、周囲の人間にもその影響はでてくるであろう。死刑を執行された犯罪者の周囲や家族から自殺者がでることがある。家族は周囲から、特別な目で見られるということもあるだろうが、身内から死刑とされるような犯罪者がでたというショックも大きいだろう。一家一族が、ばらばらになる場合もあるであろう。犯罪者となる人間が、トラブルを起こす人であったならば、周囲もそれに合わせて、多くの工夫を重ねてきているだろう。単純に縁を切ったり、排除したりというわけでもないだろう。それなりに努力はあるはずだ。そういう家族や関係者に対して、精神鑑定書は納得して読んでもらえるものだろうか。これまでの関わりを否定したり、無意味なものであったという宣言になってはいないだろうか。精神医学が、治療不可能な事例を浮かび上がらせたり、絶望を裏づけるような言及につながるとしたら、それは医学とはいえないだろう。精神鑑定には、医学医療をそういう方向へつなげている性質があるのではないか。

宮崎勤の精神鑑定

次に、宮崎勤の精神鑑定について、考えたことを書いてみたい。

東京と埼玉にわたって、幼女が誘拐され殺害された事件として社会の注目を浴びた事件だった。この事件については、三回、四件の精神鑑定書が提出された。それぞれに、「人格障害の範囲」「拘禁反応」「多重人格」「精神分裂病」などであったが、どの鑑定医も責任能力は問えると判断していた。最初の鑑定は、簡易鑑定で一九八九年八月に行われている。比較的短時間のものであるが、要領よく診察が行われて、短時間にしては要点を踏まえたものである。精神分裂病の可能性は否定できないという判断であったが、その時点では、精神的な配慮をとくに必要とする状態ではなかったのであろう。

二回目の精神鑑定は、一九九〇年一二月二〇日から一九九二年四月二日まで、一年以上をかけて行われた。担当は慶應大学医学部精神科関連の保崎秀夫、浅井昌弘、仲村禎夫、馬場禮子、皆川邦直、作田勉等によるものである。多分野を専攻するスタッフがグループで時間をかけて鑑定を行っている。その結果は、精神分裂病には否定的であるとし、精神活動に多少の問題はあるが、責任能力に影響を与えるほどのものではないという結果であった。

三回目は、一九九三年一月二二日から一九九四年一二月一日まで、二年近くを費やして行われた。東京大学医学部精神科関連の内沼幸雄、関根義夫、中安信夫の三名によって行われたが、診断に関して判断が分かれ、内沼幸雄、関根義夫は、ヒステリー性解離症状（多重人格）を主とする反応性精神病と診断した。そして、責任能力の減免にはあたらないとしている。世界的にみて多重人格は完全責任能力とみるのが一般的である。一方、中安信夫は拘禁による影響と、精神分裂病の診断を下した。中安も責任能力について、免責される部分はすくないと判断している。

病名が別れたのは、逮捕されてから拘束されている時間が長いので、拘束下での精神的な変化が大きくでたこと、過去の症状が典型的なものでなく、診断が難しかったことが上げられよう。

また、再鑑定となると、時間的に過去の状態にさかのぼることが困難となってくるのも当然である。いずれにしても、責任能力がないとしたり、著しく低下していると鑑定した鑑定医はおらず、おおむね完全責任能力に近いとみている。

一審の東京地方裁判所の判決は、二回目の鑑定を正しいと判断し、精神病状態にはなかったとしている。これに対して、弁護側は中安鑑定を正しいとして、精神分裂病説を取って、心神耗弱にあたるという理由で、控訴している。この経過をみて、裁判官も弁護士も、三種類の鑑定書から、特定のものを正しいといってしまうのは、すごい自信だなと思った。それぞれの鑑定書の要点をつかめば、解明できない点もあるが、責任能力の判断にはおおむね一致をみていると判断してもよいであろう。それを根拠にすれば十分と思うが、診断名までこだわるのはなぜなのかと感じる。法廷での被告の言動を見ていると、保崎鑑定が正しいというのであるが、そこまで裁判官が判定できるのであれば、何も精神鑑定に三年近くもかける必要はないだろう。法廷での言動をみていて、裁判官としては、正常な心理状態と判断すると言明すれば良いのではないか。また、弁護士も、法廷戦術にこだわって、特定の鑑定を正しいと言い切るのも、言い過ぎではないか。法廷指揮の立場から、精神鑑定が利用されている感じがする。

診察行為の強要という面をもつ精神鑑定

宮崎勤の裁判にはノンフィクション作家の佐木隆三が傍聴を重ねて、その経過を同時中継で発表していた。他にも、芹沢俊介や大塚英志なども傍聴していたようだ。芹沢俊介は精神鑑定書には、責任能力の問題だけではなく、犯罪の文明的意味の解明も期待したという書き方をしている。精神鑑定書が情状鑑定の側面をもつべきだという意味なのだろう。しかし、はたして精神科医にそのような能力があるのだろうか。精神科医が本業を離れて、社会評論や世俗評論にまで発言を広げることがあるかも知れないが、それはあくまでも本業とは言えない。精神科臨床の場面で、観察している社会の一面を拡大して、適切なコメントを繰り返す能力を、精神科医はもっていないと思う。精神科医の持っている面接技術は、あくまでも精神疾患を診断したり、治療するための技術であって、そこから社会全体を把握する能力ではない。たとえ、理解しがたい犯罪が行われたとしても、それを分析したり、解説したりする能力はない。鑑定を受ける人間が、精神疾患を罹患しておれば、多少は役に立つかも知れないが、それ以上のものではない。たとえあったとしても、一般の国民が期待するような客観性は乏しいだろう。また、そのような求めに応じて、精神科医が文章を練りだせば、最終的に、犯罪に対して生じてくるような一般的な好奇心に答えるだけのものになってしまうだろう。宮崎勤が三回目の鑑定の段階で多重人格の疑いを持たれたが、そうした事実があったとしても、マスコミの取り上げ方は、興味本位で、冷静な判断につながるものではなかったといえるだろう。

さらに情状鑑定の形になると、どうしても犯罪や病理が、過去の生育歴や家庭環境、学校・職場での人間関係に言及することになり、結果として過去に責任を求める書き方になってしまうだろう。過敏で傷つきやすい性質が、すべてを説明することになりやすい。そういう記述は理解されやすいが、理解ある環境下であれば、問題となるような行動が起こらなかったという保証はない。

精神鑑定について、いろいろな角度から経験を書いてきたが、裁判の手続きの一部として、精神鑑定が行われていることによって、被鑑定者に強引な面接を行う傾向がでてきてしまう可能性がある。宮崎勤の精神鑑定では、宮崎勤が鑑定医の皆川邦直、仲村禎夫の面接を拒否している。また、二度の殺人で死刑になった山地悠紀夫の精神鑑定では、鑑定医の岡江晃が面接を拒否されている。一〇回の面接のうち、五回目の途中から拒否されている。おそらく強引な、あるいは強く方向づけられた面接があったのだろう。拒否されないにしても、精神鑑定の診察には、診察を強要する側面を持っている。それは、精神鑑定が治療的な枠組みをもっていないということから来るものであるが、精神科医療の面接も、同じような傾向を孕《はら》んでいるということは実際的問題として考えられるのである。十分心すべきことであろう。

第四章

心理療法

精神鑑定が破壊的となる可能性があるとすれば、精神科治療そのものにもその可能性があるだろう。破壊的にならず、相手に接近していこうとするとき、そこに現れるものが、精神科医療という仕事の手ざわりだと感ずる。労働者の原型で探ろうとした、仕事の核心が、心理療法の中に、現れる。それは一瞬のできごとである。そして、その瞬間を維持しようとすれば、治療者は社会の重圧に耐えなければならなくなる。ターミナルケアを実践したキューブラー・ロスが、エイズの子供たちに活動範囲を広げたとき、破滅的な状況に追い込まれたのも、彼女の闘う姿勢が引きだしたものである。

一九七〇年頃の精神科病院

精神医療の現場に立ったとき、まず指摘されたのは、これまでの精神医療があまりにも精神科病院の医療に制限されすぎているということだった。精神疾患を患った患者は、家に隠れてひっそりと生きているか、精神科病院に入院させられているかどちらかのかたちでしか、その生活を認められていないという現実だった。症状が軽いか、治療によって抑制されている場合は、薬物を使用しながら仕事をしたり、学校へ通っている場合もあるが、例外的であるという印象があった。そして、精神科病院に入院している患者は、自由を制限され、表現の場も著しく限られていて、まるで存在しない人間のように扱われていた。しかし、その入院患者の数は、全診療科の入院患者の四分の一を占めていた。大都会を自動車で走れば、至るところに大病院を発見することができる。しかし、それらの四分の一が精神科病院だとは思えないだろう。精神科病院は一つの病院のベッド数が多く、都市の中心部にはなくて、周辺の郊外地区に散在しているので、目立たないのである。敷地に比較して入院患者数が多く、大人数の病院が多いことも予想されるだろう。そして、多くの精神科病院は、閉鎖的処遇のものが多かったのである。

私が医師となった昭和四〇年代は、開放病棟を持っていない精神科病院も多かった。一般道路にでるには、二回鍵を開けなければならないことも珍しくはなかった。狭い空間に多人数が入院しているのだから、トラブルも起きやすい。暴力や衝動行為に対しては、保護室という名前の個室が使用された。刑務所の独房のような感じの場所で、一度そういう場所に入れられると、どのような説明を受けても、精神科医療というものは閉鎖拘禁という威圧的なものだと感じてしまうだろう。精神科医療は「鍵と鉄格子」で表現され、一度入院すると退院できない場所としてイメージされた。そのようなイメージは、一般の人びとからは、近よりたくない場所、無関係でいたい場所と受け止められて、精神医療の実態は、多くの人の目から遠ざけられていた。

精神科の入院患者の数は、全体入院患者の四分の一ほどだったが、精神科の医療費は全体医療費の一〇％以下だった。つまり、一般科の半分以下の医療費で維持されていたのである。そのため、患者あたりの医師数も看護者数も半分以下になってしまう。設備投資も低く抑えられ、ただ食べて寝るだけの環境保障しかないということで、日本医師会長が、精神科医療は牧畜業者のようなものだと述べたことがあるほどだった。勿論、医療担当者の中には、病棟を開放化し、短期入院を原則として、地域に退院した患者のためのサポートシステムを作ろうとした人びともあったが、少数派で、全体を大きく変えることにはなっていなかった。そうした現状に厳しい批判がだされたのが、一九七〇年前後の日本の精神医療の実情であった。

私が非常勤で勤めていた精神科病院でも、開放病棟はなく、金銭所持禁止、手紙は開封検閲、家族との面会は職員立ち会いであった。窓にはすべて鉄格子がはまっていて、出入り口はすべて鉄の扉で、のぞき窓はなく、施錠の度にガチャーンという金属的な音が響いていた。病棟の中には、年中同じ服を着ている人もいて、生気のない表情で、各所にうずくまっていたり、布団にくるまっている人か、落ち着きなく廊下を往復している人びとばかりだった。病棟は、煙草の匂いと、トイレの匂い、それに多くの患者の体臭がまざりあって、独特の精神科病院の匂いというものがあった。楽しみは、食事のときだけという印象で、食堂に設置されているテレビは、五〇人に一台で、チャンネル権は実力者に独占されていて、不用意にチャンネルにふれると、「何するんじゃ！」とドスのきいた声が聞こえて、命の縮む思いがするのである。金銭所持は禁止であるが、病棟内で行われている内職作業に参加すると、一日で煙草が五本ほどもらえる。それが金銭代わりになる、つまり煙草本位制経済が行われていた。ここは縄文時代か弥生時代の経済かと感じてしまうくらい、現実離れした世界が存在していた。時代設定はともかく、たばこをたくさん持っていると、それがあめ玉に代わったり、インスタントラーメンに交換できたりするのである。

その内容を聞き取れないような独語をつぶやいて、廊下を行ったり来たりしている患者や、頭から布団をかぶってベッドにうずくまっているだけの患者に対して、なにをすればよいのか、どう関わっていけばよいのか、戸惑いが大きかった。話しかけても、反応らしいものがなにもなかったのである。病棟の中は、通常の社会とはまったく違った雰囲気で、その中に溶け込むことが容易ではないばかりか、溶け込んだとたんに、彼らと同じような世界に落ち込んでしまうのではないかと思った。

時代は病院から地域へ

こういった精神医療の現状に対して、ともかく病院で入院生活を送っている患者に行われている不必要な制限を撤廃し、できるだけの自由を保障すべきだという主張が行われていた。できる限り入院期間は短くし、社会から隔離されている時間を作らないようにすべきだ。精神科治療は、入院という特殊な場所でおこなうよりも、生活の場でおこなうほうが自然であるというのである。また、働ける人はできるだけ働いて、自分の力で生きていくのがよい。そこから自然な自尊心も生まれてくるだろう。そういう考えであった。精神科病院の開放化、地域活動の活発化、就労への支援。そういうことが主題となった。精神科病院の実情はひどすぎる。医療以前に人権侵害になっている。そういう指摘がなされていた。私は、精神科病院の実態をみるとき、それらの指摘はもっともだと思った。実際、入院している患者の話を聞いていると、だれもがもっと自分たちの自由を尊重してほしい、あまりにも制限が多すぎるという声が強かった。精神疾患にかかったということよりも、このような環境に無理矢理投げ込まれたことの方が、自分にとってはショックだったという声もたびたび聞いた。中には、入院するまでは病気の症状があって苦しんだけれど、強制入院させられて、それで病気がひどくなったと考えている人も多かった。入院するまでは病気ではなく、入院によって病気になったという考えの人までいた。精神科病院があるから、精神病が作られるという考えの人もいたが、それは少し極端だと思ったが、そう受け止められる側面が存在しているのも本当だろうと思った。

しかし、だからといって、精神科病院の改革や、入院患者の人権尊重の運動をすれば、入院している人たちの問題がすべて解決すると考えるのは、安易に過ぎるだろう。そういう運動をしたとしても、そこからすぐに独語しながら廊下を歩いている人が社会復帰できるようになるとは考えにくかった。精神科病院の変化が、時間の中でそのような患者にも影響を与えて、症状が変わることがあるとしても、今現在の役には立たないだろう。どのような方法をとればよいのか、どのような考え方を前提としたらよいのだろうか。そういうことを先輩の精神科医に聞いたり、指導的立場の精神科医に尋ねてみたら、何冊かの本を推薦してもらうことができた。その頃は、精神科医療に関する書籍は少なかったし、精神病者への関わりについて書かれた本はごくわずかしか存在しなかった。一つはシュヴィングの『精神病者の魂への道』、さらにセシュエーの『分裂病の少女の手記』、フロム‐ライヒマンの『積極的心理療法』などだった。三人とも女性であることが注意を引いた。シュヴィングは精神科医ではなく、看護者、心理療法家であった。セシュエーとフロム‐ライヒマンは精神分析の影響を強く受けた人だが、理論家というより、徹底した実践家、臨床家であった。

精神病者とどう関わるか――シュヴィング『精神病者の魂への道』

シュヴィングの『精神病者の魂への道』は一九六六年にみすず書房から出版された。訳者は小川信男、船渡川佐知子である。小川信男は一九一三年生まれ。東京大学医学部を卒業した精神科医で、『精神分裂病と境界例』（金剛出版、一九九一年）という著作がある。離人症への取り組みなど、誠実な臨床家という印象が強い。船渡川佐知子という人はあまり知られていない人である。一九三五年生まれ。歌集の出版があるが、小川信男とのつながりはよくわからない。

小川信男がシュヴィングの著作を翻訳したのは、適任といえるのではないか。『精神病者の魂への道』という題も、小川信男の思い入れを表現しているように思える。

シュヴィングは正しくはGertrud Schwingである。一九〇五年六月二二日、スイスで生まれた。亡くなったのは一九九三年一一月一九日である。小川信男とは八歳しか年齢差がない。同時代の人といえるだろう。『精神病者の魂への道』は一九四〇年にスイスで出版された。原題はEin Weg zur Seele des Geisteskrankenである。英訳は一九五四年。日本語訳は原題の正確な訳といえる。

シュヴィングは幼い頃から、精神病の患者と親しく接する機会があり、それらの人びとと接することを仕事としたいと熱望していた。医師となるには修学期間が長すぎると考えて、看護婦を目指した。看護婦としての一〇年ほどの実践を踏まえて、精神分析の訓練をうけた。ウィーン大学精神科教授ベッツルに迎えられ、自由な活動を保証された。その後、ウィーンの精神分析研究所で精神分析の研鑽を積みながら活動を重ねたが、ナチスのオーストリアへの侵入で仕事を中断され、結婚と出産のために臨床の仕事から離れている。『精神病者の魂への道』は彼女の実践の集大成のようなものである。

『精神病者の魂への道』はその最初の部分で紹介されている実例が、極めて感動的である。

症例アリス　三十歳　緊張病

保護室四号に入ってゆくと、不気味な静けさと凍結したものに私は直面した。毛布の下にくるまっている人間のかたちをしたものがまだ生きているのだということを示すなんの物音も身動きもなかった。その病者の外界との関係のすべてはもう何ヵ月ものあいだ断たれたまで、その瞳は閉じられ、唇は沈黙していた。彼女は人工栄養によってのみ養われることが可能であり、最小限度の看護さえたいへんな骨折りを必要とした。

ホロス先生の助言にしたがって、私は数日間いつも同じ時刻に三十分ほどベッドのかたわらに静かに坐ることにしていた。三、四日の間は部屋の中は静かなままだった。そしてある日のこと毛布がほんの少しもち上げられた。二つの暗い眼が用心深く周りを見まわした。不安と深く傷つけられた人間のすがたがその中に在った。やがておもむろに顔全体が現われた。その顔は虚ろで仮面のように死んでいた。私は断乎として受け身の姿勢を持したが、そのことから安心感を得たのか、彼女は起きあがりまじまじと私を見つめ始めた。そして次の日あんなにも長い間、黙しつづけていた口が開かれた。「あなたは私のお姉さんなの？」と彼女が尋ねたのだ。「いいえ」と私が応えると、「でも」と彼女は先を続けた。「毎日あなたは私に逢いに来てくれたじゃないの、今日だって、昨日だって、一昨日だって！」（『精神病者の魂

への道』、一一一―一一二頁）

私が精神科医になった当時でも、閉鎖的な精神科病棟に足を踏み入れ、保護室の片隅にうずくまっている患者のそばに、無言のままで座り込むということは、どれほどの勇気が必要であったかを考えると、シュヴィングの行動がいかに衝撃的なものであったかが予想される。私が精神科医として、動かず、語らず、うずくまっている患者に近づいたとしても、それは抗精神病薬が臨床に導入され、効果をあらわしていた時代である。シュヴィングの実践は、それから四〇年ほど前の出来事である。薬物による治療が行われていて、激しい幻覚妄想や衝動行為が押さえられていたとしても、保護室にいる無言の患者のそばに三〇分もいるということは並大抵のことではない。単なる勇気というものではない。患者が何らかの反応を示すだろうという直観的な確信がなければできることではない。そして、その確信は、自分自身が病的な世界を十分知り尽くして、さらにそれを突き抜けた世界に手がとどいているのでなければ不可能なことである。そのような世界にためらいもなく進んでいけるということは、実に衝撃的な事実である。『精神病者の魂への道』という言葉は、その進んでいく方向を表現したものであろう。

『精神病者の魂への道』には、シュヴィングが保護室の片隅に毛布をかぶっている患者の心にふれたというだけではなく、読者をそのような世界に導いていく力がある。「あなたは私のお姉さんなの？」という声には、精神病者の心が世界に開かれていくという、心の響きがある。アリスがシュヴィングに語ったというだけではなく、精神医療に志す人間すべてに語りかけてくるものがあるのだ。

シュヴィングには聖者のような働きがあったという。シュヴィングが病室に入っていくと、それだけで病室は静かになったという。安らぎや安心が生まれたのであろう。それは、シュヴィングの人格の力であって、何かの技法というわけではないだろう。一日でも早く、患者のそばに立ちたいために、医師にならずに看護者になったという思いの底にあるものが、述べず、語らずのうちに、周囲に影響を与えていったものだろう。

シュヴィングは英語版の訳者に次のような手紙を送っている。


幼いころから病気と死に対する関心ほど私の心を占め、身近かに胸に迫り、私に決定的な影響を与えたものはなかったのです。私の関心はどんな病気よりも、不治とされる病気、レプラとか疫病に罹った人たち、精神病者、あるいは牢獄に入っている人たちでした。私の胸の中に生きていた人びとは苦しみ悩む人間の存在でした。……私は学校が終ってからの午後や日曜などに病院ですごしましたが、そこは不治の病人の最後の場所でした。結核・癌・脊髄疾患などに悩む人たちが入院していました。これらの病人とともにあって私は時と場所を忘れました。私は、死んでゆく人、怖れおののく人、鋭い痛みに苦しむ人、あるいは死ぬこともできない人、そういった人たちとともにすごしました。（『精神病者の魂への道』、一六五頁）

彼女が聖人のようであったことも不思議ではないだろう。すでに幼い頃から、彼女は病気と死に引かれていたのである。そして、苦しみ悩む人びとと共にあることを願っていたのである。

「母なるものの力」をめぐって

シュヴィングは沈黙している患者のそばに座っている力を、母なるものの力だと述べている。

私たちは病者に、彼らが子供の頃に欠けていて、またそれと気づかずに全生涯にわたって探し求めてきた、あの母なる愛を与えなければならない。（『精神病者の魂への道』、四〇頁）

そのことが、シュヴィングの考えた本質的な表現であろう。「母なる愛」が患者には欠けている。それを与えて、患者に安心と満足を与えなければならない。それは何人もの患者と接して、その結果から結論づけたものであろう。そして、精神分析の理論の助けをかりて、一層磨き上げたものであろう。治療的実践に応用しようとすれば、

母なるものの本質を熟考することが必要と思われる。その主要な特質は、相手の身になって感ずる能力、他のひとの必要とするものを直感的に把握すること、そしていつでも準備して

控えていること、あるいはフェーデルン博士が公式化したように〝自分自身の運命と同様に他の人の運命を大切にすること〟ではないだろうか。（『精神病者の魂への道』、四一頁）

相手の身になる、必要とされていることを直観的に把握すること、準備状態で控えておくこと。それらは、呼ばれたらすぐに駆けつける待機状態、運命を尊重するという受動的な姿勢である。それをかならずしも女性的と固定したり、母なるものと呼ばなくてもよいのではないかと思える。たとえ男性であっても、そのような対応を身につけている人は存在するし、訓練して成長させることも可能だろう。

フリーダ・フロム－ライヒマンは『精神病者の魂への道』英語版の序で、次のように語っている。

彼女の（略）見解のあるものに私は同意しない。分裂病者と治療者、また看護婦との人間関係が、その言葉の実質的な意味で、特に母性的なものであることを必要としなければならない、あるいはおくりものを与えるような性質のものでなければならない、とは私は思わない。
（『精神病者の魂への道』、三頁）

この言葉が、シュヴィングとフロム－ライヒマンの対立を示しているものとは思えないが、ただ二人の色合いの違いは感ずる。

シュヴィングは「母なるものはそれゆえに女であることを余すところなく自認し得る女性においてのみ可能である」（『精神病者の魂への道』、四一頁）と述べて、彼女の想定する「母なるもの」が女性にのみ可能なものであるととらえている。恐らく、シュヴィングにとって、患者から自分に求められているものを与える力は、自分が女性であることによって支えられていると、とらえられていたのであろう。

私自身は、危機的な状態にある患者に接しているときに、患者の方から、「貴方は私の弟ではないか。ピンチになったから現れてきたのではないか」と言われたり、「生まれ変わったら、今度はお兄さんになってください」と言われたりしたこともある。それぞれの場面では、感動的な思いがして、こういう言葉をシュヴィングは聞いたのだろうなと思った。しかし、時間が経ってみると、シュヴィングが「あなたは私のお姉さんなの？」と問われた場面を読むときほどの感動を、記憶の光景は私にもたらしてくれないのである。つまりシュヴィングの書いている言葉は、何か人類すべてに語りかけている力があるのに、私の直接聴いた言葉は、私個人に語られているにすぎないような印象を持つのである。時代背景の違いもあるだろうけれど、「母なるもの」の深さの違いがあるのだろうと感じられる。

次は、『精神病者の魂への道』の「訳者あとがき」に書かれている文章である。

一九四〇年から一九五三年にかけて彼女の一生に大きい変化が起こった。すなわち結婚と出産である。彼女はインスブルックのウルバン教授とチューリッヒのブロイラー教授に招聘されたが、右の事情から辞退せねばならなかった。「私はお招きに応ずることができませんでした。それは精神病者が必要とするものをもはや私が与えることができないと感じたからです。つまりそれは私の小さい子供たちが必要としたものと同じものなのです。」(『精神病者の魂への道』、一六九頁)

シュヴィングは自分が実際に母親になってしまうと、患者にむけて、彼女の考える「母なるもの」を発動することができなくなってしまったのである。シュヴィングがまだ、結婚していない、あるいは子供を持っていないからこそ、無条件でその「母なるもの」を働かせることができたということである。彼女が、男性にはできないと言うとき、彼女の考えている「母なるもの」がいかに混ざり気のないものであるかがわかる。また、もし私たちが、シュヴィングが断念した地点を越えて、「母なるもの」の実践を求めて行くとすると、そこには不純な動機が混入してくることになるだろう。

私たち治療者を志す者は、シュヴィングが紹介しているような「あなたは私のお姉さんなの?」という言葉を我が身で聞きたいという欲望が生ずるのではないかと思う。この欲望は危険なものである。

高名な精神分析者であるアイスラーが語っていることは注目に値する。

「シュヴィングは病者に対する配慮と愛情が極端に欠けていた病院で働いていた。そのような環境においては、彼女によって払われた愛情ある態度は最上の成功の機会を得たと私は想像する。誤って処遇され苛酷な扱いを受けていた病者は、愛情あるちょっとした仕種も救済者の振舞いのように受け取っただろうし、そのような振舞いに好ましく応じただろう。しかしながらもしこうしたアプローチがもっとあたたかい理解ある病院の中で同様に成功したかどうか、疑問に思う。病院の全体的雰囲気は非常に重要な要素であって、それは精神療法的技術を評価しつつ考慮されなければならない。……シュヴィングの病者たちは、わたしが想像するに、看護婦や医者の処罰的態度に負うところの罪業感から解放されるような処遇を受けたのである。」(『精神病者の魂への道』、一六七頁)

シュヴィングは単に悲惨な状況のもとにあったから、成功を収めたとは思えない。しかし、シュヴィングを追体験しようとすると、「誤って処遇され苛酷な扱いを受けていた病者」を探しだして、「愛情あるちょっとした仕種」で救済と感動を得ようとすることになりかねない。このことには、警戒が必要である。シュヴィングが臨床を離れたことを残念がる人は多い。私も、最初にシュヴィングの選択を知ったとき、何ともったいないことだろうかと思った。臨床を続けていけば、さらに多くの患者が救われ、医療関係者が啓発されたであろうと感じたからである。しかし、私自身が臨床に関わるようになってから、四五年も経過すると、シュヴィングが臨床を離れてからの四〇年も、それ以前と変わらぬほどの価値ある時間であると味わえるようになってきた。つまり、一人の人間が、治療者として生きた時間だけを、評価しようとするかたよりに気づいたという意味である。

心理療法家セシュエーの『分裂病の少女の手記』

セシュエーの『分裂病の少女の手記』は村上仁、平野恵の訳で、みすず書房から一九五五年に出版された。一九七一年に改訂版がでている。村上仁は京都大学医学部精神科の教授を務めていた。専門分野は精神病理学で、岩波全書の『異常心理学』は現在でも読む人があるだろう。翻訳として、ミンコフスキーの『精神分裂病』、ボスの『性的倒錯』などがある。

セシュエーの翻訳は『分裂病の精神療法』が三好暁光の訳で、みすず書房から一九七四年に出版されており、『象徴的実現』が三好暁光、橋本やよいの訳で、みすず書房から一九八五年に出版されている。原本の出版は、『象徴的実現』『分裂病の少女の手記』『分裂病の精神療法』の順であり、日本への紹介は順序がずれている。それはまず、セシュエーの仕事の実際が紹介されて、背景の理論の紹介が遅れて行われたためである。それだけ、セシュエーが症例として紹介した患者ルネの手記が衝撃的であったからである。一九五五年当時の精神医学の教科書には、精神分裂病は進行性の疾患で、最終的には人格荒廃の結果に終わるという悲観的な記述がなされていた。セシュエーの報告は、その精神分裂病が心理療法で完治したと書かれていたのであるから、精神科医であればだれもが驚いてしまっただろう。

セシュエー（Marguerite Andree Sechehaye）は心理療法家で、一八八七年、スイスで生まれ、ジュネーブ大学で学んでいる。大学ではフェルディナン・ド・ソシュールの講義を受けたことがあるという。夫となったアルベール・セシュエーは言語学者である。セシュエーは言語学に関心を持っていたと思われる。精神分析への関心も影響しているが、後に象徴的実現、象徴言語という考え方が生まれるのも、それらの背景と関連しているであろう。

『分裂病の少女の手記』の原本、"Journal d'une schizophrene"が出版されたのは一九五〇年なので、比較的早く日本に紹介されている。最初、理論面を表現した『象徴的実現』が一九四七年にスイスで出版され、資料的な意味で、一九五〇年に『分裂病の少女の手記』が出版されている。『分裂病の精神療法』は序論によると、ブルクヘルツリでの講義が書籍化されたものであり、より一般論的な議論が中心になっている。

フランス語版の『分裂病の少女の手記』が出版されたとき、セシュエーはすでに六三歳になっている。若い精神科医の情熱で実現した治療の実情を、熱っぽく書きならべた本ではない。何度も吟味し、理論的にも練り上げた文章であったことだろう。しかし、出版当時の日本の精神科医は、若々しい実践として受け止めたのではないかと思える。私自身もこの本を手にしたときは、同時代の同世代人という感覚で読んでいた思いがする。

『分裂病の少女の手記』は二部に別れていて、一部はルネの手記。二部はセシュエーによる手記の解釈になっている。この第一部は患者ルネが自分の精神病的な体験を言葉にしたという点がとくに印象的なのである。

ルネが治療者であるセシュエーから呼びかけられる描写は、患者がどのような体験を得ているかを生き生きと描写している。

この狂気のさ中で、ママの美しい声が聞え、「ルネちゃん、私のルネちゃん。ママがいるところで恐がることはないのよ。もうルネちゃんはひとりではないもの。ママがここにいてお世話しているのよ。ママはどんなものより強いし、『光の国』より強いのよ、ママはルネちゃんを水の中から助け出せるし、私達が勝つのよ。ねえどんなにママが強いかごらんなさい。ママはどうしてルネちゃんを守るかということをよく知っているし、ルネちゃんがこわがることは何もないのよ。」そして彼女は右手を私の頭に廻して、額にキスしてくれました。それで、彼女の声も、彼女の愛撫も、彼女の保護も、再び魅力を取り戻すのでした。（『分裂病の少女の手記』、三五頁）

セシュエーが自分をルネの母親として、その存在の確かさを構築しようとしている様子が見て取れる。セシュエーは実際にはルネの母親ではないのだから、母親以上の母性をルネの前に造りだして、疑うことがないまでに現実的存在として、受け入れさせているのである。通常の治療者であれば、ここまでの強力な表現を選択することはできない。かならず、心理的揺らぎがでてしまうであろう。治療的確信が、この言葉の力を支えているのである。また、セシュエー自身が、ルネの立場に身を置いて、自分自身の行為の中に、母なるものの働きを感じ取っているのである。

別な場面での体験を見てみたい。

ある日のこと、私が絶望的に啜り泣いているときに、ママが泡立てたクリームを少し持ってきて一匙口に入れてくれながら、「さあ、この白雪を少しお上りなさい、それでルネちゃんは浄められますよ。ママがルネちゃんに雪をあげると罪は消えてなくなりますよ。そして、ルネちゃんはもう一度清らかになります」と言いました。その雪のために私の深い罪悪感や、自分が無価値であるという感じが、即座に軽くなりました。(『分裂病の少女の手記』、九三頁)

ルネの体験している内容と、セシュエーの言葉の内容が、ずれていれば、罪責感や無価値感が消えることはなかっただろう。勿論、そういうずれが生じたこともあるだろうが、的確に体験が言葉として、ルネの中に位置をしめることができたからこそ、劇的な改善が起こったと思われるのである。

これらの言葉の使い方は極めて微妙な差異を含んでいるので、微細な言語感覚がなければ把握できないし、使いこなすことができないであろう。ルネの別の場面での言葉をみてみたい。

> 自意識の発達と、自尊心による罪悪感からの解放に最も重要で一番役にたったことは、私に対するママの話し方でした。私は彼女が「貴女の身体は素敵よ、なんて貴女は綺麗なんでしょう」というように二人称で話をするとどうしても受入れられませんでした。そのような話し方は、私にそんな罪をきせることになり、非常な不安とママに対する怒りを呼び起こしたでしょう。「貴女とか、貴女の身体」ということは、私に責任を負わせることになったでしょう。それに反して私の身体を人格化して「さあ、身体を洗っていい匂いをさせてやりましょう」というように言うことは、私をその責任から引き離すのでした。（『分裂病の少女の手記』、一〇二頁）

相手の身体を三人称的に呼ぶ感覚。それが二人称的印象を持ったときに、ルネは興奮してしまうのである。ルネが興奮したとき、すぐに言葉の言い間違いに気づいて修正しなければ、ルネの中に罪責感が生まれてしまうのである。このような感覚を維持しながら、日常生活を維持するということは、並大抵のことではない。ルネにはセシュエーの抱えた負担が感じられるからこそ、それが癒やしの力として働いたのである。

第二部の解釈では、セシュエーが自分の行動を、ルネからの視点でとらえ返し、論理的な表現でとらえている。セシュエーは、ルネに林檎を食べさせたとき、それが母性との合一作業であるということを把握していた。林檎をたべさせてもらうことが、そのまま母のとりいれであり、象徴的合一なのである。セシュエーは次のように語る。

原始的な衝動の虜になっているルネを解放するためには、その衝動による二次的症状よりも、寧ろ衝動を動かしている原因を解決する必要があった。私がルネを破壊的行動及び自己破壊的衝動から解放することができたのは、彼女の「母に食べさせてもらう」ことへの強い要求を満足させるのが必要だということを理解したときからであった。（『分裂病の少女の手記』、一二二頁）

セシュエーの感覚は、単に精神分析理論に基づいた心理療法家のものではなく、泣いている自分の赤ちゃんの感覚に焦点を合わせる母親のようなものであったであろう。二つが重なり合って、成人でありながら、退行状態にある患者の感覚に適切に働きかけることができたのである。セシュエーは自分の働きかけが、一面的なものだとは思っていない。常に二面性を考えている。

ジャクソンの理論によれば、すべての解体現象はその陽性面と陰性面とを持っている。私達の例においても、この二つの面は見られた。一方ではルネは母への復帰の欲望を自殺企図の繰り返しによって実現しようとし（これが陰性面である）、他方では彼女はそれを絶対的な内閉性にとじこもることによって実現しようとした（これが積極面である）。（『分裂病の少女の手記』、一二五頁）

解体に二面性があるように、改善にも二面性がある。改善の陰性面は、破壊性の刺激にもなっているのである。セシュエーのようなやり方は、陽性面を確認することにつながりやすいので、陰性面がでたときに、適切な対応ができず、折角の成果を失ってしまうことが多い。

私はかくして彼女が完全に受動的になり、生れない前の胎児の完全な静けさを味わわせた。この方法によって、私は病人と母－分析者との間にきわめて原始的な関係ではあるが、とにかく一つの関係を作ろうとした。（『分裂病の少女の手記』、一二七頁）

セシュエーは決して、治療の展開を楽観視はしていないであろう。

ルネの無意識が母－分析者の愛情を確信するとともに、自己破壊衝動に利用されていたエネルギーは次第に解放され自己保存衝動の方へ転化した。ルネは今や口唇期的段階においてで

はあるが、自己とその象徴とを区別するようになった。(『分裂病の少女の手記』、一三〇頁)

それはいつ逆転に転ずるかわからない危険をはらんでいるであろう。セシュエーは身体感覚に注目している。それが状態の改善と大きく結びついているととらえている。セシュエーの述べる身体感覚には、実に女性的なものが感じられる。身体が自分のものであって、自分のものではない。世界と自我の交叉する領域と感じ取っている。その領域を生きることなくして、世界との和解も自分との和解もないのである。その生きた感覚が、セシュエーには豊かに備わっていて、その世界にルネを導くことによって、ルネにもう一度、自己を確立させようとするのである。

ルネは母 - 分析者の愛情を理解しない限り、自分の身体を愛することができなかった。私はルネの身体が好きだということを示し、また彼女が自分の身体を好きになる権利があるということを示すためにそれをほめたたえ、綺麗な着物をきせてやらねばならなかった。(『分裂病の少女の手記』、一三六頁)

象徴的実現の方法によって無意識的欲求が満足されるとともに、最初の自己中心性が減退し、それとともに他人の立場をも考慮に入れるようになった。この場合にも私がルネを内閉性か

ら開放することができたのは象徴的表現の方法によってであった。（『分裂病の少女の手記』、一三八頁）

ルネの自我は彼女がその身体を意識するまではその完全な統一には達しなかった。身体性の意識は自我と他我とを区別するのに欠くべからざるものであるように思われる。外部から意識に迫ってくるすべての知覚は体を通してとらえられるのである。身体は主観であるとともに、客観でもある。それは自我を外界及び他我と結びつける働きをもっている。（『分裂病の少女の手記』、一四三頁）

シュヴィングが語っていることは、病者の側に身を置くこと、迷いや祈りや願いや、そういうものを捨てて、ただそばに座ること、ひるまず、ためらわず、身体をそばに置くことの重要性であった。そこからしか何事も始まらない。言葉以前、思考以前に踏み込んで、その場所に向かうことであった。それに対して、セシュエーの語っていることは、何かを与えること、包みこむこと、守ることであった。何かを与えることによって、そこに世界を成立させることであった。治療者が患者に何かを与えるのではなく、与えることによって、自他未分化の世界から、自他を浮かび上がらせて、互いに脅かさず、傷つけず、ともに生きていく世界を生みだすことであった。それが象徴的実現という表現で語られているのである。

『象徴的実現』(みすず書房、一九八六年)には、よりまとめられた表現が現れてくる。

ルネはまた、りんごも食べることができた。そのりんごが緑で、熟していない場合に限ってである(緑のりんごは、樹に、つまり母親についたままである。それは母親の乳房のお乳である。しかし、熟したりんごは樹から離れ、地面に落ちている。それは沸かした乳、それも牛乳を表した。緑のりんごは、自閉症者の食べることのできる象徴的な食べものでもあった。自閉とは母親の胎内にいることだから、緑のりんごなら許されるのであった)。(『象徴的実現』、五〇―五一頁)

ルネの食べたリンゴは、ただ単に、母親から渡される甘味な果物というものではなかった。多重な意味を持った象徴であったわけである。この象徴的な意味をとらえていないと、治療的な効果が得られないのである。これは実に困難な課題である。表面的な観察だけでは、決して発見できないものであろう。

私にはどうしたらいいかがわかった。リンゴは母親のお乳を表わしているのだから、私は赤ちゃんに授乳している母親としてりんごをルネに与えなければならないのだ。つまり、象徴としてのりんごを、私自身から直接に、媒介物なしに、しかも決まった時間に、ルネに与えなければならないのだ。(『象徴的実現』、五二頁)

こういうこともわかってしまえば単純なことだが、把握できなければ、絶対に解決できない大きな謎である。

ルネにとっては、象徴は受け入れてもよいが、現実は受け入れられないものであった。なぜだろう。それは、罪責感が強く、抑圧された口唇性の欲望は、それとわからぬ形で満たされなければならなかったからである。（『象徴的実現』、五四頁）

欲望が背後に罪責感を伴っていることを、その場その場でとらえながら、対応することは極めて困難だろう。セシュエーの方法は、高く評価されるとしても、その再現が困難であることは、十分予想される。実際、セシュエーはルネに続いて、次つぎと成果を上げていったとは思えない。しかし、そのことをもって、セシュエーの仕事の意味がなくなるわけではない。

自我を育てようとすれば、正当な自己愛の欲動を、しかも象徴的なやり方で満たしてやるしかなかった。事実、私がルネの自我に直接に語りかけた時はいつでも、すぐさま否定的な反応（自己破壊衝動）が起こり、罪責感がいちじるしく強くなるのであった。（『象徴的実現』、五九頁）

セシュエーの言葉を読むとき、自分にはできないが、ルネのような患者にとって、象徴的実現を通じて、状態を改善する道がどこかに存在しているだろうという目で、患者を診るということは可能だと感じられる。

私の体験から

私自身の経験で、セシュエーが書いていることに近いものを思い出してみたい。一つは、拒食の患者のことである。統合失調症の患者の病状が悪くなると、拒絶症から完全な拒食になってしまうことがあった。食事どころか水も摂らない。薬も飲まない。頑固に口を閉じてしまうのである、看護婦がどれだけ声を掛けても、口を開くことがない。湯のみを口にあてても、口角から水やお茶が流れでるだけである。水分は点滴で補えるし、薬物は点滴や筋肉注射で代えることができるので、ある程度以上に病状が悪くなることはないが、口からものが入らないということは、看護や治療にあたっている者にとっては、苦しいものである。拒食は病状から来るものなので、その背景に何らかの幻覚や妄想があるのかもしれないが、そこまでひどい拒食の場合は、言葉をしゃべることも少ないので、対応する手がかりがない。ハンガーストライキのようなものだが、要求の内容がつかめないのだ。結局、治療を含めて、自分の周囲の世界を拒否しているのである。あるとき、看護婦が、「どれだけやっても、食べてもらえません」という嘆きを聞いて、私もできることがあったら、やってみようと考えた。

看護詰め所で、ガスレンジに鍋をのせて、本人が食べなかったご飯を、お湯に溶かしておかゆを作った。とろ火でゆっくりとかき混ぜながら、ご飯が溶けていくのを待っていた。それを病室に運んで、横から看護婦が「先生が、詰め所で作ってくれたおかゆですよ」と説明すると、天井を向いていた患者の口がわずかに動いた。私がスプーンでおかゆを流し込むと、喉が動いて、おかゆを呑み込んだ。ゆっくりした動きで、乳児のような印象があった。何かの抵抗が破られて、動かないはずのものが、ゆっくりと動きだした。二杯目のスプーンは、前より動きが速くなった。三杯、四杯と口の動きが速くなっていった。もう、この人は食事を取るだろうと感じられた。患者がおかゆを食べだしたのは、私が食べさせたからではないことが感じられた。自分の主治医が食べさせてくれた。お粥を作って食べさせてくれた。そのことが、その人の心を動かしたのだと直観できた。しかし、同時に、いつでも主治医がお粥を作れば、拒食の患者が受け取るかというと、そういうことではないとも感じた。患者がどこかで、これ以上拒食を続けたくない、何かを口にしたいという願いのようなものがあって、そのときに差しだされたからこそ、受け入れる気持になったのだろう。それは、食べさせるのが固有名詞を持った特定の人間であるということではなく、自分の担当の医師というところに問題がある。つまり、人格を越えた、医師のイメージ、癒やし手のイメージが患者を動かしている。患者がお粥を呑み込みだすとき、お粥は母乳に変わっているように感じられた。どこかの時点で、お粥が母乳に代わって、それを提供する者は、母親であるということも同時に成立していた。この患者は、母乳を受け入れ、母なるものを受け入れ、世界を受け入れていると感じられた。一度、お粥を食べてしまうと、この患者はすぐに普通の食事を取るようになった。不思議なほどの変化だった。

それから、同じようなことを何度も経験した。看護婦が勧めても食事を断固として拒否する患者が、私の作ったお粥を食べることで、拒食を脱したのである。しかし、わたしはこの方法が、定式化した技法であるとは思えなかった。拒食の患者にはお粥という方法は無効だと思えたからだ。そのやり方を使う、タイミングがある。そのタイミングを私は、言葉として表現することができなかったからである。そして、この方法を何とか、別の病状でも使えないか、工夫してみたけれど、効果はなかった。また、同じ患者が別の症状が厳しくなったときにも、工夫してみたが、変化はなかった。特定の患者の拒食の場合、それもタイミングは必要だということ以上にはわからなかった。セシュエーはいろいろな段階で、象徴的な関わりを成し遂げて、ルネの病状を改善させているが、そういうことはとても困難であるということが私の印象である。

もう一つ例を挙げておきたい。精神科病院で勤務しているとき、ある若い女性の患者が、履物も靴下もつけず、廊下を歩きまわるようになった。廊下に落ちているゴミが足について、黒くなった。その足で、トイレを使ったり、外出するので、不潔だという苦情がでてきた。本人に注意すると、「私は履物を履くような値打ちのある人間ではないのです。裸足で生きていくべきなのです」と言って、説得に応じない。おそらく幻聴や妄想に支配された行動だったのであろう。

あるとき、その患者を看護詰め所に呼んで、暖かいお湯に浸けて足を石鹸で洗ってあげた。最初は「先生！　なにをするのですか」と抵抗していたが、やがて気持ちよさそうに、私のされるままになっていた。私はそのとき、イエスが弟子たちの足を洗ったエピソードを思い巡らしていた。イエスも弟子たちの罪責感を拭い去ろうとしたのだろうか。こういう、言葉にならない願いをもっていたのだろうかと考えていた。洗い終わって、「これでできました」というと、裸足で歩くことにためらいが見えた。「先生に洗ってもらった足をよごしては申し訳ない」と言って、そのときから、彼女は履物を履くようになった。

その後、彼女にもいろいろな症状が現れたけれど、このときのように、行動が一変するということはなかった。この関わりで、彼女の病状が大きく変わったということもなかった。全体にいえば、変わっていないのである。セシュエーの関わりとは、そこのところがまったく違う。

二つの経験を並べて見たけれど、病状に本質的な変化を与えることができなかったことは、セシュエーの方法とは比べものにならない、一時的エピソードに過ぎない。しかし、二人との経験は、忘れがたいものとして私には残っている。何か人間存在の普遍的な問題にふれたという感触が今でも残っている。

もう一つ指摘しておきたいのは、こういう象徴的な出会いというものが、患者の病状の著しく悪いときに起こるということである。病状が悪くて、現実世界で起こっていることと、象徴の世界で起こることが重なっている次元で起こっている。病状の悪いとき、統合失調症患者は、現実の世界より、象徴の働く世界により開かれている。そのために、このような関わりが意味を持つ。しかし、患者の病状が改善すると、患者の世界は通常の日常生活の世界に開かれていき、象徴的な世界は色あせてくる。そうならなければ、現実世界に戻れない。セシュエーが関わったルネのように象徴の世界を維持しながら、現実にふれていくということは、成立しにくいだろう。セシュエーの時代は、薬物療法が確立していなかったので、精神病からの回復過程がゆっくりしていたのかも知れない。あるいはルネの特性が影響しているのかも知れない。いずれにしても、ルネのようなケースはまれだと考えられる。しかし、たとえ部分的であっても、象徴的実現に近い体験が得られるということは確かである。そして、精神科病院が閉鎖的で、行動に制限が多ければ多いだけ、このような現象は多くなるだろうと考えられる。逆に言えば、象徴的実現というような現象を治療のモデルとすることは、望ましいことではないということである。

時を経ても古さを感じさせないフロム－ライヒマンの『積極的心理療法』

フロム－ライヒマンの『積極的心理療法』が日本で出版されたのは一九六四年。阪本健二の訳で、誠信書房からの出版であった。訳者の阪本健二は、一九二八年生まれで、大阪の阪本病院の院長の息子であった。一九五三年に京都大学医学部を卒業。ニューヨーク大学、ロンドン大学などの留学を経て、一九五八年、阪本病院の副院長となった。一九六八年には院長に就任している。精神分析の理論を基礎とした力動的な心理学を精神科病院の臨床に取り入れようとした。著書には『人間関係の病―分裂病論』がある。『積極的心理療法』の翻訳の他、共訳としてエーリッヒ・フロムの『疑惑と行動』、レインの『ひき裂かれた自己』がある。

フリーダ・フロム－ライヒマン（Frieda Fromm－Reichmann）は一八八九年一〇月、ドイツのカールスルーエに生まれた。アドルフ・ヒトラーと同じ年の生まれである。中産階級のユダヤ人の家庭に、三人姉妹の長女として育った。父親の勧めもあり、一九〇八年にケーニヒスベルクで医科大学に入学した。一九一三年に卒業後、カート・ゴールドスタインのもとで、神経精神科医として脳損傷の患者の診断治療にあたった。一方で、精神分析に関心をもち、研修を受けるようになった。一九二四年にハイデルベルグに小さなサナトリウムを開設している。一九二五年に聴覚障害となった父親が自殺している。

精神分析をおこなっていたフロム－ライヒマンは、被分析者のエーリッヒ・フロムと恋愛関係になり、一九二六年に結婚している。エーリッヒ・フロムはフロム－ライヒマンより一一歳年下だった。一九二九年、二人は南西ドイツ精神分析訓練研究所を設立した。その後、エーリッヒ・フロムは結核療養のために、スイスに転居し、二人は別居した。ドイツがナチスに制圧され、ユダヤ人排斥が高まったため、一九三三年にフロムはアメリカに移住した。フロム－ライヒマンも一九三四年、アメリカに渡っている。一九四二年に二人は離婚しているが、交流は続いた。

アメリカに渡ったフロム－ライヒマンは、精神分析に基づいた運営で有名となるチェスナット・ロッジで臨床にあたり、一九五七年四月二八日に心臓発作で亡くなるまでの二二年間をそこで過ごした。チェスナット・ロッジで、フロム－ライヒマンはH・S・サリバンと出会い、大きな影響を受けている。

『積極的心理療法』は、フロム－ライヒマンの主著である。原題は、Principles of Intensive Psychotherapy、一九五〇年に出版されている。六一歳のときの著作で、すでに晩年に近い。彼女の臨床体験を注ぎ込んだものといえる。

私がこの本を読んだのは、一九七三年だった。具体的な示唆が多数述べられており、平易な表現であったので、疑いもなく、ここに書かれていることが、統合失調症患者に関わる場合の基本なのだろうと考えた。それから四五年経って読み返してみても、古さは感じない。読後感は、その頃と変わっていない。この四五年間、私はこの本に書いてあることを基本としてきて、今もそう考えていることに気づく。いくつかの命題を取り上げてみたい。

序文の部分に書いてある文章で、

神経症と精神病とを問わず、精神疾患をもつ患者の問題および情緒障害は、むしろ根源的にはたがいに相似たものであり、またこれらの障害は、われわれ人間すべてが時おりこうむる日々の生活での情緒障害とも似ているというのが、私の信念である。(『積極的心理療法』、ⅶ頁)

という文章がある。これは、精神疾患であろうと、正常者であろうと、その心理に原理的な違いがないという考え方である。だから、治療者が自分の精神状態を観察すれば、患者の感じていること、考えていることがなんらかのかたちで、類推、共感できるという考え方になる。次いで、

精神医学の対人概念からすれば、積極的心理療法とは、表面にでたりおおわれたりしている精神操作を、対人過程として追究し理解するものであるということになる。これらの対人過程は、そのひとの他者との対人交渉によらなければ、それが現実のあらわな対人関係であれ、空想であれ、個人の思想であれ、白昼夢であれ、どのようなものであっても、理解したり洞察したりしえないのである。そして、それが心理療法的な経験である場合とは、患者と、その事態に関与している観察者としての精神科医とのあいだの対人交渉であり、精神科医は、これをとおしてこそ心理療法的に価値のある対人関係の研究と形成の可能性を追究することができるのである。（『積極的心理療法』、x—xi頁）

この考え方は、サリバンのとらえ方と共通している。サリバンの影響を受けたものだろう。精神症状が対人関係を通じて、把握できるということであって、治療場面にあっては、患者と精神科医の関係を重視するものである。このことは、精神療法における転移、逆転移の吟味を重視することにつながる。治療者は、患者に働きかける主体であると同時に、患者の状態をとらえるセンサーでもあるのだ。その考えに立つと、治療者は中立ではありえない。治療過程に巻き込まれ

て、観察しながら関わり、関わりながら観察するという立場しかとれないことになる。フロイトの中にもこのような考え方はあるが、それでも中立性が求められるべき目標と設定されている面がある。フロム－ライヒマンは、治療過程の中に踏み込んでいる。それは、フロイトがヒステリーや強迫神経症を治療対象にしたのに比べ、フロム－ライヒマンは統合失調症を治療対象にしたという違いにも理由を求められる。

中立性に代わるものは何だろうか。

精神科医の人格とその専門的能力の基本として要求されるのは、なんであろうか。この問題に一言で答えようとすれば、それは「精神科医は少なくとも他人のいうことに心から耳を傾けうる人間でなければならない」ということになる。（『積極的心理療法』、九頁）

としている。

心から耳を傾けうる力とは

「他人のいうことに心から耳を傾けうる」力とは何であろうか。まず、「精神科医が患者の自信を増大させるようにつとめ、なんとしてでもこれを傷つけるのを防ぐということが、積極的心理療法の重要原理のひとつなのである」。（『積極的心理療法』、一三頁）

身体の診察は、まず問題のないところから始めるというのが原則である。痛みのある部分に最初にさわってしまうと、痛みの刺激に身体が緊張して他の部分が診察できなくなってしまう。子供の診察も口の中を見るのは最後にと言われるのもそのためである。こころの場合もそうで、最初に相手に緊張を与えてしまうと、後の面接が進まなくなる。ここまでは、臨床家であれば、どんな人でも心掛けていることである。しかし、フロム-ライヒマンは次のように語る。

すべての精神科患者は自信を傷つけられている。つまり心理的に不安定であり、不安なのである。そのため他の人間が心理的不安定を隠そうとすることに非常に敏感となる。そして、この他者が精神科医であった場合、治療者自身の歪曲され隠された心理的不安定が患者の不安につけ加えられることになる。そのため患者は精神科医に自由にうちあけて話そうとは思わなくなり、その聴きいる能力をも信じなくなって、そのため心理療法的協力はまったくうちやぶられてしまうのである。(『積極的心理療法』、一六頁)

精神科医の安定した態度が重要であるということが強調される。

治療上の誤りを防ぐためには、医師が確固たる(合理的)自尊心をもつことが大切であるとおもわれる。他者の積極的心理療法をおこなうに先だって、精神科医自身が教育分析をうけ

ねばならない理由がここにも存在するのである。（『積極的心理療法』、一九頁）

精神科医が自分を尊敬していて、しかも患者をも尊敬していれば、自分が全知全能であるとか空想して、患者に「聴きいる」能力が障害されることはないし、また、自分が心理療法という奇蹟を行なう魔術師であることを要求されているのではないことを自覚しているはずである。その結果として、自分に誤りや力の限界や欠点が生じたとき、これを認め得るようになるのである。（『積極的心理療法』、二一頁）

つまり、精神科医と患者がそれぞれに自尊心を持ち、相互に尊重し合うことが、治療の前提であるという考え方である。そこには、魔術のような治療方法もなければ、誤りのない治療者もいないことを認めることである。フロム－ライヒマンは、正直で、率直であることに重要な意味があると考える。

重篤な精神病者は、自分がのべる内容を治療者が理解しえなくても、治療者が率直な態度をとり、分かったようにみせかけさえしなければ、気にはしないのがふつうである。（『積極的心理療法』、二二頁）

精神科医のとまどい

精神科医は、患者の衝動的な行為に直面すると、とまどうことがある。患者に対して強圧的に反応すると、理解力が足りない、器量がたりないと思われそうで、逆に許容的すぎると、患者に押されていると思われるのではないかと心配する。フロム－ライヒマンは次のように言っている。

精神科医だといっても、自分が同僚や秘書たちの目から馬鹿にされているのではないかと心配することがあるだろう。患者が早くたちさったり、面接に非常に遅れてきたりしたとき、医師は病舎のほかの患者や看護婦たちに馬鹿にされるのではないかとおもうかもしれない。このことは重症患者の病棟で、患者が食物を医師の服に投げつけて汚したり、つばをはきかけたり、大便をぬりつけたり、また医師を部屋に閉じこめたりした場合にもおこる。(『積極的心理療法』、三四―三五頁)

こういう話は本に書いて表現することを躊躇するのが普通だろう。せいぜいが、医者の仲間での愚痴というところであろう。それを文章とするところに、彼女の率直性が現れている。読者に、自分が卓越した治療者としてあることを感じさせまいとしている。このような彼女の姿勢は、患者にむけて要所要所で、表明されていたであろう。それにしても、フロム－ライヒマンが患者から食物を投げつけられたり、大便をぬりつけたりしていたのだとすれば、無傷ではいられない関わりを彼女がとっていたのだとわかる。

フロム－ライヒマンは、治療者の関わりが、常に患者から歓迎されるとは考えていない。

医師は患者の症状と戦っているのであるが、患者が健康になろうとする動機によって動かされているあいだは、医師は患者にとって友好的な感情の対象となる。それと同時に精神病者は、防衛としての症状にすがりつくものであるから、精神科医は患者の敵意のまととなる。というのは、治療的努力というものが、このような防衛を患者からうばいとることを目的としているからである。(『積極的心理療法』、二六頁)

治療者は、患者からの攻撃から己れの身を守るということが課題なのではない。その攻撃の性質を患者に自覚させるように促すのが、仕事である。

患者の医師に対する愛情的側面を解釈するのを差控え、その憎悪的側面を解釈すべきであるとのべるものがますます増加しているが、私は心からこのような考え方を支持するものである。とくに分裂気質者や分裂病者の場合、このことを心にとめておくのが有益である。というのは、かれらは親密な関係に対して恐怖と願望を同時にもっているものなのだからである。このようなひとたちに対して、その医師に対する関係中に生ずる積極的な現象についてのべても、なんの利益にもならない。しかしながら、医師に対する関係中、憎悪に満ちた意地の悪い面を指摘すれば、他の種類の患者と同様、このようなひとたちもしばしば利益をうることがあるのだ。(『積極的心理療法』、一〇六―一〇七頁)

攻撃性は、それをそのまま表現するのでもなく、逆に抑圧するのでもなく、解消できるようにしなければならない。

自分の両親を憎むことを学ぶのが、治療上の完成そのものであると考えるような誤解が多くの精神科医の心にあるからである。だが真の治療目標はこの誤った概念とはまったく反対のものであって、年長者に対する過去の愛憎と執着から独立し、不朽の自己価値に対する信念をえて、年長者の判断から解放され離れて独立することなのである。(『積極的心理療法』、一九七頁)

フロム-ライヒマンの治療実践例

フロム-ライヒマンは実例として次のような話を紹介している。彼女の治療実践をうかがわせるような内容である。

患者は毎夜、悲惨な被害妄想にとらえられていた。さまざまな国籍の権力をもった人びとがかれをおいかけていたのである。かれはつかまえられまいとして、個々の加害者に対してかれらの国の言葉で抗弁していた。昼の間、患者は合理的な接触を保っていて、夜ごとの妄想を記憶していなかったので、これを論じることが不可能であった。そして患者の唯一の訴えは、集中できず、何者かが自分の職業的任務を遂行するのを妨げているというものであった。夜中のこのような非常におそろしく苦しい体験があるにもかかわらず、目覚めたときは疲れはて打ちのめされていると感じる以外、患者にはなにもわからなかった。治療者は看護婦の報告によって、なんども患者の妄想について論じようとしたが、それも無駄であった。そこで最後に治療者は患者の夜中の妄想体験がはじまるとき、看護者におこしてもらって、治療者が患者を観察し、その体験に参与することができるようにしようと決心した。このようにして治療者の前で患者は目をさまし、ベッドから机によじ登り、そこから洋服ダンスにいき、あたかも加害者からのがれているかのようにひとつひとつの家具をつたっていった。そして交互に英語、フランス語、ドイツ語、ヘブライ語で抗弁しつづけた。精神科医はできるだけ患者の登攀旅行についていき、患者がなにかいえば、治療者には加害者がみえないが、もし視界にはいってきたら、かれらから患者をまもってやろうといって患者を安心させようとこころみた。15分か20分して患者は平静になってベッドにかえり、その夜はねむったのである。精神科医が患者の妄想的体験にそののちも一度か二度くり返し関与したのち、患者のつくっ

ていた壁をうちやぶってこれをおもいださせることに成功したのである。(『積極的心理療法』、一八六―一八七頁)

フロム‐ライヒマンの語っていることは、どれも納得いくもので、簡単な表現ではあるものの、臨床的経験に裏づけられたものである。深夜の病棟で、幻覚妄想状態にある患者と行動をともにして、語りかけ続けるという行動など、なかなかできるものではない。チェナット・ロッジの経験であれば、五〇歳近い年齢の話だろう。患者の待つ病室へ向かうフロム‐ライヒマンのこころにあるものは、シュヴィングが患者のうずくまる病室へ向かうときのこころにあるものと同じものだと感じられる。それを二人の臨床を支えるものだと考えたい。

卓越した臨床家だったフロム‐ライヒマン

『積極的心理療法』に書かれていることに共感する。そのような実践を自分なりに求めて行きたいと考えている。しかし、アメリカでは、フロム‐ライヒマンの実践が広く受けつがれているわけではない。忍耐と献身、変化の見られない長い時間を耐えなければならないからである。ある意味では、特殊な人びとによってしか担われない方法なのかもしれない。フロム‐ライヒマンが治療実践を行った、チェスナット・ロッジは二〇〇九年、失火によって失われてしまった。ある種象徴的な出来事である。

フロム－ライヒマンは、統合失調症の原因は母親にあると受け止められる「分裂病を作る母」(Schizophrenogeric mother)という仮説を提示し、後にそれを否定されていることや、一〇歳以上年下の訓練生であったエーリッヒ・フロムを性的に誘惑したというとらえ方などセクシャルハラスメントを指摘されるなど、その資質や思想を疑問視する動きがあるが、読みなおしても古さを感じさせない点では、臨床家として卓越した人間であったと思える。

キューブラー・ロスの『死ぬ瞬間』

エリザベス・キューブラー・ロスの『死ぬ瞬間』はアメリカでは、一九六九年に、日本では一九七一年に出版された。大きな話題になった。出版者は読売新聞社だった。その後、シリーズとして、『死ぬ瞬間の対話』一九七五年、『死ぬ瞬間 続』一九七七年、『死ぬ瞬間の子供たち』一九八二年、『新 死ぬ瞬間』一九八五年、『エイズ 死ぬ瞬間』一九九一年、『「死ぬ瞬間」と臨死体験』一九九七年と読売新聞社からの出版が続いた。一九八五年には、キューブラー・ロスの半生を描いた伝記『「死ぬ瞬間」の誕生 キューブラー・ロスの50年』デレク・ギル著が出版された。最初、キューブラー・ロスの著作は、すべて読売新聞社からの出版であった。

当初の翻訳者は、翻訳家の川口正吉であった。その後、再版、文庫化の時点で、鈴木晶の新訳となっているものが多い。川口正吉が一九八二年に亡くなっているのも理由であろう。鈴木晶は舞踊評論が主たる専門であるが、精神分析にも関心が深く、多数の著書がある。

『死ぬ瞬間』の原題はOn Death and Dyingで、「瞬間」という言葉は、読者の注意を引く狙いなのであろう。『死ぬ瞬間』は臨終の瞬間を問題にしたものではない。エリザベス・キューブラー・ロスは『死ぬ瞬間』の「はしがき」の中で、「この本は、瀕死患者をどう扱うかという教科書として書かれたものではないし、瀕死患者の心理の包括的な研究を目指したものでもない。この本はたんに、患者を一人の人間として見直し、彼らを会話へと誘い、病院における患者管理の長所と欠点を彼らから学ぶという、刺激にみちた新奇な経験の記録にすぎない。」（『死ぬ瞬間』、読売新聞社、一九九八年、三頁）と書いている。

『死ぬ瞬間』が出版された頃は、日本でも癌の告知を行う医師は少数派で、医療界全体にも消極的なとらえ方が強かった。予後不良であるばかりでなく、あと一ヶ月程度の命しかないと予想されても、医療者はためらいがちに「かならず良くなるでしょう」と気休めの声をかけることが多かった。そのため、看護者は患者から「少しも良くなりません。本当に治るのでしょうか」と聞かれるのを避けて、病室を訪れることに消極的になることが多かった。実際そういう患者の病室には黒い霧がかかっているような気がして、笑顔を見せて、飛び込んでいくのには抵抗があった。キューブラー・ロスが二〇〇人にも及ぶ、死を目前にした患者たちにインタビューできたということは、単なる偶然ではなく、このような抵抗を打ち破る地点に彼女が立っていたということである。それはシュヴィングが毛布を被って、一言もしゃべらない患者のそばに、毎日三〇分も座りつづけることができた、その態度を支えるものと同質のものがあったということだろう。死に近い患者が恐ろしいということは、その治療者が死を恐れているからに他ならない。ものを語らない患者のそばに座っていられないのは、自分の絶望や罪責感に打ちひしがれているからである。キューブラー・ロスはどのようにして、その恐怖を克服したのであろうか。『死ぬ瞬間』の中で、彼女は次のように語っている。

死を迎える患者と向き合うには、経験からしか生まれないある種の成熟が要求される。不安のない落ち着いた心で末期患者の傍らに座るためには、死と死の過程に対する自らの姿勢をよく考えなくてはならない。(『死ぬ瞬間』、三八三頁)

つまり、経験と修練が必要だということだが、彼女はどのようにして、その作業を開始したのだろうか。

キューブラー・ロスは、臨死者との対話を公開で行って、疾患の告知を患者に行わないことは、不誠実な態度であることを明らかにした。だれよりも、本人が自分の予後を知っており、それをだれかと話し合いたいと考えている。その事実を否認しているのは、医療者自身であるということを主張した。公開セミナーを呼びかけ、宗教者、看護者、患者自身がそのセミナーに出席した。セミナーが大きくなればなるほど、医師の多くがそれに抵抗した。

医師にとっていちばんむずかしいのは最初の一歩である。いったんドアを開け、私たちの実際の活動を（憶測するのではなく）聞いてみるか、一度セミナーに出席しさえすれば、その後も参加しつづけることはほぼ確実である。（『死ぬ瞬間』、三五七頁）

最初の一歩が困難なのである。

一般に、教育や教養、社会的束縛、職業的責任のあまりない人は、物質的な豊かさ、楽しみ、対人関係などの面でより多くを失うことになる裕福な人に比べると、この最終的な危機を直視するのがいくぶん楽なようだ。（『死ぬ瞬間』、三七五―三七六頁）

医師はまさしく、そのような部類の人だろう。だからこそ、一層、キューブラー・ロスがこの一歩を踏みだせた理由を問いたくなるのである。

その問いは、キューブラー・ロスのたどってきた道を知ることによって、答えが得られるであろう。キューブラー・ロスの人生は、『死ぬ瞬間』までの経過がデレク・ギルの『「死ぬ瞬間」の誕生　キューブラー・ロスの50年』によって、またその後の人生を含めてキューブラー・ロス自身が自叙伝のかたちで表した『人生は廻る輪のように』（角川書店、一九九八年）で知ることができる。

『死ぬ瞬間』へ至るキューブラー・ロスの50年

エリザベス・キューブラー・ロス（Elisabeth Küber-Ross）は一九二六年七月八日にスイスのチューリッヒで生まれた三つ子の一人で、同時に生まれたのは、エリカ、エンマだった。エリザベスとエリカは一卵性双生児で、二人とも九〇〇gしかなかった。母親の献身的な世話で、命の危機を脱したのである。エリザベスは弱者への共感が強く、ドイツのポーランド侵入の報せを聞くと、可能になれば、ポーランドへ行って、力になりたいと決意するような人間であった。一九四二年、父親が三人の娘に進路決定の決断を下し、エリザベスは父親の決定した、父親の事務仕事を手伝うようにという命令に反抗した。父親が「それでは女中にでもなるのだな」という捨て台詞にしたがって、未亡人一家の家政婦となり、一日一八時間はたらいて、最後は逃げだすことになった。しかし、父の赦しはとけず、一七歳で、皮膚科研究室の助手となった。この仕事は、将来的に医師となるための、準備の意味もあった。あくまでも権威に反抗し、自分の希望をつらぬくという態度は、一〇代の後半で、すでに明らかになっている。一九四五年一月、父親が招いた平和を守る国際ボランティア奉仕団の人たちと知り合いになり、ボランテイア活動への参加の希望を抱いた。

第二次大戦終了後、ボランティアの要請を受けて、戦争で破壊されたフランスのエルクシー村の復興活動に参加した。ドイツ人捕虜が、人間地雷探知機として殺されていくのに抗議し、自分たちが代わりにやると名乗りでて、その作業を止めさせたという。激しさを含んだ行動をとる面がみえる。

一九四六年、チューリッヒ大学眼科からアムスラー研究室に通い、暗室での検査の作業を手伝った。暗闇での患者との接触によって、患者とのコミュニケーションの経験を積んだ。その後、ボランティアの要請があるとベルギー、スウェーデンにでかけた。ポーランドでの活動の可能性を聞くと、積極的にポーランドへ向かう。ルシマのキャンプで診療所活動を行った。患者を励ましたり、単純な医療処置を行うだけであった。ある夜、危篤状態にある赤ちゃんを連れた母親に強引に頼まれて、ルブリンの病院へ運ぶ。三週間後、母親は命拾いした赤ちゃんのお礼に、ハンカチに祝福された土を包んで、眠っているキューブラー・ロスの枕もとに置いていく。

ポーランドを去るとき、キューブラー・ロスはマイダネク強制収容所を訪れる。そこで、ユダヤ人の少女ゴルダと出会う。ゴルダは、復讐を考えるとヒトラーと同じことになると語る。命がけの方法でスイスに戻るが、父との約束を破って東側に行ったことで、父との距離は開いてしまう。

一九五一年七月、試験に合格、チューリッヒ大学医学部へ。学費と生活費を捻出するために、アルバイトで睡眠五時間以下だった。スイスでは、医師となる前に、田舎での勤務を義務づけられている。一九五六年秋、田舎での勤務で、医療には医療知識、医療技術以上に人間との関わりが必要だと気づく。一九五七年、医師となり、結婚して、アメリカへわたる。グレン・コープ病院でインターン。病院での研修は、妊娠で中止となり、精神科のマンハッタン州立病院へ勤務することとなる。一九五九年七月のことであった。ここで、キューブラー・ロスは、精神医療の劣悪な状況に衝撃を受ける。何の意欲もない患者が自分の身のまわりのことにも構わず、ただ食事を待っているだけであった。彼女は、生活に秩序をもたらすために、報酬制度を取り入れ、言葉を発しない患者にも積極的な関わりを行った。これらの活動の様子は、シュヴィングやフロム－ライヒマンを思わせるようなものであった。

当時のわたしに精神病にかんする知識がどれほどあったのか？　なにもなかった。だが、人間のいのちについては知っていた。そして、患者が感じている悲惨、孤独、恐怖に正面から向きあった。患者がなにか話しかけてきたらかならず応えた。訴えにはよく耳をかたむけ、自分なりの返答をした。気持ちがつうじるようになった。患者はもうひとりではなく、怖がらなくてもいいのだと感じはじめていた。（略）

そうしてこころを配りはじめてからほぼ一年後に、レイチェルがついに口をひらいた。アートセラピーで絵を描いているときのことだった。レイチェルの絵をみていた医師に、「いいでしょ？」といったのだ。（『人生は廻る輪のように』、一四二―一四三頁）

多忙な一般病院では妊娠の可能性のある女性が研修をおこなえないことと、生活費捻出のために、マンハッタン州立病院精神科で二年間勤務を続けた。彼女は、精神科医となることを希望していなかったが、精神科医となることになってしまった。精神科医になりたくなかったキューブラー・ロスは、若いころ街でユングと出会うことがあった。声をかけたら自分は精神科医になってしまうと思って、声をかけないぐらい、精神科医になりたくなかった。一九六一年七月、モンテフィオーレ病院精神科の精神薬理科外来。その後、コロラド大学へ移り、一九六三年七月、マーゴリン博士の研究室で、教授不在中の講義を頼まれ、はじめて死を目前とした患者のリンダを臨床講義に招いた。それを始まりに、臨床講義を重ねていくことになる。

精神科医として仕事を続けるためには、精神分析を受ける必要があると助言されてきたため、一九六五年、シカゴ大学へ移った機会に精神分析を受けるようになった。そして、死を前にした患者へのインタビューを軸とした臨床講義がマスコミに知られるようになり、一九六九年一一月二一日、雑誌「ライフ」掲載。ここからキューブラー・ロスは時の人となっていくのである。

キューブラー・ロスが有名になるにしたがって、周囲の医療者からは反発を受けるようになった。彼女は、死者にたかるハゲタカだとまで言われた。キューブラー・ロスは自分の患者に頼むより、病室をまわって、協力者を探したものらしい。主治医であれば、患者がことわりきれないかもしれないので、利害関係のない患者を選んだのだろうが、逆に主治医からは、自分と患者の関係の間に入り込まれるという感じを受けることもあったのではないか。表だって、批判はしなくても、わだかまりは生じてしまうだろう。キューブラー・ロスは権威に屈せず、主張すべき事は主張する姿勢であるため、一層反発を招いた部分があるのではないか。アメリカで、ターミナルケアが確立する過程で、キューブラー・ロスの果たした役割は、極めて大きいが、批判や反対も強かったであろう。しかし、このような反発を押し切る先覚者がでなければ、改革がすすまないというのも事実である。

『人生は廻る輪のように』に、次のように書かれている。

著書の『死ぬ瞬間』が出版されると、世間の関心はさらに高まっていった。著書は国内外でベストセラーになり、事実上、アメリカのすべての医学校や看護学校が重要な本であることをみとめた。ふつうの人たちも、いつのまにか「死の五段階」について議論しはじめていた。著書がそれほど熱烈に世にむかえられ、自分自身が有名人の仲間入りをすることになろうとは夢にも思っていなかった。皮肉なことに、その本を完全に無視した唯一の場所は、わたしが勤務する病院の精神科だった。それは、どこかほかに職場を探す必要があることを示す、あまりにも明白な徴候だった。(『人生は廻る輪のように』、二二五頁)

『死ぬ瞬間』以後のキューブラー・ロス

有名になり、世間が認めるのと並行して、職場とのつながりが失われていく。『死ぬ瞬間』の出版以後、手紙は引きを切らず、講演依頼は応じられないくらいになった。患者や家族からの直接の連絡や依頼も増えた。キューブラー・ロスは自分の周囲に自然に生みだされたネットワークでセミナーなどを行えるようになった。キューブラー・ロスは講演依頼の収入で、事業を動かすようになり、個別のケアはボランティアの手弁当であった。このことがおそらく関係していると思われるが、彼女は「死後の生」ということを強調するようになる。そして、理解をしめしたシャーマン的な人物に深い関心を持つようになる。夫との会話も成り立たなくなり、離婚という結果につながった。おそらく席も温まる閑がないほど、講演旅行を続けていたため、家庭生活にも問題がでていたのであろう。

転機は思いがけずやってきた。

一九八五年六月二日、スタウントンにあるメアリーボールドウィン大学の大学院で講演をしたとき、二〇人のエイズ感染児を養子にむかえ、五エーカーのホスピス建設予定地で育てる計画があることを、なにげなくしゃべった。学生たちは拍手をしてくれたが、地元のテレビ局と新聞が報道したわたしの発言が周辺の住民を怒らせることになった。エイズについての無知と恐怖から、反キリスト教主義者が死病をまき散らそうとしているという誤解が生まれたのである。(『人生は廻る輪のように』、三二六頁)

振り返って考えれば、臨死患者の援助は、一般の人びとにも理解されやすい課題であったのであろう。エイズは、社会的に認識されてから、まだ時間も経っていなかった。都会ではエイズ患者を診ることがあったり、身近で発病する人もあったかもしれないが、アメリカの片田舎では、対岸の火事である。そういう状態のところに、突然計画が示されると、大きな反発が起こった。

ヨーロッパ旅行で留守にしているあいだに、以前わたしが解雇した建設労働者のひとりが戸別訪問をしてエイズにかんするデマをまき散らし、計画に反対するための請願書に署名を集めていた。その男は人びとに「あの女にエイズをもちこまれるのがいやなら、反対の署名をしよう」と訴えていた。

男の目的は首尾よくはたされた。一九八五年一〇月九日、その問題をめぐって町の集会がおこなわれた。人びとは一触即発の状態だった。夜の集会であるにもかかわらず、郡の二九〇〇という人口の半分以上がつめかけ、郡庁所在地モンタレーにある小さなメソジスト教会に入りきれないほどだった。エイズ感染児の養子計画を発表するまで、わたしは人びとからあたたかいことばをかけられ、地域の名士として敬意を払われていた。しかし、その夜、教会に入っていくと、かつては笑顔で手をふってくれた人たちが嫌悪と憎悪の表情でわたしをむかえた。ひとりでも味方につくという可能性は、その時点ですでにゼロにひとしかった。

(『人生は廻る輪のように』、三三一—三三二頁)

キューブラー・ロスは計画を断念せざるを得なかった。しかし、事態はそれで終わらなかった。

一九九四年一〇月六日、わが家に火が放たれた。家は全焼した。資料も原稿も宙に消えた。もてるものすべてが灰燼《かいじん》に帰した。家が火の海につつまれているという知らせを受けたのは、帰路の飛行機に乗るべくボルティモア空港を小走りで急いでいたときだった。携帯電話の先の友人は、まだ家に帰るなと哀願した。しかし、わたしはそれまでにも両親や知人から「医者になるな」「瀕死《ひんし》の患者と面接するな」「刑務所にエイズ・ホスピスをつくるな」といわれつづけてきた。そして、そのつど、人に期待されることより自分が正しいと感じたことを頑固に実行してきた。そのときも同じだった。

だれだって生きていれば辛苦を経験する。つらい経験をすればするほど、人はそこから学び、成長するのだ。(『人生は廻る輪のように』、一四頁)

しかし、彼女は家族の強い反対を受けて、隠退生活を選ばざるを得なかった。そして、今度は脳梗塞が彼女を襲った。

一九九六年の一年間、わたしはたえまない痛みと麻痺による運動制限に苦しめられた。二四時間、だれかの看護に依存するようになった。玄関のベルが鳴っても、応答ができなかった。

そして、プライバシーは？　それは過去のものだった。五〇年間、だれにも依存せずにやってきた者にとって、依存は学ぶことの困難な教訓である。人がきては去っていく。わが家はときに、ニューヨークのグランドセントラル駅のような混雑を呈する。かと思えば、だれひとりいなくなる。

いったいどんな人生なのか？　惨めな人生。（『人生は廻る輪のように』、三六九―三七〇頁）

病状が重く、介助が必要で、自宅まで看護婦にきてもらっていた時期があった。それはありがたいのだが、看護婦たちが大量のごみをすてることが気になった。毎日、ごみが大きなビニール袋にいっぱいになるのだ。（略）

看護婦たちは毎日、わたしのもちものを盗み出していたのだ。金銭的に価値のあるものばかりではなく、まえの家の火事で焼け残った絵画、賞状、学位証書など、数少ない思い出の品物も盗んでいた。（略）いまでも許していない。許すための努力もしていない。（エリザベス・キューブラー・ロス、デーヴィッド・ケスラー『ライフ・レッスン』角川書店、二〇〇一年、二四九頁）

キューブラー・ロスが指摘していることは、事実かどうか確かめようがない。ただ、確実なのは、若いころ彼女が病棟の片隅に発見した、末期癌の患者と同じ絶望的な心理状態に、彼女が陥っていたであろうということである。現実を批判し、糾弾しすぎると、ついには和解の糸口を自分で潰してしまうことがある。正義感が強ければ強いだけ、自分を追いつめてしまう。もっとも助けなければならないと思った存在に、最後には自分が重なってしまう。

キューブラー・ロスの嘆き——医療は癒やしから管理へ

『永遠の別れ　悲しみを癒やす知恵の書』（日本教文社、二〇〇七年）にはこう書かれている。

いま、わたしが悲しみをもってみつめているのは真の医療が失われたことにたいしてであり、医療が癒しの業《わざ》ではなく管理の業になっている世界に自分が置かれていることである。この世界では、意志決定は患者のベッドサイドではなく、その患者をみたこともないだれかによって、オフィスで行われている。かつてわたしが親しんでいた医療の世界が失われたことを、わたしは悲しんでいる。

患者として経験しているこの医療制度の管理化を憂い、悲しみ、悲嘆する一方で、わたしは自分がしてきた仕事がこの医療の世界を少しでも変えることに貢献できたのかと自問している。総括的に展望すれば、かかわってきたすべてのすばらしい患者たちといっしょに、変革に貢献してきたと自負するものがある。しかし、局所的にみたとき、この医療の非人間化を目の当たりにして、絶望と悲嘆を禁じえないのだ。それは医療に生涯を捧げてきたこの身にとって、嘆いても嘆ききれない真の喪失である。（『永遠の別れ』、三五三頁）

キューブラー・ロスが語っているのは、制度を変革しようとしても、成果は得られない。むしろ事態を悪くしてしまうかも知れない。確かなことは、変革を夢見て、集まってきた人びととのつながり、思いの交換、愛の交流、それだけが残るものであるということだろう。キューブラー・ロスが死の援助を考えるとき、常に立ちもどるイメージがあった。

子どものころ、ある農夫の死に出会った。その農夫は木から落ち、助かりそうもなかった。彼は家で死なせてくれと言い、その願いはだれからも反対されずにかなえられた。彼は寝室に娘たちを呼び、それぞれと二人きりで数分間ずつ話し合った。激痛に耐えながら、彼は冷静に身辺整理をし、自分の持ち物と土地を分け与えた。ただし土地は妻が死ぬまで分割してはならぬという条件を付けた。また娘の一人ひとりに、彼が事故の直前までやっていた仕事・義務・事業を分担して続けるよう指示した。友人たちにさよならを言いたいからもう一度家に来てくれるように頼んだ。当時、私はまだ幼かったが、その農夫は私や私の妹たち(訳注　キューブラー・ロスは三つ子の長女だった)に帰れとは言わなかった。私たちは彼が息を引き取るまで、彼の家族と悲しみを共にすることを許され、いっしょに心の準備をした。彼は死んだ。でも自分が建てた愛する家にそのまま安置され、彼の死に顔を最後に一目見ようと友人や近隣の人びとが集まってきた。彼は、これまで生活し、深く愛した自分の家で、花々

に囲まれていた。(『死ぬ瞬間』、一八頁)

このイメージをキューブラー・ロスはどこかで原点にしている。しかし、この光景は、果樹園が受けつがれ、そのことで生計が維持でき、周囲の人たちも同じように生きていて、お互いに顔見知りで、地域のつながりが不変のものとして感じられるような世界のことである。人びとの誕生も死も、とりまく自然とひと連なりの世界である。このような共同体の中に流れている命にふれる安心を、大都会の中で再現できるものではない。しかし、それにあこがれることは、あり得ることだろう。だがその断絶を埋めようとすると、限りない困難がやってくる。それどころか災難までやってくる。キューブラー・ロスは嘆きながら死んでいったのだろう。だとしても、だれがそのことを笑えるだろうか。われわれは皆、キューブラー・ロスの恩恵を受けているのだから。

第五章

水俣病事件と向き合う

戦後民主主義は経済の高度成長を生みだした。しかし経済の高度成長は戦後民主主義の基盤を掘り崩した。経済の高度成長の裏面の一つは公害に現れた。公害の例の一つが水俣病である。その地域の広がり、被害の深刻さ。企業、国家、自治体の対応の遅さ、隠蔽体質、無責任性が、明らかにされた。しかし、対抗する被害者住民も分断され、声を封殺された。それらの動きをすべてとらえて、表現しようとすると、多様な楽器を駆使した、一大交響曲のようなものになるだろう。しかし、多くの人は、単一の楽器の演奏のようなものとして、事態をとらえようとするため、全容がわからなくなってしまう。この社会の中で起こることも、そのような様相を取っている。その多様な世界の現れに対して、精神を病むこと、それにどう向き合ったかという観点で、水俣病を考えてみた。私が水俣病を知ってから、この観点にいたるまでに五〇年かかった。

水俣病事件

日本の社会が近代化の過程をたどる中で、多くの問題を伴っていったが、その一つが公害問題であった。公害問題は、近代的な工場設備が稼働するに伴って、各所で発生していたが、社会全体の問題として大きく意識されるようになったのは、第二次大戦後の経済の高度成長期であった。四大公害事件とされる、水俣病、新潟水俣病、イタイイタイ病、四日市ぜんそくが被害者からの提訴を受けて、裁判で争われるようになったのは一九六七年から六九年にかけてである。その背景には、公害問題を避けて通れないという認識が、日本社会全体に受け入れられるようになったという事実がある。この公害事件の中でもっとも広い範囲に被害をもたらし、死者を含め多くの被害者を発生させたのが水俣病である。

水俣病の特徴の一つは、工場排水の中に含まれていたメチル水銀が、魚介類を通じて摂取者の体内に蓄積され、発症したということであった。工場排水で汚染された海域の魚介類を、摂取する機会の多い人間から発症が始まった。この経路の間接性が、原因解明、対処法に混乱をまねいて、対策を遅らせてしまった。この経過の中で、被害者、加害企業、地域社会、自治体や国家の対応をめぐって、種々の社会的問題が発生した。これらの事実は、公害による直接的被害を超えて、被害者や関係者を巻き込み、対立や分断を生んでいった。このことは、被害者の人生に、驚くほどの影響を与えた。直接的な関係を持たない多くの国民にとっては、「公害問題」「水俣病問題」としてとらえられ、語られるのだが、当事者にとっては抜き差しならぬかたちで巻き込まれた「公害事件」であり「水俣病事件」である。

水俣へ行ってみるとわかるが、目の前の不知火海は静かな内海で、漁村では波打ち際のそばまで家が建っている。そのような場所に住む漁師にしてみれば、不知火海で漁をすることは、多くの農家であれば、裏の畑で野菜を抜いて、そのまま料理して食べるような感覚だっただろう。ほとんど、自分の庭や、家の一部のような空間の感覚であろう。そこでとった物によって、病気になるということは、身体感覚そのものが深く脅かされるような体験であったことだろう。最初、海の魚が大量に死んで、やがてそれがカラスや飼い猫までに拡がって、人間までに及んだ。何かおそるべきことが起こっているという予感が多くの人にあったのではないか。やがて判明することだが、水俣病が次つぎと発症しているときに、生まれた赤ん坊に脳性麻痺のような症状を示す場合が重なった。それは後に胎児性水俣病として診断が下されたわけだが、人間の周囲の環境が汚染されただけでなく、母胎の汚染の影響が胎児にまで及んでいたのである。こういうことの重大性というのは、事実が明らかにならないと、想像もできないであろう。人間の生命活動の奥の奥の部分にまで、汚染が拡がっていたのである。妊娠した母親の胎内の水銀を胎児が吸い取って、母親の症状が軽くなったという話もある。そういう事態にまで追い込まれた人間は、何によって癒されるであろうか。

水俣病の示している問題は、工場排水によって、そのような深刻な環境汚染、生命破壊が起こったという事実を認めず、責任を取らず、有効な対処も行わないという企業や国家の姿勢が明確に示されたというところにある。工場側は事実を隠蔽し、責任を認めず、対策も立てようとしなかった。事実を知っており、責任もわかっており、対策もあったのにである。自治体や国も企業の姿勢に従うばかりではなく、逆に会社側が患者団体に譲歩することを認めなかったと思われる。被害者は、口を封じられ、犬死を強いられた。それに耐えきれなくなった被害者から「国家権力と対立する」ことを決断した人びとが現れた。

責任を取るべき組織、指導者が事態を隠蔽する判断を通そうとするため、社会のあらゆる部分にねじれが生じて、混乱が巻き起こされた。時間さえ経てば、自然に忘れられるだろう、沈静化するだろうという、責任を回避した態度である。当事者はそのねじれをかかえたまま、水俣病事件に向かい合うしかなかったのである。

水俣病事件に巻き込まれた人びとの中から、何人もの表現者が現れた。被害者自身から、あるいはそのすぐそばに立つ人からも、重要な表現を行った人びとが現れている。ここでは、三人の人を取り上げて考えてみたい。それらの人たちは、水俣病が生みだした存在のねじれを「精神疾患」あるいは「心の病」としてとらえているのである。

石牟礼道子

水俣病を日本社会に認識させたのは、石牟礼道子の『苦海浄土』であったといっても大きな間違いではないだろう。一九六九年、講談社から『苦海浄土　わが水俣病』として出版され大きな反響を生んだ。聞き書きを中心としたノンフィクションとして評価され、第一回大宅壮一賞に選ばれている。石牟礼は受賞を辞退している。石牟礼は、自分の創作活動に光があたることを避けたかったのではあるまいか。

「公害」という言葉が、一般に使われるようになったのは、庄司光、宮本憲一による『恐るべき公害』が一九六四年に岩波新書で発売されてからではないだろうか。ただ、この本では、「公害」という概念の提出と問題提起に重点があり、個別の公害事件の掘り下げは十分ではないだろう。

『苦海浄土』出版の前に、水俣病に関して、宇井純の『公害の政治学—水俣病を追って』(三省堂新書、一九六八年)が出版されている。公害問題における学者の役割や、政治の動きについて鋭い考察が語られている。その当時、公害問題に取り組んだ人びとの多くが参考にした本である。しかし、社会問題に直接ふれることのないような人びとにも大きな共感を得たのは、やはり『苦海浄土』であろう。水俣病のイメージをこの本によって与えられた人は多い。また、そのイメージを大きく変えるような作品も現れていない。つまり、石牟礼道子を超えるとらえ方で水俣病を表現した人はいなかったし、今後もおそらく現れることはないであろう。

水俣病といえば、『苦海浄土』が連想され、石牟礼道子が連想される。『苦海浄土』を読んで、水俣病に関心を持った人も多い。しかし、水俣病に関心を持っている人が、『苦海浄土』を読んでいるか、愛読しているかというとそういうことはない。知ってはいるけれど、読んでいないという人も結構多い。一度手に取ったが、読み通せなかったという人も珍しくはない。そのうちに読もうと思っているという人もいる。それは一般にイメージされている水俣病のイメージより、『苦海浄土』に描かれている世界の方が重くて、深いからである。それらの人たちは、自分の水俣病に対する理解が深まったときに、はじめて『苦海浄土』を手に取れる、読み通せると直観しているからであろう。

一九六九年に講談社から出版された『苦海浄土　わが水俣病』に続いて、一九七四年『天の魚』(筑摩書房)がだされた。その後『苦界浄土』の全体構想が語られ、『苦海浄土　わが水俣病』はその第一部、『天の魚』はその第三部とされた。第二部は、断続的に執筆されたが、完成は遅れて、二〇〇四年に藤原書店から出版が開始された『石牟礼道子全集・不知火』の第二巻に、『苦海浄土』の第一部と第二部が合本されて出版された。ここに三部作は完成したのである。完成に三五年かかっている。第二部の単行本化は二〇〇六年に『苦海浄土〈第二部〉神々の村』(藤原書店)のかたちで出版された。二〇一一年に池澤夏樹が編集した『世界文学全集』(河出書房新社)の一巻に『苦海浄土』が選ばれ、三部作が一冊にまとまった。全三部の単行本化は二〇一六年である。第一部の出版から、実に四七年かかっている。出版社の方針もあるだろうが、この息の長さは、情報を迅速に伝達するという姿勢とは無縁である。むしろ、簡単には伝達できるはずもないものとしてとらえられているのであろう。

このように見ていくと、『苦界浄土』は石牟礼道子の著作活動の一部をなしているものの、そのすべてではないことがわかる。それは、社会問題化した水俣病事件を超えて、石牟礼道子の文学世界が拡がっているということである。むしろそうであるからこそ、石牟礼道子は水俣病事件を文学的世界のなかで、描きだすことができたのである。

私たちは、石牟礼道子の文学的出発点をどこに求めるべきであろうか。処女作が『苦海浄土』であるために、どうしても記録文学という視点で見がちになるが、石牟礼道子の文学的出発点は、短歌にある。戦後しばらくして、石牟礼道子は毎日新聞の地方欄に載る熊本歌壇に投稿を初めるようになった。何ヶ月かして、選者の蒲池正紀から、主催している歌誌『南風』に入会を勧められている。新聞歌壇への投稿作品を読んで、その才能に気づかれたのであろう。入会の時の言葉が「あなたの歌には、猛獣のようなものがひそんでいるから、これをうまくとりおさえて、檻に入れるがよい」というものだった。

結果的に、石牟礼道子は短歌の世界を離れるのだから、短歌の枠では石牟礼道子の世界を表現するには狭すぎたのであろう。『南風』への出詠は一九五三年一月からである。最後の出詠は一九六五年四月であるため、その頃までは短歌への関心がみられ、創作も行われていたのであろう。熱心に創作されていたのは一九五三年から一九五六年にかけてである。一九五六年には全国的な規模で出版されている短歌雑誌『短歌研究』五十首詠に入選している。新人として評価される存在となっていたのである。

石牟礼道子の短歌作品をまとめた『海と空のあいだに』という歌集が一九八九年、葦書房から出版された。この歌集には『南風』に発表されたもの以外、未発表のものも含めて掲載されている。この歌集に最初に掲載されているのは「冬の山」のシリーズである。昭和一九年から二一年の作とされている。このシリーズのなかに自殺未遂を描いたものがある。

この秋にいよよ死ぬべしと思ふとき十九の命いとしくてならぬ
わが脚が一本草むらに千切れてゐるなど嫌だと思ひつつ線路を歩く
線路を離れ分け入りし山に湖水あり死にたき心いよいよつのる
わが命絶つには安き価なり二箱の薬が五円なりといふ
毒薬にゆだねられゆく命にてわれの一世《ひとよ》はいじらしきかな
ひとさじの白い結晶がたたへゐるこの重い重い静けさを呑もう
呑みがたきもの飲み下したり反抗のごとく唾液のぼりくる
オブラードの昇汞胸に入り開くとき縋りつきゐしなんの稚な木
死ぬことを思い立ちしより三とせ経ぬ丸い顔してよく笑ひしよ
穂芒の光なびける野の原に立ちて呼ばむとすれど声なし
おどおどと物いわぬ人達が目を離さぬ自殺未遂のわたしを囲んで
死なざりし悔いが黄色き嘔吐となり寒々と冬の山に醒めたり
まなぶたに昼の風吹き不知火の海とほくきて生きてをりたり

（『海と空のあいだに』、一一―一五頁、これ以降の歌は同書の頁数のみとする）

これらの情景がどこまで事実であり、イメージに過ぎないのかはわからないが、石牟礼道子が昇汞《しょうこう》を飲んで自殺しようとしたのは事実であり、嘔吐によって助かったのも事実である。それが一九歳のときであって、三年前から自殺を考えていたことも事実だろう。ここまで精密にその心理状態を描写できるということは、自殺未遂が単なる衝動的な行動ではなく、思いつめた状態であることを示していよう。彼女は、生きることへの違和感、現実世界になじめないことを痛切に感じ取っていた。おそらく、日本の敗戦と、その後の社会のまとまりのなさに生きる理由を見つけられなかったのだろう。

石牟礼道子の歌には「猛獣のようなものがひそんでいる」と指摘されていたが、その潜んでいるものを扱い損ねると、彼女自身が食い殺されかねないものであった。彼女は、その姿を一族の中に流れている狂気の血というかたちで、見つめたことがあったように思える。彼女の祖母は失明し、精神に異常を来していた。その祖母の姿を、石牟礼道子は短歌のなかに詠み込んでいる。

最初にでてくるのは、祖母ではなく、女乞食である。

すすきの穂を口にくわえし女狂人を我は見たりき。（略）
いつの日かわれ狂ふべし君よ君よその眸そむけずわれをみたまへ（一七頁、昭和二十一年ごろか）

この歌では、石牟礼道子がやがて狂う人として、自分をとらえていることがわかる。

白き髪結えへてやれば祖母《おほはは》の狂ひやさしくなりて笑みます（一八頁）
狂ひゐる祖母がほそほそと笑ひそめ秋はしずかに冷えてゆくなり（三七頁）
狂へばかの祖母の如くに縁先よりけり落さるるならむかわれも（五七頁、昭和二十九年）

この歌でも、自分を襲う運命を予見しているかのようである。

狂ひし血を持つを嫌でも肯ふ日よ向ふから来る自動車が怖くてならぬ（五八頁）
うつくしく狂ふなどなし蓬髪に虱わかせて祖母は死にたり（六五頁）

石牟礼道子の弟も心を病んでいた。おそらくその入院見舞いのあとの歌と、退院後、事故死した後の歌と思われるものがある。

怒りうしなひし鹿たちの眸にみつめらる瘋癲院よりかへりしのちも
おとうとの轢断死体山羊肉とならびてこよなくやさし繊維質（一二七頁、昭和三十四年）

石牟礼道子には、この世に生きる場所を見つけられないという予感があったであろう。そして、それが一族の宿命のようなものと感じられることがあったのではないか。彼女は狂った祖母とともに生きることができる世界をこの世の中に見つけだささなければ、生きていくことができないという思いに至ったのであろう。

伊藤比呂美との対談の中で、その頃の状況を石牟礼道子は次のように語っている。

石牟礼　（略）十九ぐらいのとき、「昇汞《しょうこう》」（塩化水銀）を飲んだことがあるんですよ。昇汞って水銀じゃないですかね。そうしましたらね、すぐに吐いていたんですよ。

伊藤　そんな薬をどこで手に入れたんですか？

石牟礼　その昇汞は理科室、代用教員をやっていたときの学校の理科室にありました。すぐもどしましたけども、そのときちょっと怖かったのは、しばらく意識がなかったんですね。吐き出したときは弟がすぐそばにいて、お医者様を呼んだらしくて。どういう症状だったのか私はわかりませんけど、ただ、自分の意識では、真っ暗な出口のないトンネルの中に入っていく気がして、真っ暗で出口がない。明かり一つ見えない出口のないトンネルの中に吸い込まれていくというのが、一瞬、ちょっと怖かったですね。

伊藤　まあ……。飲んだときは躊躇《ためら》いもなく、ぐびっと、死ぬつもりで？

石牟礼　はい。
伊藤　何か直接的な原因はありますか？　それとも一般的な気質で。
石牟礼　気質ですね。
伊藤　やっぱりそうですか。でも、何かがないと、その引き金になりませんでしょう。単に溜まっていっただけかしら。
石牟礼　一つは祖母が狂女でしたから、「可哀そうに、可哀そうに」といつも思ってましたから、けれども、世話しきれない。私が世話係のようなことをやってましたけど、それもあったかもしれませんね。そして弟が私と年子で一つ下でしたけど、弟のことがいつも気になって、親から私が可愛がられて、弟はあまり可愛がられない、特に父から。弟のことが可哀そうで。（石牟礼道子、伊藤比呂美『新版　死を思う　われらも終には仏なり』、平凡社新書、二〇一八年、一六二―一六三頁）

この心を病んでしまった祖母とともに生きる世界をさぐる試みとして、石牟礼道子は水俣病に向き合ったのだと思える。そしてその作業の中から、『苦海浄土　わが水俣病』が生まれたのだととらえてみたい。この対談の中には、祖母と並んでなくなった弟のことにもふれられている。祖母と弟、その広がりのなかに、水俣病の被害者も包みこまれていたことであろう。

石牟礼道子は『苦海浄土　わが水俣病』を書き終えて、『天の魚　続・苦海浄土』の次に一九七七年に『椿の海の記』を発表している。この作品は、水俣病発生以前の水俣の生活、風景を描いたものである。ここには石牟礼道子の祖母が「おもかさま」という姿で登場している。その一節を引用してみたい。ここにあるのは、「うつくしく狂ふなどなし蓬髪に虱わかせて祖母は死にたり」の世界から見ると、甘美な世界に見えてくる。石牟礼道子は『苦海浄土　わが水俣病』を経て、このような世界を再発見したのであろう。そしてまた、自分自身が生きられる世界を発見したのだともいえる。


畑から帰って祖母の姿が見えないと、一旦閉めた戸をまた押しあけて、わたしは祖母を探しに暗い街の辻々を見にゆくのだった。ちいさな商いをする冬の町筋はもう表戸を閉ざし、細めに開いているのは先隣りの末広ばっかりで、夕餉のあとの匂いやら語らいが、人の通りの少ない路地に洩れてくる。あっちの路地こっちの角と探しながら耳を立ててゆくと、特徴のあるおもかさまの、あの咳ばらいが聞こえてくるのだった。

「ここに居ったなあ、早よ戻ろ、なあ」

腰にとり縋《すが》って見上げると、おもかさまは頭上に淡い三日月を頂いて、蓬髪だけが浮いてみえる。

「みっちんかい」

と、やさしくしわぶきなおして、

「松太郎殿は、まだ居らるかえ」

　というのだ。おもかさまの心持ちもなんとなくもうわかってきていて、寒さは寒し、地の上を這ってくるどこかの夕餉《ゆうげ》の匂いがおなかに沁《し》んだ。腰にとり縋ったまま頭をくっつけ、「なあ、なあ」とわたしはちいさな足ずりをする。祖母はしばらくだまって、片手でわたしの髪やらほっぺたやらを探っているが、この神経さまの、芯のあたたかい掌に撫でまわされると切ない気持ちがこみあげて、その手をとって曳きながら、わたしは泣きじゃくり出してしまうのだった。すると祖母の足がひとあしそろりと動いて来て、

「どらどら、行こうけん、そのように引っぱって、つっこけどもすんなえ」

　と自分の方がめくらのくせに、つっこけどもすんなえという。ひとあしずつそろそろとさし出されてくるはだしの片っ方は象皮病で、みるからに重たげにひきずっておくれるそれが、裂けほどけている裾にかくれると、ほそい方の足が出て、その爪先に粉雪らしいのが舞っている。

　おもかさまは首傾けると寒い月あかりの彼方に耳を澄ましながら、ささやくのだった。

「みっちんや、三千世界の、ゆきじゃわい」（「椿の海の記」『石牟礼道子全集　不知火』第四巻、藤原書店、二〇〇四年、一〇五―一〇六頁）

石牟礼道子は「椿の海の記」の中で、次のようなエピソードも紹介している。

わたしの小さい頃の大人たちが使いわけていた「正気人」と「神経殿」という言葉のニュアンスはおもしろい。気ちがいの方に殿をつけ、自分たちを正気人という。俗世に帰る道をうしなってさまよう者への哀憐から、いたわりをおいてそう云っていた。その頃の、ふつう下層世界の常人は、精神病患者とか、異常者とか冷たくいわずに、異形のものたちに敬称をつけて、神経殿とか、まんまんさまとか云っていた。（「椿の海の記」『石牟礼道子全集　不知火』第四巻、九四頁）

石牟礼道子は「精神病患者」「異常者」と呼ぶ世界から、「神経殿」「まんまんさま」と呼ぶ世界に身を移したのであろう。そこから見える世界は、水俣病の被害者を「患者」と呼んだり、「被害者」と呼んだりするものではなかっただろう。「患者」に共感するとか、支援するとか、そういう世界ではないだろう。

石牟礼道子は「もだえ神」「もだえて加勢する」ということを語っている。鶴見和子との対談でも、「もだえ神」のことを語っている。

石牟礼　（略）「もだえて加勢する」って言い方があるんです。一軒の家にご病人がでたり、けが人がでたり、とんでもない災厄に見舞われたりして、お見舞いに行くときに、でも加勢のしようがない状態のときにもお見舞いに駆けつけて、ごあいさつするのに、なんにも加勢はできませんけれども、「もだえてなりと加勢しませんばなあ」といって、言葉のお見舞いを、私はもだえて加勢しておりますっていうんです。あいさつでいう人もいるんですけれど、そんなあいさつもできないで、ちょっと離れて、心配そうに立って、起きてる事態はなんとなくわかっているらしいけれども、そんな気のきいたあいさつもできない。ちょっと離れて、後ろにいたり、横っちょにいたり。私が来ていますということも知らせずに、黙って、なにかしら全身で心配げに立ってる人がいたりするんです。その人はそういう仕方しかできない。人さまとのおつきあいもできないんですよね。村の中にちょっとふつうの人と違うたたずまいで立っていたり、しゃがんでいたりする人は、そのうち村の人たちも気づくのですが。いつとはなしに、「ああ、あれはもだえ神さんじゃろう」と思うんです。もだえ神さんになって憂えているわけですね。気をつけて見ていると非常に印象深くて、どこのだれちゃんはもだえ神さんだって。私の母はそういってました。村の人たちも、「ああ、あんたもだえて加勢しているね」とは言わない。やっぱりそっとしておくんです。それがその人の存在する意味というか、もだえ神さんというふうに言われています。（鶴見和子、石牟礼道子『鶴見和子対話まんだら　石牟礼道子の巻　言葉果つるところ』、藤原書店、二〇〇二年、七二―七三頁）

石牟礼道子は、水俣病の「もだえ神」になったのだろう。そういう位置に自分を置いたのだろうと思える。

川本輝夫

川本輝夫は、水俣病事件が生みだした指導者の一人である。チッソ東京本社での自主交渉の中心的存在であった。川本輝夫の死後、彼の追悼の意味で編纂された『水俣病誌』(川本輝夫著、久保田好生、阿部浩、平田三佐子、高倉史朗編集、世織書房、二〇〇六年)の冒頭は、自主交渉の場で、チッソの島田社長に詰め寄る川本の姿を描きだしている。水俣病はその発見以来、原因企業のチッソとの交渉、行政との交渉が重ねられていたが、責任逃れと手続き論によって、被害の実態が責任者に把握されているのかどうかが、曖昧になっていた。地域では、各種のしがらみがあって言明できないことも、出るべき処に出れば適切な処理がなされるであろうというのが、被害者の願いであった。新潟水俣病の影響もあって、訴訟が行われたが、裁判の場面で登場するのは、水俣工場の関係者や弁護士ばかりで、本社の社長や役員の登場はなかった。裁判用語の羅列に、耐えられなくなった人びとから、新たな行動が模索された。水俣工場前の座りこみに続いて、企業の責任者に直接声を聞いてもらいたいという方針がだされたのも、当然のことであっただろう。その運動の中心に立ったのが、川本輝夫だった。

川本輝夫が中心となったのは、訴訟ではなくチッソとの直接交渉で被害の補償を実現するという取り組みである。川本輝夫が水俣病に取り組むようになった直接のきっかけは、自分自身が水俣病を発症したということもあるが、父親の川本嘉藤太が水俣病の劇症症状の中で亡くなったことである。その当時、川本輝夫は精神科病院の看護士の仕事をしていた。

川本輝夫はいわゆる「川本裁判」の供述書の中で、次のように語っている。

昭和三九年頃から父の病気が悪化した。いろいろと訳のわからぬことを口走り、はいずり回ることが多くなった。暴れ回るということはなかったが、危くて放置できなかった。その年の暮れには全く目が放せなくなり、妻も一人では看護もできかねていた。とうとう私は社会福祉事務所に申し出て、私の勤務先である精神病院に入院させる手続きをとった。私が勤務かたがた看護出来るということもあったからである。明けて四〇年二月に熊本県より入院許可がおりて入院させたが、結局四月一四日には私一人に看取られ、板張りの保護室で死んでいった。私は、報われることなく人の嫌がる精神病院の保護室で死んだ父の躯《からだ》を抱いた。生前の不幸と子としての至らなさを、私は詫びて泣いた。優しいいたわりの言葉一つもかけてやらなかった自分が悔やまれてならなかった。生まれて初めての喪主をつとめたのだった。妻も私も疲れ切った看病生活から、皮肉にも父の死によって解放されたのである。(『水俣病誌』、四〇頁)

医療関係者が自分の家族を勤務する精神科病院に入院させるということは、並大抵のことではない。自分たち家族のプライバシーが、無意識的なレベルまでむきだしにされるからである。職業人としての役割で隠している部分がすべて明らかになる。化けの皮がはがれると言ってもよいだろう。職業人と個人との境がなくなってしまう。その危険性を回避することもできない状態であったということである。一方で、そういう状況に追い込まれた怒りも大きくなるだろう。その怒りは、川本輝夫個人のものではなく、水俣病に強いられた人びとの怒りである。

すでにふれた『水俣病誌』冒頭の部分を取り上げてみたい。これは一九七一年一二月八日、チッソ東京本社四階応接室での出来事である。

川本輝夫　社長、わからんじゃろ、俺が泣くのが。わからんじゃろ。親父はな、（病院の保護室に）一人で居《お》った。おりゃ一人で行って朝昼晩、メシ食わせとった。買うて食う米もなかった。背広でも何でも自分の持ってるもん質に入れた。そんな暮らしがわかるか、お前たちに。あした食う米のないことは何べんもあった。寝る布団もなかったよ、俺は。敷き布団もなくて寒さにこごえて毎晩こごえて寝とったぞ。そげな苦しみがわかるか。家も追い出されかけたぞ。そげな生活がわかるか、お前たちにゃ。三〇〇〇万円が高過ぎるか。うちん親父は六九歳で死んだ、六九で。親父が死んだとき、俺は声をあげて泣いたよ、一人で。精神病院の保護室で死んだんだぞ、保護室で、うちん親父は。牢屋のごたる部屋で、誰もおらんとこで。しみじみ泣いたよ、俺は。保護室のある格子戸の中で、親父と二人で泣いたぞ。そげな苦しみがわかるか。精神病院へ行ったことがあるか、お前は。誰も看取るもんなくして、精神病院の保護室で死んだぞ、うちん親父は。こげんこたぁ、誰にも言うたこたぁなかったよ、俺今まで。（しゃくりあげながら）俺も看護夫のはしくれだけん、あんたが具合の悪かぐらいわかるよ。狭心症がどげんとか、高血圧がどげんとかぐらい、わしもわかる。（『水俣病誌』、一〇頁）

川本輝夫の語りかけは、肺腑をえぐるように力がある。この言葉は、言葉が通じない相手に、何としても言葉を通じさせようとする熱意から来ている。常識的判断では、とても通じそうもない相手に、あえて渾身の力をもって語りかけているのである。

この発言の前日、自主交渉団の作戦会議が行われ、その場でも支援者に向けて川本輝夫は自分の心情を語りかけていた。その場に居合わせた柳田耕一の証言である。

「学生がすし詰めになった座の真ん中で、川本さんが親父さんの話を始めて、途中で泣き出したんですよ。嗚咽《おえつ》で話にならなくなり、石牟礼さんが引き取って、代わりに話し始めた。それが何というか、ほんとうに巫女《みこ》的で、神がかってましたね。川本さんが泣いたのも、石牟礼さんの語りもあまりに印象が強烈で、帰りの電車の中で誰も口を開かない。こういうことのためなら逮捕されてもいいと思いましたね。親と友だちにも、自分の責任で行動するのだから何があっても心配するなと連絡した」（池見哲司『水俣病闘争の軌跡　「黒旗の下に」』、緑風出版、一九九六年、二〇頁）

この状況は、交渉事を有利に運ぶということではなく、表現そのものが目的とされている。表現が事態を動かす。次のつながりを生みだしていくということである。表現が場そのものを変えていく力を持つということである。交渉のやりとりの場そのものを変えていくのである。

川本輝夫は身近で何人もの水俣病被害者を見てきた。

川本は身近で二つの奇病を見ていた。一つは目と鼻の先にあった菓子屋の一家。戦中戦後の原料不足で商売にならなくなり、主人は漁に出るようになった。手先の器用な人で、舟の上から矛突きでナマコやタコをとった。四六年から四八年にかけて、まず七歳の三男、続いて十五歳の次男、そして本人と、三人が立て続けに死亡した。無残な死に方だった。

「考えてみれば、いちばん水銀の多か底性動物ばっかり食うたわけですたい。息子さんは、歩けばコトッ、歩けばコトッとこけて、最後は犬の遠ぼえ状態じゃった。夜、声が聞こえてくるですたいな。子供心に切ないちゅうか何ちゅうか。そのころは誰も原因なんて分からんから、家相が悪いとか、血統じゃとか、ひどいことを言われとったですよ」

もう一つは、五四年に精神病院で死んだ母の妹の婿。戦争中に船乗りをやめて漁師になり、川本の家の近所に住んでいた。発症して急激に悪化した。口はかなわず、よだれを流しながら、手足をばたつかせた。「とにかく、あの形相はとても言葉じゃ言い表せんですな」と川本はいう。発作が起きるたびに叔母が助けを求めに駆け込んできたが、体格がよかったから、川本の力では押さえきれなかった。(『水俣病闘争の軌跡』、一六六—一六八頁)

川本輝夫の父親がそうであったように、劇症型の水俣病患者が精神科病院で最後を迎えるということは珍しくなかっただろう。おそらくそういう例を川本輝夫は勤務先の病院で見ていたのではあるまいか。川本輝夫は、精神科病院に足を踏み入れたときの体験を次のように語っている。

私はその精神病院(水俣保養院)に勤務してみて、痛い程の差別と偏見の中に身をちぢこめ、療養している患者さんの姿を見て、水俣病患者が受けている差別と偏見の、違った重みと悲しさを知り学んだ。精神病院とはどんなものかと半分興味・半分恐ろしさに、私が生まれて初めて精神病患者さんの病室に入った時の感激と感動は忘れられない。恥ずかしいことながら、私も世間に信じられ、言われているように、精神病患者は暴れまわり手がつけられない存在と思っていたし、何をしでかすかわからない人達だと思っていた。だが、病院という枠があること以外は、私達同様の社会生活の縮図であり、人間葛藤の縮図でもあることを知り、私は学び学ばされ、知識と偏見を改めなければならなかった。精神病の患者も、今更ながら人間であるという認識と理解のもとに、普通のあるいは普段の人間同士の付き合いが大事であることを知り学んだ。私は私自身の精神病患者に対する偏見・差別観を恥じ入った。それにしても、時々通報によって患者さん収容に何回か行ったが、身を切られる思いをすることがしばしばあった。貧しさ故に放っておかれた患者、再発して嫌がる患者を入院させる時の辛さ、また患者が長期入院しているため経済的にも家族生活にも破綻している家庭、産後の母親を赤ちゃんと引き離して入院させる時の残酷さに救いのない自分を感じた。しかしこれも仕事上の命令とあらば致しかたのないことだった。（『水俣病誌』、三八―三九頁）

ここで語られることで、注目されるのは、「時々通報によって患者さん収容に何回か行ったが、身を切られる思いをすることがしばしばあった」という下りである。患者の症状が悪いために入院依頼がある。入院の説得を行って、相手から拒絶される。そのとき、「身を切られる思い」がする。相手の心理状態がわかるからこそ、折り合いがつかないことで葛藤に陥るのである。川本輝夫は、そのとき一歩踏み込んだ言葉をかけていたに違いない。「産後の母親を赤ちゃんと引き離して入院させる時の残酷さに救いのない自分を感じた。」そのとき、彼は何かの言葉を沿えていたに違いない。たとえ無言であっても、語りかける姿勢を取ったに違いない。

川本輝夫が潜在患者の発掘に取り組むきっかけになった体験を、これも川本裁判の供述書の中から引用してみたい。

私は昭和三一年頃からの手足のしびれ、舌のこわばり感、腰痛を訴えて、昭和四三年九月に熊本県知事に水俣病認定申請をだした。四四年五月には、たった一文で「否定」の言葉が印刷されたハガキが届けられた。その時認定五名、保留三名、否定一三名だった。私の潜在患者発掘の行動は、いよいよ始まった。何の理由も付されぬ否定のハガキ一枚が、それまで行政のモラル、医学のモラルをかなぐり捨てた者に対する私なりの挑戦の始まりであった。私は早速手はじめとして、六年ぶりに開かれた四四年五月の水俣病患者認定審査会（政府の公害認定後第一回）から否定された一二名と、保留となった二名の人達に、遠い人には手紙を送り、自転車で行ける所には自転車で駈け巡り、再申請を勧めた。同時に水俣病多発部落といわれている、月浦《つきのうら》部落、湯堂《ゆどう》部落、茂道《もどう》部落を、積極的に話を聞いて回った。勤務のかたわら休日と夜間を利用して、毎日毎日自転車で巡った。新しく認定申請をしないだろうか、病気の事を詳しく話してくれないだろうか、奇病と呼ばれた頃隠れて治療していた人はいないか等、できる限り話を聞いて回り、認定申請を勧めてみた。（『水俣病誌』、四六―四七頁）

「たった一文で、「否定」の言葉が印刷されたハガキが届けられた。」ここに川本輝夫の怒りが示されていると感じられる。行政側からのコミュニケーションの拒否である。彼が、それに対してとった態度が、あくまでもコミュニケーションを求める態度である。彼は、認定申請を否定された人びとを訪ねまわって、再申請を説得している。「否定」の一文に対して、あきらめるのではなく、再度の申請へと呼びかけるのである。彼の行動は、あきらめた人、話し合いを拒否する人への粘り強い説得、語りかけにあったことだろう。「勤務のかたわら休日と夜間を利用して、毎日毎日自転車で巡った」ということも大変な情熱の表れであろう。そこにあるのは、水俣病の発生によって、分断された世界にもう一度言葉を交わせる世界を作りあげようとする、呼びかけ、語りかけであった。再申請を拒否する人に、何度断られても語りかける姿勢が、そのままチッソ本社での社長への語りかけに通じていることであろう。

水俣病事件で被害者、患者がチッソ社長に詰め寄る場面が二度あった。一つはチッソ本社での自主交渉の場面であり、もう一つはチッソ株主総会での発言場面である。二度とも、具体的成果がその場で得られたわけではないが、被害者が直接会社の責任者に思いの丈を語ったということで、特筆すべき場面になっている。近代社会は契約によって運営されているため、関係者が直接対面することをかならずしも要求していない。現場責任者や弁護士が登場することによって、問題を処理している。法的争いになっても、登場するのは裁判官や検事、弁護士である。川本輝夫はこのような制度的な過程を突破して、直接責任者に言葉を届けようとしたのである。これは水俣病事件に対処した被害者、患者が求めて行ったものであるが、川本輝夫自身が強く求めた方法であった。言葉が届くということは、ともに生きる世界を開くという意味である。

もっとも声が届きにくい存在に呼びかける、語りかけるとき、それは一つの思想的表現であるが、現実がそれによって変化するとき、それは政治になる。川本輝夫が語りかけるとき、それによって人が動きだせば、それは一つの政治である。川本輝夫は、潜在患者の発掘に情熱をかけた。

そしてその中心となって活動した。チッソ水俣病患者連盟の委員長を二二年間つとめ、水俣市会議員を三期務めている。未認定患者の社会的認知に大きな力を注いだ。

川本輝夫が、語りかけるという方法を運動の中心に据えるに至った経過のなかで、精神科病院に勤め、精神科患者と接したことが大きな役割をもったのではないかということを感ずる。彼が申請を断念した水俣病患者に呼びかけていた積みかさねが、彼に運動の方法に確信を抱かせ、それが自主交渉の場につながったように、このベクトルを逆にたどると、それは精神科病院の一室で、言葉の通じない精神科患者に呼びかける光景に原点があると感じられるのである。あるいは、入院の説得に行って、興奮してその言葉を拒否する患者に、それでも語りかけずにはいられない、そういう立場から生みだされた姿勢である。それは、言葉が通じなくなった父親や近所の水俣病患者の興奮のときの対応につながるものであろう。

緒方正人

緒方正人は水俣市の北に位置する芦北郡女島で一九五三年に生まれ、現在もそこで漁師として生活している。父親は網元だった。父親に特別可愛がられていて、いつも行動をともにしていた。その父親が一九五九年、突然水俣病を発症し、劇症型であったため、突然亡くなってしまった。中学を卒業後、家出をして暴力団に近づいたこともあった。その後、故郷へ戻り、漁業に携わるようになった。父親がチッソに殺されたという思いがつよく、いつかはその仇をとらなければならないと考えていた。

一九七五年ごろから、川本輝夫が組織していた、未認定患者の認定を求める活動に参加するようになり、急速に運動の先端に立つようになった。


川本さんにも逮捕をいとわずに権力に対して身を晒していく姿勢をみて、俺は共感したわけです。この人についていこう、この人の胸を借りようと感じたわけです。特に最初の数年は二人の息がピッタリあっていて、それを周囲も感じていたようです。勿論、他の人たちの意見も聞いてやっていたわけだけど、やはり二人の話し合いが運動の中心だったと思う。(緒方正人語り、辻信一構成『常世の舟を漕ぎて　水俣病私史』、世織書房、一九九六年、八二頁)

一九七五年には申請運動の推進主体であった水俣病認定申請患者協議会(申請協)の副会長に選出された。その年、水俣病にはニセ患者が多いと発言した、熊本県の県会議員への抗議行動で、逮捕されている。急進的な活動家であったことがわかる。その当時の様子を撮影した写真を見ると、交渉相手の机の上にあぐらをかいて、相手を追究している姿が映っている。肉体そのものをその場に投げだすような、直接的行動家である。

当初、川本輝夫と二人三脚のように活動していたが、次第に意見が合わなくなっていったようだ。川本輝夫は未認定患者の運動の先端に立って運動を引っ張っていた。その過程では、激しい非難にさらされたこともある。運動の分裂や統合などの経験も重ねている。また、市会議員としての活動の歴史もある。市会議員を三期務めたが、途中落選の時期もあったため、支持者の確保や後援会的な組織の維持など、細かな配慮が必要な場面もあったことだろう。その経験から、政治的駆け引きに巻き込まれることもあったであろう。政治的経験が長いと、柔軟な姿勢を取ることもできるが、逆に制度によりかかってしまう面もでてくる。

あの頃俺が考えていたのは、要するに認定制度のあり方を争点とした闘いでは先が開けないから、矛先を直接チッソに向けようということ。つまり、闘いを昭和四八（一九七三）年以前の状態に戻そうということです。県知事を相手にした裁判が進行中だったから、もちろん、それを止めるわけには行かないんだけれど、チッソを七、裁判を三くらいの割合でやっていく方がいいんじゃないかと思い始めていた。（『常世の舟を漕ぎて　水俣病私史』、九八頁）

緒方正人は、親父の仇を討ちたいという気持ちもあったであろうから、直接的な対決や明確な思想的表現を求める傾向が強かったであろう。これは、川本輝夫が活動を始めた頃の心情につながっているので、緒方は川本に共感した。しかし、その心情の表現となると、経験からくる違いが現れてくるのも仕方がない。

緒方の語るところは次のようだった。

あれは昭和五九（一九八四）年の暮れの頃のことです。六一年の水俣病事件三〇周年を控えて、運動は先行きが見えない状況にあった。そうした中で、水俣病事件は一体自分に何を語っているのだろうかと考えるようになったんです。かつてはこういう問い自体が自分にはないものでした。（略）

その頃には俺と川本輝夫さんとの関係もおかしくなってきました。俺には次第に、川本さんが制度上の水俣病のことしか言っていないんじゃないかと思えるようになってたんです。裁判、認定制度、告訴、告発と、政治的な手法を駆使するばかりで、運動が直接チッソに向かおうとしない。彼は市会議員に立候補して二回目に当選したんですが、その頃からだんだん保守的になってきたように俺は感じた。直接行動を抑制しようとするんです。けれど、俺はその逆で直接行こうとする。その違いが大きいです。ある時俺がチッソに向かおうと言うと、川本さんは、そういうことをすると孤立すると言って反対した。（『常世の舟を漕ぎて　水俣病私史』、九五―九六頁）

思想表現における姿勢の違いは、緒方正人が漁師であったことも大きいだろう。川本輝夫は高校中退後、漁業作業員・建設作業員・チッソ臨時工員などを転々としているが、漁業や農業などの自然を相手にした仕事についた期間は短い。緒方正人は自然に直接向き合い、身体をその場にさらすことが労働のかたちであることも、直接性を重視する姿勢とつながっているだろう。

石牟礼道子は川本輝夫について次のように語っている。


「水俣にはあまりいないタイプの人。何か腰の軽そうな、篤農家タイプというか、漁師とは違いますねえ。田舎の人は口ごもる型が多いですすけど、川本さんは明瞭な考えの持ち主で。周囲では『あん人は東大頭ばい』とか言っていましたよ。弁護士さんなんかになられたら、きっと向いているんでしょうね。」（『水俣病闘争の軌跡』、一一〇―一一二頁）

こうした人間のタイプの違いも関係していたであろう。

緒方正人は表現の直接性を求めていったが、それを受け止める相手が形あるものとして存在していないと感ずることが多いことに気づくようになった。


俺が自らを省みて思うのは、いつの間にか水俣病が認定制度や裁判といった「しくみ」の中でしか語られなくなっているということなんです。なんせ今の時代はほとんどすべてでも物事が、カネという物差しで測られますからね。そのしくみはもういたるところに張りめぐらされている。水俣病の運動に限らず、他の運動もまたそれから自由ではありえないわけです。

（『常世の舟を漕ぎて　水俣病私史』、一六四頁）

この思考はさらに深まっていくのである。

水俣病事件は私たちに何をいっているんだろうかと考えるようになりました。というのも、ずっと長い間、問われているのは加害者で、そしてそれがあたり前だと思い込んでいて、まさか自分が問われているなどとは一度も思ったことがなかったわけです。ところが、熊本県庁や環境庁や裁判所や、いろいろな所に行動を起こしていく闘いの中で、その問いを受けてくれる相手がいつもコロコロ入れ替わって、相手の主体が見えないわけです。そして投げかけたものを受け取ってくれる相手がいないもんだから、逆に自分の所に跳ね返ってきてしまう。跳ね返ってきたものが、たくさんたくさん溜まってきて、その問いに自分が押しつぶされんばかりに狂ってしまったわけです。(緒方正人『チッソは私であった』、葦書房、二〇〇一年、四三頁)

ここから、「チッソは私であった」という認識が生まれてくる。被害加害の図式が自分の内部にあることに気づけば、それを相手にばかり求めることは、倒錯した行為ということになる。緒方正人は被害、加害の図式から下りることを決断する。

申請をとり下げることを決めてから、実際にとり下げに行く一二月までの間、俺は狂ってた。まだ迷っていた時は、苦しんではいたけれど、狂ってはいなかった。決意を固めてからの方がずっときつかです。普通、今抱えているものを手放す時というのは、その先の目標が見えているもんでしょう。でもあの時の俺はそうじゃなかったから。

何が一番苦しいといって、それはやはり孤独。金ではないんだと言っている自分が人から理解されない。あれほど親密だった川本さんにも、その他の仲間たちにも、おふくろや女房にさえも理解されない。生まれて初めて、本当の孤独というものを味わったわけです。（『常世の舟を漕ぎて　水俣病私史』、一〇五―一〇六頁）

このとき、緒方正人は社会的通念の世界から抜けだすことを選択した。しかし、それは同時にこの世の現実を作りあげている枠組みを抜けだすことを意味した。緒方正人は、次の秩序が自分の中で生まれてくるまで、「狂」わざるを得なかった。

狂い始めた頃にわたしがした多くのことは、今思うと全部、自分を取り巻いている今日の社会を自分が拒絶しようとして出た一種の禁断症状ではなかったかと思います。煙草や酒をやめるときのあれです。その禁断症状はその時ほどではありませんが今でもあります。（『チッソは私であった』、四八頁）

自分が狂っていると感じ始めたときは、グワーッと一つの餅がねじれて二つに千切れるような、宇宙空間がバギッとねじれて千切れ、はじけるような、そういう感じですよね。（『チッソは私であった』、一七三頁）

緒方正人は、日常生活で遣っている便利なものを次つぎと破壊した。自動車を自損事故で破壊した。テレビを庭に持ちだして、上から石を投げ落として壊してしまった。運動の象徴であったものに火をつけた。それらは、勝手に家の中に上がり込んで、ああしろこうしろと命令したからである。生活に効率をもたらすもの、金銭での換算を促すものを身のまわりから排除した。

十月のまだ寒くならん時のことです。夜の一一時半くらいだったかな。突然どうしてもテレビというものに耐えられなくなった。で、テレビを抱えて、止めようとする女房をふりきって、「始末せねばすまん」と言いながら、玄関から外へ出た。そして庭へ放り出したんです。「こん畜生が、人んちに勝手にあがりこんで、ここへ行けの、これば買えの、ああでもないこうでもないと、ウソ八百並べやがって、てめえの正体見たり」と怒鳴りながら、庭の石を掴んでテレビの上にたたきつけてやった。プシュッという音がした。ざまあ見ろと言いながら、俺はこれでやっと家族を自分の方に引き寄せたと思ったもんです。（『常世の舟を漕

ぎて　水俣病私史』、一一〇—一一一頁）

海辺や河原に行ったり、山ん中や畑を歩いたりするんです。家の後ろの崖の上にある親父の墓にもよく行きよった。その時には狂ってるなんて自覚はなくて、ただ必死に考え、何かを探し求めている。なぜ人は金で落ちるのか、金でなければ何なのか、といった問題。また、制度や天皇制のこと。そんなことを必死に考えていた。金じゃないんだ。じゃあ何なんだ、といつもブツブツと唱えている。まわりから見れば何かにとり憑かれている、気がふれた、としか見えんでしょう。家族は俺を病院に入れようとしてた。おふくろは「水俣病のこつばっかり考えすぎってたい」と言ってた。（『常世の舟を漕ぎて　水俣病私史』、一〇八頁）

緒方正人は、歴史を逆転させていたのである。金銭以前の世界、制度以前の世界に戻って行こうとした。その闇雲の模索は、幻覚妄想状態とよべるものであったし、表面的に見れば、精神科の治療を要するものに見えたであろう。

緒方正人は、周囲の対処もあって、次第に落ち着きを取り戻していった。

ある時ふと自分が試されているんだと気づいたんです。それは、山に例えれば、六合目くらいまで来てから。それまではただ一生懸命登るばかりで、何が起こっているかもわからんわけですよ。で、その六合目まで来た時、ふと見えてきたとです、それまでのことが何もかもつながっているんじゃないかって。それで妙に納得がいったんです。自分の意志でやっているというよりも、ある道すじの上を歩まされているんだという気持ちになった。自分では気づかなかったけれど、これまでの人生もずっとそうだったんだし、特に、今の自分はそうなんだ、自分は病気なわけじゃないんだ、と。ここに辿り着くまではずいぶん苦しんできたんだけど、ここでスーッとつながったんです。今までの人生、何ひとつ無駄なことはなかった。そういう確信が持てた。(『常世の舟を漕ぎて　水俣病私史』、一一二頁)

そのうち、なんとか峠を越えられたということが自分でもわかりました。頂上に立った時はすばらしい解放感でした。頭の輪っかが外れたかと思った。しかしこれが続いたのがせいぜい四、五日。これでトンネルを抜けたのかと思ったけど、やっぱり、往きがあれば、帰りもある。上りがあれば、下りの道もちゃんと用意されていて、それがまたなだらかで長い、簡単には抜けさせてくれない。(『常世の舟を漕ぎて　水俣病私史』、一一八頁)

彼は、水俣病の運動から身を離したが、水俣病に向き合うことを止めたわけではない。一九八七年の一二月七日から一九八八年の五月まで、チッソ水俣工場前で座りこみを行った。このときは、特別な要求を掲げてではなく、呼びかけの文章を立て看板に書いて、座り込んだのである。

呼びかけは、チッソに向けて、水俣市民に向けてである。七輪で魚を焼いて、焼酎を呑む。一定の時間が過ぎると、座りこみをやめて帰宅する。行き交う人に自分の身をさらして、周囲に起こること、自分の内面に起こることを観察したのであろう。次にどのような行動を取るべきかを模索していたのでもあろう。

一九九四年、本願の会を結成。これは政治運動のための組織ではなく、水俣湾の埋め立て地に石の地蔵さんを彫って設置するという団体である。運動をしないことになっていたものの、水俣市郊外の山地に、大規模の廃棄物処理施設が作られることには反対の意思表示をして、積極的に動いている。また、石牟礼道子の能『不知火』の上演にも関わっている。機関誌『魂うつれ』を季刊で発刊した。二〇一八年一一月に終刊。いわば、緩やかな思想運動の場とでもいえるだろうか。

水俣病事件と心を病むこと

水俣病事件をめぐって、発言や行動を行ってきた三人の姿を取り上げてみた。三人が、それぞれの立場で、また関わり方で、心の病、あるいは精神疾患というものに向き合っていることを描きだしてみた。主として、本人の書き上げた文章を基礎に置いている。いずれも公刊されたものである。なぜそれぞれの人が、精神疾患にふれなければならなかったのかを考えて見たい。最初に見たように、水俣病は単に被害者を身体的疾患に陥らせるだけのものではない。加害企業も自治体も、関係住民もそれぞれの利害を絡めながら、水俣病の存在を認めず、チッソの責任を認めず、被害者の要求を無視し、狭い制度の枠組みに入れて処理しようとした。現実には、あたかも何も問題は存在しないかのように振る舞おうとした。事態が無視できなくなると、法的処置、金銭的解決に全面的に委ねようとした。そして、未認定患者が増えると、認定作業そのものを中断してしまった。地域社会は分断され、対立に巻き込まれた。患者の側の組織も、切り崩しが行われ、対立構造に巻き込まれた。被害者が完全に無視されている段階で、その無視が取り払われても決して満足の行くような解決はないということは予想されていただろう。被害者が立ち上がることを躊躇したのは、単なる無知ではなく、事態の推移が容易に予想されたからであろう。

水俣病事件を描きあげた石牟礼道子が次のような言葉を残している。

現実は常に止めようもなく進行し、拡散する。水俣病の病像も事件そのものも、運動そのものも。

折り重なる死屍の中から這い出して来た運動であれば、振り返ってみても瞑目しても、このような事件史にかかわったが最後、死臭の中に住むことになる。(石牟礼道子『苦海浄土　全三部』、藤原書店、二〇一六年、八七一—八七二頁)

事態の推移の中で、あらゆるものが変質し、腐敗していく。その影響から関わった者は逃れられない。見通しのつく人間には、最初の段階から、その姿が透けて見えることだろう。しかし、それでもなお、関わらざるを得ない場面がある。そういう立場がある。だが、そのように引き裂かれるということに、事の本質があるわけではない。

石牟礼道子は自分の弟の嫁について次のように書いている。

弟の嫁は二人の児を抱えて苦労のかぎりをした。お客さまをもてなす職につき、再婚し、離婚し、職を失ない、と書けば、そういうことはどこにでもあるといわれそうだけれど、後がある。

彼女の実家は漁業だった。母上の死後、父上は再婚されていたが水俣病が出てきた。看病は長姉である彼女が進んで受け持った。海辺出身の後妻さんもおかしくなりはじめられたからである。有機水銀中毒症というのが、どのように凄まじいものか、その看病がどういうことか、ここにくわしく書くゆとりはない。

その上、彼女自身にも症状が出はじめたのである。認定の申請は出したが棄却された。

父上の分だけ補償金が出た。後妻さんと前のご亭主の間に出来た子たちの、補償金分捕り合戦がはじまった。欲望のえげつなさがあますところなくさらけ出させるのを眺めながら、父上は頭も上らぬ病床に伏したまま、無一文になられた。印鑑を偽造してまで、夫の金をわが物にしたつもりの後妻さんも、子供たちからすっかり召し上げられ、「養わない」と宣言

されて、精神病院に入られた。（石牟礼道子『蝉和郎』、葦書房、一九九六年、一二一―一二二頁）

こういう世界が、水俣病事件の周辺に無数に転がっている。補償金が被害者患者の生活を豊かにすることに使われるなら、いくらかの慰めがあるかもしれないが、逆にそれぞれの人間の欲望を駆り立てるとしたら、どのように受け止めればよいのか。石牟礼道子はそこに解決や救いの道を見つけだしてはいないだろう。しかし、単なる詠嘆に終わらせているわけではない。むしろこのような世界をかいくぐったからこそ、深い文学性を開くことができたのであろう。いわば、極北の存在が、全体を秩序づける役割を演じているとも言えるのではないか。

石牟礼道子の場合は、祖母の存在が、石牟礼文学の基盤を包みこんでいると思える。気のふれた祖母との関係が、石牟礼道子にこの世のあらゆる悲惨に対して「もだえ神」の立場を取らせているとも言えるのではないか。「もだえ神」は自分の無力を知っているからこそ、その場に佇んでいる。声をかけることも、手を添えることもできない。無力であることを知っている。ただ、その場に身を置いて眼差しを注ぐだけである。力があるべきだと思ったり、そうすることが可能であると考えると、その場にはいられないであろう。石牟礼道子の言動を、患者が憑依していると受け止める人がある。あるいは巫女的であるというのである。しかし、彼女の行動が何かの役割を演じているとか、目的を持った行動であるとは思えない。そのようなものに支えられているとすると、役割を終えると、言動は無効になってしまう。彼女の文学は、そのような射程の短いものだとは思えない。最初から、射程など無視しているだろう。

石牟礼道子にとって、祖母のおもかさまは、北極星のようなもので、それに照らし合わせることで、世界が遠近を持った。そして、水俣病事件に関わることによって、実はおもかさまを北極星として位置づけることができたのではないか。そのような関係にあるのではないか。

川本輝夫の場合には、自分の父親を精神科病院の保護室で亡くしたという意味が大きいと感じられる。チッソの嶋田社長に、水俣病の悲惨さを訴えるとき、その最終地点は、父親が精神科病院で、だれにも看取られずに亡くなったということにある。そして、その場所は川本輝夫自身が勤務している病院であった。自分の勤務している場所が、もっとも悲惨な場所であるとすると、そのような場所で働き続けることはどのような意味を持つであろうか。川本輝夫がその悲惨を逆転することができるのでなければ、そういう力を持っているのでなければ、働き続けることはできないであろう。

川本輝夫が持っている力。それは語りかけ、呼びかける力である。川本輝夫がその力を得たのは、精神科病院で看護者として働く中で、患者とのやりとりから見つけだしたものだと思える。川本輝夫が、仕事を終えてから、未認定患者の掘り起こし作業を行っているとき、彼は水俣病の患者仲間として語りかけてはいるが、その背後には看護士、医療者としての立場が入っていたであろう。つまり、相手を患者として、医療を求め、医療を必要としている人として想定し、呼びかけているのである。精神神経科医の原田正純が、川本輝夫の患者発掘の取り組みを応援するために、中古のスバル360を提供した。それは単なる応援ではなく、医療行為の延長として、もっと言えば、金銭関係を抜きにした、純粋な医療行為、もっと言えば治療行為、癒やしの作業であることが、原田正純の心を動かしたからではあるまいか。

チッソ本社での自主交渉の最終場面で、嶋田社長が運びだされる場面を、石牟礼道子は次のように描写している。

川本さんは、医者が呼ばれる前にソファーに横たわった社長の首を、思わずかき抱こうとした。その手つきはとても不安定で、やるせなさそうに見えたが、暫くして充血したその目からわらわらと涙がこぼれ落ちた。まるで社長の顔を浄める聖水のようだと思ったのは、次のような言葉がこの人の口から出てきたからである。

「……俺《おる》が、鬼か……」

彼はそう呟くと泣きじゃくりはじめた。現地水俣ではまるで逆賊のように、川本さんを非難する新聞折り込みビラが二、三日ごしに出されていた頃である。社長が鬼だとは彼は言わなかった。嗚咽の合間にとぎれとぎれに言葉が出てくる。社長に言うというより、自分の内心に向かって語りかけているようでもあった。

「俺の親父は」

社長の寝顔から、親の死に顔を連想したにちがいなかった。哀切きわまりない声音であった。

「親父は……精神病院のな、畳もなか部屋で、檻の中で……誰にも看取られずに……一人で死んだぞ……」

チッソの社員たちがおろおろと社長を取り囲み、かしずいていた。川本さんの言葉は聞こえているのか、わからない。父上の症状は典型的な水俣病の劇症であった。

「ひと匙なりと、米ば、米の粥ば、口に入れてやろうごたったぞ」

女性の患者たちが目頭を押さえている。思いは皆同じなのである。

「そん米ば買う、銭もなかった……」

もし米が買えても、精神病院に入れるほどに重態であったならば、嚥下障害で、水粥も咽喉を通らなかったであろう。社長がかすかに肯いた。川本さんは身悶えしながら声を振りしぼった。

「わかるかな、社長」

部屋を満たしているのは、ただただそれぞれの、ゆきどころのない孤独のように思えた。

(「川本輝夫さんを悼む」『石牟礼道子全集　不知火』第一六巻、藤原書店、二〇一三年、五七六―五七七頁)

川本輝夫は嶋田社長の責任追及を行っているが、同時に深く、社長に呼びかけている。川本輝夫の目から流れ落ちる涙を、石牟礼道子は「聖水」と書いているが、それは癒やしの水でもあったことだろう。川本輝夫は、社長に語りかけながら、自分の内心に語りかけ、同時に自分の父親に、無念にして亡くなっていった水俣病被害者に呼びかけてもいたのだろう。

石牟礼道子は川本輝夫の言葉が、受け止める相手を見つけられず、空しく流れていく様子を「部屋を満たしているのは、ただただそれぞれの、ゆきどころのない孤独のように思えた」と書いているが、言葉はその場で相手に届くことにだけ意味があるのではない。発せられた川本輝夫の声は、必要な人に、必要なときに届くに違いない。

川本輝夫の言葉が呼びかけであると、医療者としての性質を持っていると書いたが、医療者の声は、制度を超える場合があるが、やはり一つの安定した制度に結実しなければならない性質をもっている。単なる思想的表現や精神性にとどまってはならない性質を含んでいる。川本輝夫の運動が制度面の改善に傾いたとすれば、それは政治的な手法ということもあるだろうが、医療者的姿勢が関係していたとみることもできるだろう。医療は健康保険制度がその治療的関わりの内容を細かく規定しているように、制度的な裏付けを持たないと、永続性も安定性もないのである。

次に、緒方正人の場合である。石牟礼道子が祖母や家族、友人の中に心の病を持った人びとがいて、そのことを我がことのように受け止め、そのそばに佇むということを基本とするなら、川本輝夫は、病む人に呼びかけるという性質をもっていたと言えるだろう。それに対して、緒方正人は、自分自身がその病を引き受けるという立場になったのである。精神的混乱状態に陥っても、それを事後的に分析して、語ることのできる人は少ない。体験そのものを記憶することも難しいが、その背景を解明することはさらに難しい。緒方正人がそのような分析を行えたのは、自分の上に起こった出来事を意識できたのは、自分自身がそのような過程に陥ることを予感することができていたからだろう。だから、場合によれば、意識的に回避することも可能であったのではないか。しかし、彼はその事態を避けようとはしなかったのである。いわば正面から受け止める必要性を感じていたのであろう。

緒方正人は、被害加害の図式を捨てようとした。つまり、明確な主体が想定できるものとして、責任追及は可能であると考えるような想定から抜けだそうとした。あくまでも責任追及を堅持しようとする立場からいえば、敵前逃亡、裏切り、闘争の圧力に耐えられなかったという評価を受けるであろう。敵をゆるすのかという声もかかるであろう。緒方正人は、そういうことを十分理解したうえで、戦列から離れたのである。彼はその結果生ずる内的な出来事に直面しなければならなかった。それは精神病的な世界であった。

水俣病問題に関わるということは、身も心も、すべてに関わるような関係性の網に、身を委ねるということである。運動が敗北する、行きづまる、分裂する。そのような事態によって、運動に関わった者は引き裂かれるような思いになるだろう。しかし、それらが時間経過を追って生ずるなら、それなりの対応も可能かも知れない。したたかに打ちのめされるような体験に晒されることはあるだろうけれど。緒方正人のように、運動の中心にいた人間が、方針の違いや人間関係のこじれで運動をはなれるのならともかく、運動の構造そのものを否定して、やめてしまうということは、一般的とは思えない。その発想の断絶的な転換が、緒方正人には大きな心理的負担にになったのであろう。

政治的運動というものは、制度の緻密化を求めるものである。現在の制度では光の当たってい

ない部分がある。網に穴が空いている。それに手を着けようということである。結果的には、制度がきめ細かくなる、管理が強くなるという性質をもっている。緒方正人はその運動こそが、近代化を支え、ひいては水俣病を生みだし、放置してきた原因である。ベクトルを反対にする必要があると考えたのである。テレビの語ることを聞くのではなく、庭の雑草の語ることを聞くべきだと考えた。緒方正人はテレビを破壊し、野山を散策した。そこからでてきた言葉が次のようなものだった。

チッソの責任、国家の責任と言い続ける自分をふと省みて、「もし自分がチッソや行政の中にいたなら、やはり彼らと同じことをしていたのではないか」と問うてみる。すると、この問いを到底否定しえない自分があるわけです。それは自分の中にもチッソがいるということではないでしょうか。そこで結局俺は、水俣病事件の責任ということについてはこう結論せざるをえない。この事件は人間の罪であり、その本質的責任は人間の存在にある。そしてこの責任が発生したのは「人が人を人と思わなくなった時」だ、と。(『常世の舟を漕ぎて 水俣

病私史』、一六七頁）

地球の危機というけど、本当に危機的なのは、他の生き物との加減がわからんようになってきている自分自身なんです。俺が狂った時に一番びっくりしたのは、近代化している自分だったな。冷蔵庫、ティッシュペーパー、車、扇風機にとり囲まれている自分。いわばチッソをおのれの中に見出して恐れおののいたわけです。（『常世の舟を漕ぎて　水俣病私史』、一八六頁）

抑圧、差別された人たちの経験が社会をよくするんだとか、彼らの中に鍵があるんだとかいう言い方があるけど、俺はちょっと違うと思う。鍵は、水俣の民衆、あるいは被差別部落の民衆にあるわけじゃない。自分自身の問題として考えていかない限り、鍵なんて見えてこない。やはり鍵は自分の中にしかないと考える方がいい。本気で社会をよくしていきたいと思ったら、集団として運動を続けていくだけではだめなんです。（『常世の舟を漕ぎて　水俣病私史』、一八七―一八八頁）

これらの言葉が心底腑に落ちるためには、一度は狂うような世界をくぐらなければならないのである。緒方正人の経験がそのことを教えてくれる。水俣病を生みだす世界、そのことに疑問を持たない生き方、制度的な工夫で逃れられるという発想。そういうものから距離を取ろうと思えば、生き方の根本的な変革が必要なのである。

これら三人の生き方をみてきて、考えられることは、水俣病事件に関わることによって、どれだけの矛盾や葛藤に引き裂かれるかということである。存在を引きちぎられるような体験にさらされるのである。それは過去の運動が激しく行われていたときもそうであるが、現在もその激しさはないとしても、潜在的なものは変わっていないということである。もっとも存在を引き裂かれる体験として、精神的な疾患、異常な状態というものを想定することができる。ここにとりあげた三人が、何らかのかたちで精神的な混乱状態にふれて、その状態との関係を整理しなければ、水俣病事件に主体的に関われなかったのではないかと考えた。ある意味で、非常に厳しい、孤独な作業である。おそらく、水俣病事件に関心を持ち、関わろうとする人間には、その予感が生ずることだと思う。何らかの必然性や、運命的な力によって、関わりを避けることができない人間もいることだろう。そういう人間がいることによって、この世界は支えられているのである。人間存在とその社会の抱えている問題は、宗教的といってよいほどの厳粛な姿勢を求めることがある。水俣病事件は、そのような問題であると思う。

最後に緒方正人の言葉で締めくくりとしたい。

わがふるさとである不知火の海が、悪魔の降り立つ場所として選ばれたというのは本当のこと。しかしです。悪魔が降り立つ場所というのは、同時に神が降り立つ場所でもある。いや、そうしなければならんのです。(『常世の舟を漕ぎて　水俣病私史』、二一九頁)

第六章

病院改革

経済の高度成長は、日本社会の再編成を要求した。その社会構造の変化についていけない人間は、社会から排除され、居場所を失っていった。精神障害者が大量に精神科病院に収容されていったのも、その一つの現れだった。そこでは、隔離収容が主たる目的で、治療的な目的は重視されなかった。そのため、精神科病院の中での処遇は劣悪なものであった。一般社会での生活との落差は、やがて無視できないものになった。そこで、精神医療の改革が叫ばれるようになった。改革の必要性は共有されても、その方法については、違いが見られた。医療の質を高める方法を取るのか、法的権利擁護の動きを進めるのか。両者の並行的推進か。各種の努力によって、精神科病院と社会との落差は、次第に是正された。あるレベルに達したとき、精神医療改革の運動はエネルギーを失っていった。では、それは提起された問題の解決になっていたのか。そこにはやはり問題が残る。

初めて勤務した精神科病棟

私が精神科医になったのは、一九七三年のことだった。大学病院で研修を始めたが、無給であったので、生活費のために精神科の病院にパートで勤務するようになった。はじめて、その病院に到着したとき、精神科の受付は病院の一番奥まった場所にあった。病院は氷河期の名残という天然記念物の池に沿って建てられていた。その池にそってしばらく歩くと、受付だった。受付の建物はトタン屋根の円い構造だった。後で、それが日本を占領していた米軍の兵舎を払い下げたものであることを知った。

精神科のトップは副院長先生だった。その面接を受けるため、精神科の受付に案内を求めた。受付は玄関に面して、ガラス張りだったが、受付台の上に小さな引き戸があって、それを開けて話をする。用件を伝えると、事務員が受付の事務室からでて、玄関のドアの鍵を開けてくれた。鍵を差し込む部分は大きな鋼鉄製で、鍵穴自身は鉛筆ほどの太さがある。しめるときにはガチャンという大きな音がした。そのドアは枠が頑丈な木製で、全面が透明のプラスチックの板がはめてあって、内部が見えるようになっていた。太陽光線で変色したのか、かすかに乳色をしていた。ドアを開けてもらって、中へ入ると、そこが外来だった。小さな待合室と診察室、受付事務室、そして医局があった。玄関の扉が閉じられると、外にはでられない構造になっていた。つまり、精神科の外来を受診すると、それきり自分だけの意志では外へはでられないのである。精神科を受診することを嫌がる人でも、一度外来の門をくぐってしまうと、精神科医が入院が必要だと判断すれば、そして家族が同意すれば、もう外へでられない。あとは精神科病棟へ運ばれるだけという仕組みになっている。

こんなねずみ取りのような構造では、精神科の受診をするということは不安を引き起こすのも当然だと思った。しかし、副院長先生は私との面談が終わると、「今度、若い先生が来てくれるのだから、玄関の鍵もそろそろ廃止したほうがいいなあ」と言われて、方針転換がなされることになった。玄関の鍵が閉じる音を聞いて、いささか憂鬱な気分になったのに、簡単に廃止になるというのは、どういうことかと思ったが、私が勤めることになって、副院長先生もよいところを見せようとしたのかもしれない。期待を裏切らないように仕事しなければならないという気分と、過大な期待を向けられているという不安とが生じた。その後、こういった端的な方針転換を目の前で行うのは、ローゼンという人の提唱した直接分析という方法らしいということを聞いた。出会いの最初から、精神療法の技法が繰りだされているとは、そのときは気づきもしなかった。

出身地を聞いた程度で、面接は短時間で終わった。次の出勤日を決めて、「では、病棟を見てもらいましょう」と言われて、病棟に向かった。その病院は、男子受け入れ病棟、女子受け入れ病棟、男女混合の慢性病棟に別れていた。私が担当となったのは、男子受け入れ病棟だった。男子の受け入れ病棟は、二棟あって、一つは平屋、もう一つは二階建てだった。二つとも木造の建物で、窓には鉄格子が入っていた。病棟全体は四メートルぐらいのトタンの波板の塀で囲まれていて、病室からは外が見えなかった。ただし、二階建ての病棟の二階からは、手前に池が見えて、その向こうに町並みが見えた。町並みまでの距離は一キロメートルぐらいあって、家のかたちや車のかたちは見えても、人間の顔を同定することはできない距離だった。病棟と外来の間にも扉があって施錠されていた。その扉は鉄の扉で、防火扉のような窓のない鉄板そのものの構造だった。薄黄緑色で、所どころに傷があって塗料がはげていた。はげた部分には、さびが浮きだしていた。その扉は、外来入り口の扉より一層重々しく、廊下に響くようなガシャーンという音をたてて閉められていた。音を立てるのは施錠されていることを確認するためだったが、その音を聞く度に一般社会との関係を切断する音のように聞こえて、こころに刺さる思いがした。

精神科病棟の匂い

病棟に入ると、まず異様な匂いが鼻をついた。たばこの匂いと、汗や油の匂い、消毒薬の匂い、それに一種独特の不快な匂いが混ざり合っていた。それは、長期入院患者の多い、精神科病院の匂いだった。その匂いは強烈で、しばらく居るだけでも服や頭髪に染み込んでしまう感じがした。病棟の空気をビニール袋につめて、分析すれば、その中身がわかるという話を聞いたことがあるほど、特徴のある匂いだった。その匂いのことを、いろいろな精神科医に聞いてみると、統合失調症の匂いだという人もいたし、人間の怒りや屈辱の匂いだという人もいた。その匂いは、その後、病棟が開放化されると、次第に薄くなっていった。しかし、完全に消えてしまうことはなかった。

男子受け入れ病棟は、二棟あった。看護詰め所のあるのが「安心寮」、病室だけの棟が「大松閣」だった。「安心寮」は安心して療養できるような環境が保証されるという意味だろうが、その環境は、安心できるようなものとは感じられなかった。「大松閣」は病棟のそばに生えている松の木が由来らしかったが、ひょろひょろした小さな松で、「大松閣」という温泉旅館のような名前にはふさわしくなかった。「大松閣」は数メートルの丘の上に建っていて、コンクリートの階段を何段か昇ることになっていた。「安心寮」と「大松閣」の間には、砂を敷き詰めたグラウンドがあって、ベンチがいくつか設置してあった。病棟で生活している患者はほとんどビニールのサンダルをはいて暮らしていた。グラウンドにでて少し歩くと、サンダルは砂だらけになり、そのまま病棟に入るため、病棟の廊下はいつも砂がジャリジャリと溜まっていた。病室も大同小異だった。病棟の入り口に砂をたたき落とす足拭きがあったが、ほとんど効果はなかった。

病棟に入って、ベッドに横になっている患者や歩きまわっている患者を見たが、全員生気がなく、個性も感じられなかった。それぞれの人が、霧か霞に包まれているような印象があった。此の世にいながら、存在していない。肉体はあっても、心はすでにどこかに抜けてしまっているような感じだった。危険とか凶暴とは無縁な、エネルギーを失っている人びとの姿だった。食堂には一台の白黒テレビ、見ている人はわずかだ。食堂のテーブルに、春にはふさわしくない蚊取り線香が置いてあった。それはたばこに火をつけるためのもので、ライターやマッチの所持は禁止だった。テーブルの上には、ブリキの缶が置かれていて、茶色い水がたたえられて、何本かの吸い殻が浮かんでいた。火の用心と、シケモク拾いの予防のためだった。これらの雰囲気は、時間が止まってしまって、同時にいろいろな欲望も活動をやめて、人間ではないが動物でもないような、不思議な生き物が檻の中をうごめいているような印象だった。

病棟の一角には保護室という空間があった。ここは興奮が激しかったり、他の患者に暴力をふるったり、器物を破損するような患者を、一時的に収容する場所である。病棟の空間から鍵を開けて、保護室用の廊下に入り、その廊下から保護室に入るのに、また鍵を開ける。何重にも施錠されているのである。保護室では床に直接布団を敷いて、寝ている。灯りは天井に暗いものが一つ、窓はあるが手が届かない場所で、大きさもわずかなもの、部屋全体は暗く、しめっていた。部屋の床の一角にはコンクリートが四角くむきだしになっていて、その中心には穴が空いていた。これがトイレにあたる。便器は存在せず、むきだしである。コンクリートの四角い部屋。壁には謎めいた文字が書かれている。興奮した患者が隠して持ち込んだ鉛筆やペンで、書きなぐったものである。意味のわかる場合もあるが、解読不明の古代文字のような雰囲気の模様もある。職員が本人の様子を確認できないほど興奮が強いときは、病室の床の一角に開けられた場所を使って、食事を差し込むことになっていた。保護室という名前だが、患者を保護しているのか、周りの者を保護しているのか。どちらでもあり、どちらでもないような不思議な名前だった。

保護室の隣には、不潔室があった。ここにはビニールに包まれた厚いマットの上に、布団が敷かれていた。床に直接布団を敷くのではないので、その点はよいのだが、床にはいつも水が流されていた。ここに入っている患者は、常に床にツバを吐き散らして、時にはおしめに手を突っ込んで、便をそこらにまき散らすのである。動物園の熊が人間に向けて、糞便を投げつけるように、職員へ向けて便を投げつける。一般の患者と一緒にはできないため、その部屋が使われていた。不潔室の住人は、失明していた。そして、つねに意味の通じないような独語をしゃべっていた。

精神科病棟の日常

「安心寮」の看護詰め所は、病棟の中心にあって、周囲は透明のガラスだった。詰め所にすわって頭を巡らすと、病室全体がほぼ見渡せて、患者が何をしているかを把握できる構造になっていた。病室を見わたせるということは、逆にいうと、職員がどこに居ても、患者から見られていることになる。ところが「大松閣」には詰め所がないため、夜間は入口を施錠し、各病室からのインターホン連絡のみが可能であった。「安心寮」は入院したての患者、あるいは観察を要する患者、「大松閣」は自己管理が可能で、精神症状の軽い患者が入っていた。二つの病棟で患者数は八〇名ほど。「安心寮」がやや患者数は多かった。私が病院に勤めてから、すぐに新病棟に移転となったけれど、最初の病棟は強く印象に残っている。

私が週に二日勤務するようになって、病院の精神科には常勤医が三名。非常勤医が二名となった。他に、精神科病棟だけを診察する非常勤の内科医がいた。これだけの人数で、精神科の他の病棟を含めて入院患者二二〇名前後の診察をしていた。そのころは外来患者も少なく、せいぜい一日数名であった。実際は、入院治療だけを行っていた。この病院は、元は結核患者の治療を中心として設立されたもので、昭和三〇年代になって結核の治療法が確立したため入院患者も激減し、空いた病棟に精神科の患者や身寄りのない浮浪児などを収容していたが、やがて精神疾患の患者の受け入れが多くなった。最初は精神科の病棟を設置することを予定していなかったためか、病院全体では精神科医療への理解は乏しかった。精神医療の状況が変化しても、迅速に対応しようとする姿勢は乏しく、精神医療の流れの平均より遅れて動くことが無難であるという雰囲気であった。全体の最後尾に位置するのでは困るが、何も全体より先にでる必要はないというわけである。

入院患者の多くは、病院設立のベッドを埋めるため、京都中の精神科病院から、転院要請があった患者を積極的に受け入れた。つまり、いろいろな病院で、退院の見込みがなく、積極的に働きかけても効果があがりそうもない患者が集められたわけである。一方で、興奮が強いとか、トラブルの多い患者も、スタッフに経験が乏しいので、受け入れが難しいということになっていた。病院の設立当初から、活力のない患者を中心にして、ベッドだけは埋めたのである。そのため、入院患者の平均在院日数は一〇〇〇日を超えていた。他の病院で勤務した精神科医がやってきて勤めると、「ここの病院は平均在院期間が長いけれど、症状がよくなったのに、無理に入院を続けているという患者は少ない」と指摘されてもいた。動きの少ない病院ということになっていた。

精神科病棟の看護体制は三交代制になっていた。午前八時から夕方四時までが日勤勤務、午後四時から深夜一二時までが準夜勤務、深夜一二時から朝八時までが深夜勤務である。看護職員は日勤帯に多く、婦長、主任の看護婦もその時間を中心に勤務している。準夜勤務は午後九時の消灯までは三~四人が勤務し、その後は二人、深夜勤務は原則的に二人であった。勤務者の多い日勤帯に三度の食事を済ませてしまうので、食事時間は慌ただしい。自分で食事を取れない患者がいると、その介助が必要になる。中には食事を取ることを拒否する患者もいるので、その看護も必要である。食事を食べた後に、服薬確認がある。コップを手にした患者が一列に並んで、服薬するのを看護者が確認する。看護者が口の中に薬を入れると、患者はコップのお茶か水を飲む、それから口を開けて、確実に服薬したかどうかを確認する。いくら確認しても、舌の裏に薬を隠して、トイレで吐きだす患者がかならずいる。それとなくトイレを確認する作業もある。これがなかなか神経を使う作業である。

朝の八時に深夜勤務と日勤勤務の引き継ぎが行われる。婦長や主任は午前七時半頃には病棟に出勤していて、前の日の様子を確認し、夜間に急変があった場合は、その処置の結果を見てまわる。引き継ぎの時点では、婦長や主任は、その日の仕事の要点をだいたい把握している。引き継ぎ時間には、勤務している看護スタッフはほぼ全員がそろう。病棟管理日誌と、個別の看護記録を使って、前の日の病棟の動きが報告されて、その日注意すべき患者の動向が確認される。大体一五分から二〇分かかる。その後、朝の食事になる。患者は食堂に集まって、食器を手渡される。

食事が終わると服薬、それと注射の必要な患者は注射を受ける。点滴も行われる。皮膚疾患の患者は軟膏処置が行われる。それらが終わる頃には、午前九時半頃になっている。

それから少し時間があって、病棟内では、内職作業が始まる。内職作業が始まると、食堂は作業場に早変わりする。作業で一番盛んだったのは、洋服などの商品につける値札を五〇枚数えて、ゴムバンドをかけるという作業だった。値札を重ねて、テーブルに打ちつけて、角を揃える。そして、ゴムをかけるのである。値札を揃えるときに、テーブルに打ちつけると、ガンガンという音がする。それがいかにも作業をしているという雰囲気になる。内職作業をすると、たばこが数本もらえる。二本とか四本とかである。喫煙者には希望により、一日一〇本程度のたばこが配給になる。作業をすると加算がつく。たばこを吸わない人も、たばこをもらって、物々交換の材料にする。精神科病棟は金銭の所持が禁止であったので、たばこが貨幣の代わりになっていた。お菓子を持っている人から、たばこと交換で譲ってもらうという光景は一般的だった。たばこ本位制経済が成り立っていた。午前一一時半、作業が熱を帯びた頃、昼食の準備がはじまる。作業所は瞬く間に食堂に変わる。

昼食が終われば、また作業が再開される。午後四時、日勤と準夜勤の交代が始まる。引き継ぎが終わると、夕食が始まる。午後五時に夕食が終わると、一日の活動は終了になって、食堂でテレビを見る雰囲気となる。早めに寝る人は、すでに布団の中で眠っている。消灯前に、入眠前の薬の服用が始まる。朝や昼のような騒がしさはなくて、電気が消えると病棟は静かになっていく。

そして、また朝がやってくる。

精神科医の仕事

精神科医の仕事の仕方も、病棟の動きと関連している。病棟の動きは、入院患者と看護者の活動と一体である。そこには一種の生活があって、それを尊重していないと、精神科医の仕事はまわっていかない。精神科医の仕事が中心で、それに看護者や患者が合わせているわけではない。週に二回、入浴の時間がある、入浴はほとんどすべての患者が対象であるから、状態の悪い患者もいれば、歩行の難しい患者もいる。その時間帯は、看護職員が総出で動いているため、医者が看護詰め所で何かやろうとしても、それに協力できる職員がいないと、実際には何もできないのである。そういうふうに時間を選択すると、精神科医が病棟で仕事のできる時間は限られてくる。緊急事態の場合は別だが、ゆっくりと余裕をもって、病棟詰め所にいられる時間はそれほど多くはない。

私がその病院に勤務し始めた頃は、病棟にいるより、医局で雑談したり、書類を書いたり、本を読んでいる時間のほうが多かった。出勤は午前九時、終業は午後五時だったが、九時に出勤する人はいなくて、大体九時一五分とか二〇分だった。それからお茶を飲んで、病棟管理日誌に目を通す。そこには前日の病棟の様子が書かれている。病棟管理日誌は、朝の申し送りで使われ、総婦長室に届けられ、その後医局にまわってくる。病棟日誌が九時過ぎにやって来るので、確実に届いている時間を考えると、九時一五分ぐらいになる。病棟日誌に特別な報告がなければ、雑談が続く。問題があれば、その時点で病棟婦長を呼んで、相談することもある。場合によれば、事務職員と協議する場合もある。入院患者が無断で病院をでて、行方不明であるとか、病院内で患者同士が喧嘩して、家族が損害賠償を要求しているとか。細々した連絡とか打ち合わせがある。何もないときは、一〇時を過ぎると、病棟へ向かう。その頃には、各種の処置も終わって、病棟は一息ついている。病棟では婦長や主任看護婦がその日の様子を報告してくれる。「昨夜Aさんが興奮して、大声をだしたため、保護室に入っています」「Bさんが朝から三九度の発熱です」「Cさんが断食療法だと言って、昨日から食事を食べていません」「Dさんが昨日の家族面会のときに、いつも楽しみにしているはずなのに、面会をことわりました」などという報告がある。それらに対して、指示を行う。指示を行うというと、結構ちゃんとしているようだが、実際は、婦長や主任が、「しばらく保護室で様子を見ましょうか」とか「内科の先生に診てもらったほうがよさそうですね」「先生が強く命令すれば、食べると思いますけど」などと、適当な方針を提案してくれるので、「それもそうだな」と思いながら、「じゃあ、そうしよう」というなずけば、事はうまく運ぶのである。医者が、それはやめておこうとか違う方法をやってみようと言っても、「わかりました」との返事はあっても、完全に無視するか、足して二で割ったような方針を実行してしまう。

婦長は病棟の患者や職員の動向を把握しているので、妥当な方針を提案というか、承認を求めているのであって、他の方法がよいとは思っていないのである。実際にやってみると、その通りで、下手に反論すると、長い目で見て、恥をかくだけである。それで、婦長の提案には、「そのことは、私も考えていたんだよ」という雰囲気で、軽くうなずくのがよいのである。ベテランの医師はそんなふうに合わせているので、それが無難である。そうこうするうちに一〇時半頃になる。それから診察に移る。診察机のそばには主任がいて、順番にカルテを渡してくれる。必要なときに「このごろ独語が増えています」とか「夜間の間食が多いので体重が増えています。先生からちょっと注意して下さい」という助言が入る。それも素直に聞いて、診察場面の面接に取り入れると、患者に対してタイムリーな指示ができる。しかし、たいがいは形式的な診察が多い。何年も入院を続けていて、症状も固定していると、話すことも限られてくる。「よく眠れていますか」「調子はどうかな」などという質問をすれば、それで診察は終わりになってしまう。患者の方も、ややこしい質問に真面目に答える気にならない。

最初の頃、患者が椅子に座ったとき、では診察を始めましょうという意味で「はい」と言ったら、患者が立ち上がって、部屋をでて行きそうになった。「ちょっと、ちょっと」と声をかけて聞いたら、前の担当だった先生は診察が終わると「はい」と声をかけるので、「はい」を聞いたから、診察は終わりだと思ったということだった。精神科医は患者を見たら、それ以上面接しなくとも、すべてを見抜いてしまうと思っているらしい。婦長や主任から情報を与えられ、方針まで教えてもらっているのだから、本人の患者を見ただけで、状態把握も指示もできるのは当然で、患者は何も語らなくても、お見通しだと思ってしまうのだろう。もっともといえば、もっともな話である。何から何まで準備されて、手取り足取りである。医者はもっともらしくうなずくだけでよいのである。そうしていることが無難なのであり、事がうまく運ぶのである。しかし、そのことで活気のない病棟、意欲を失った患者群が生まれたわけである。

そういう診察を一時間も続けると、はや昼食の時間である。病棟は慌ただしくなり、診察のために呼びだしても、患者はやってこないし、看護スタッフも席を外している。医師は医局へ引き上げる時間である。医局に戻ると、職員食堂でだされるのとおなじ食事が運ばれている。それを食べて、雑談をする。午前中の診察で困ったことがあると、相談する場合もある。過去の経験談がでることもある。病棟の昼食は一時頃には終わっている。看護職員の昼食も一時半には終わる。その頃になると、医局をでて病棟へ向かう。病棟では内職作業の他に、キャッチボールや卓球などのスポーツ、庭にでて園芸なども行われている。天気がよいと、職員が引率して、病院近くの公園などへ散歩にでるときもある。午前中の診察が遅れていると、診察を継続することもある。

昼からの病棟は、午前中よりやや余裕がある。気にかかる患者のベッドへ行って、声をかけたりすることもある。男子病棟では、リクレーションや作業活動を中心に行っているのは男子の看護職員であった。身体看護や記録をつけているのは主に女子の看護職員であった。男子の職員は、半数ぐらいが無資格の看護助手であった。資格がある場合でも、准看護士であった。女子の看護職員は、ほぼ資格者であった。しかし、准看護婦が多く、正看護婦は少数であった。正看護婦でないと、主任や婦長になれないので、男性職員からは主任や婦長がでる可能性はなかった。資格がなく、医学知識が乏しい男子職員は、頼りになる男性、患者ににらみがきく存在であることを意識していた。興奮して暴れている患者でも、男子職員がやってくると落ち着くということがあったし、男子職員が指示すると、従ってもらいやすいことは事実であった。しかし、男性であればそれだけで、ことが解決するわけでもない。そういうときに、男子職員が威圧的にでると、反抗することが先に進むことがある。それも、本業はやくざではないかという雰囲気があると、反抗する人はいなくなる。しかし、逆にそれに反発する患者もいるので、暴力的な制止が起こったり、行き過ぎが生ずる場合もある。すべての職員や患者が「あれは仕方がない」ということであればだれも問題にしないが、「あれはやりすぎだ」ということになると、病棟の中に不満や不安が生ずる。それが表面にでるときと、陰に隠れてしまうこともある。

それらの微妙な雰囲気は、婦長が一番的確に把握して、方針を提示する。医者のほうも、基本的にそれに従っている。婦長が「患者さんとあんまりふざけ合わないように」と言ったり、「総婦長に謝罪に行きなさい」と言ったり、その場その場で、使いわけをしていた。婦長があまり杓子定規になると、「そんな原則論でやれるものなら、やってみるのがいいんだ」ということにもなる。トラブルが起きそうになったときに、一番力のある職員が席を外していたり、ただ突っ立って身体を動かさないということも起こる。逆に、威圧的なやりかたを認めすぎると、今度は受容的な態度をとる傾向の強い男子職員が暴力を受けるようになる場合もある。それらの微妙なニュアンスを婦長は計算に入れた上で、方針を決めている。医者がそれを変えようとしても、そんなに簡単なものではない。どこかで混乱が起きて、思わぬトラブルにつながってしまうだろう。

病院改革の難しさ

あるとき、食堂に置いてある蚊取り線香が見当たらなくなったことがある。それは施錠されているはずの寝具置き場で見つかった。まちがえば、火災になっていた可能性がある。施錠されているので、患者は入れないはずである。では、職員のだれかがそういうことをしたのか。犯人捜しをするかしないか。少数の人間が相談して、様子を見ることにしたが、その後は変わったことはなかった。

私が病棟の玄関に置いておいた、外履きがだれかに盗まれるということが何度も重なった。犯人は長い間不明であった。疑心暗鬼になってしまうが、しばらくしてある患者が、幻聴の指示で捨てていたことがわかった。

たわいもないことだが、訳のわからないことが時どき病棟では起こっていた。

男子職員の腕のふるいどころとして、作業やスポーツは病棟の中で、重要な役割を果たしていた。三時半をまわると、四時の引き継ぎの時間に向けて、病棟管理日誌、看護記録の整理が中心的作業となる。婦長や主任が忙しそうにするので、医師は医局へ引き上げることになる。この時間帯に医者がいろいろな作業をはじめると、看護記録の追加や整理が必要になって、嫌われるのである。四時から医局で、その日の報告や相談を雑談とともに語るというのが実情であった。

こういうふうに眺めてみると、医者が病棟で仕事をしているのは、午前に一時間、午後に二時間程度。合計三時間ということになってしまう。患者に関する報告は、ほとんど婦長と主任からのものである。他の職員が何を考えているのかわからない。そこにふれると、病棟の運営システムが崩れてしまうのだろう。

私がその病院に就職したての頃、男性の看護職員と懇親の意味で、食事を一緒に食べるという企画を立てたことがある。それを聞いた婦長は眼を三角にして「それは駄目です！認めません！」と叫んだ。その声に男子職員は驚いて食事会はその場で頓挫した。婦長を抜きにした、関係作りに大きな危機感を抱いたのであろう。大きな土手も蟻の穴から崩れるという感じであった。

あるとき、朝の病棟に入ると、病棟全体が緊張に包まれていた。何かが起こったのだろうと思った。通りがかった洗面所を見ると、鏡に蜘蛛の巣を張ったようなひびが入っていた。だれかの頭をぶつけたような様子である。婦長に聞くと、「そうですか」と知らん顔をしている。患者に聞いても、「知らない」という人ばかりだった。看護職員は黙っている。何かトラブルがあったのだろう。そして、それはすでに解決済みで、医者には報告しないほうがよいという判断が下りているのだろう。その後、数日で病棟の緊張はなくなって、類似するようなトラブルは続かなかった。医者の知らないそういうシステムが病棟の安定を生んでいて、一方慢性的な沈滞を生んでいるのである。それをどのように変化させていけばよいのか。抜けだす道を自分で発見していくほかなかった。

ここで、この病院が全体としてどういう具合であったのかをみておきたい。まず、精神科診療の中心を担っている医局の医師たちは何を考えていたのだろうか。一九七〇年代には、精神科医療の問題点は社会的な認識として共有されていたと思える。精神科病院での不祥事はたびたびマスコミにもとりあげられていた。看護者の暴力的制裁で、患者が殺害されるという報道があった。精神科病院の火災は、常に焼死者を生んでいた。社会復帰の見込みのない患者が無力な姿で、ベッドにうずくまっている姿が、テレビに映しだされることもあった。問題を取り上げるルポルタージュが、新聞に連載されることもあった。精神科医の学会である、日本精神神経学会は改革派の力が強く、総会は学術研究の発表の場であるより、現状の精神医療を告発する場所になっていた。これらの動きは日本の精神病院全体に波及していたが、現状を肯定する立場もあれば、傍観を決めている立場もあった。

動きのない理由の一つは、精神病院を改革しようにも、その経済的裏付けがないことにあった。改革しようとすれば、エネルギーが必要で、職員の努力を裏づける経済的な余裕がなかった。つまり、全部病院側の持ちだしということになる。経営側は改善の必要性がわかっても、消極的になる。医局の側も、それにつれて動きにくくなってしまう。改革には反対ではないが、積極的にはなれない。そういうわけで、医局の管理者は、若い医者が自分たちの責任で動きを作ることに対しては、抵抗せずにやらせてみることにするという態度だった。極端な抑制をせずに、かといって改革を推進するという動きを促進するわけでもない。改革の進んでいる病院の医師に、私は自分の病院での活動を報告したことがあるが、そのときの反応は、「それは病院に利用されているだけだよ。自分たちでできないことを、若い者にやらせているだけだよ」というものだった。私は利用されていようとどうであろうと、患者にとってよいことであれば、それでよいではないかと思っていた。

病院経営者の考えは、病院全体で精神科が力を持つことに警戒的であった。いい意味でも、悪い意味でも、精神科が光を受けることには消極的であった。内科や外科が中心の病院なのに、精神科がクローズアップされると、精神科が印象づけられて、内科や外科の影が薄くなり、長期的には不利益をもたらすという考えだっただろう。精神科は目立たぬようにしているのが一番というのである。病院不祥事で警察沙汰や裁判を抱え込むのは困るが、先進的な医療機関になるのも困るということだったろう。改革を叫ぶ医者が主導権を取って、病院を動かすようになると、これは大変であるという不安があった。それは、過去に病院が労働組合潰しを試みて、逆に組合運動が強くなり、結果的に組合強化になった経験があったからである。しかし、一方で、私が大学を経由して紹介されてきているので、あまり抑圧的、管理的に関わると、その後の若手医師の供給が断たれるという不安も存在していた。

看護科の婦長、主任クラスの考え方は、時代の流れを感じていて、医局の方針であればそれに従って、やれることは協力し、無理なことは反対しようというものだっただろう。しかし、それらの変化は、ゆっくりしたものが望ましく、婦長クラスが維持している、病棟管理の実績を損なうものであっては、賛成できないというものだったろう。ともかく、一種の主導権争いに巻き込まれて、医療現場が混乱することを警戒していた。婦長クラスの賛成か、賛成ではあるがかたちとしては事後承認という姿をとらない限り、事態が動かないことははっきりしていた。

一般の看護職員は、他の病院との交流を経験している人びとは、改革的な動きが起こることを期待していた。しかし、現状維持の考えをでない人もあるし、変化によって自分たちの立場が脅かされることへの警戒感もあった。全体としては様子を見ているだけで、最初の段階では積極的な応援は見られなかった。婦長クラスがある程度賛成する動きを見せない限り、職員全体が何かの意思表示をすることは期待できなかった。個人的にはいろいろな考えがあったが、それだけでは全体を動かす力にはなってこない。

職員の労働組合は、精神科の改革運動を推進しているのが、共産党に対立する立場の医者が多かったので、私もその一員と考えて、おかしな人間が入り込んできたと警戒していた。病院側と若い医者が対立して、騒動になっては大変だと考えていただろう。もし、そういう事態になれば、労働組合は躊躇なく、病院側に付いただろうと思われる。

入院している患者たちは、どう考えていただろうか。入院患者にとって、医者は一時的に在籍して、二〜三年もすれば、どこかに行ってしまう人間だった。診察を受けていても、そこで確認されたことが、いつまで通用するのか、わかったものではない。主治医が変われば、すべてはご破算である。信頼関係が作られても、その場だけのものである。いくら相性がよいといっても、そのことを頼りとするわけにはいかない。ある患者の担当になって、一年ぐらいして、少し信頼関係もできたかなと考えていた頃に、その患者の問題点を指摘したところ、「いいです。次の先生に御願いしますから」と言われたことがある。何をしゃべっていても、半年か一年したらいなくなると考えていることがわかった。わざわざ、関係を深める必要などないということである。

しかし、一方で、担当して一ヶ月ほどで「精神療法拒否状」というものを持ってきた患者がいた。「いくら話を聞いてもらっても、実行する気のない医者に話をするのは無駄だ。診察はもう受けたくない」という内容である。拒否という名前であっても、どれほど期待をかけているかが伝わってきて、私のように何もわかっていないのに、ここまで期待するエネルギーを持っている患者がいるのかと、深くこころに響くものがあった。

過去にあった作業療法

病院に勤めだして一年ぐらいしたとき、その病院で慢性患者に動きを与えようとして、作業療法を積極的に取り入れた医者が過去にいたことがわかった。木工細工など、積極的に指導して、一時は病院の一角が大工仕事の工場のようになったらしい。患者の活気はでたし、将来への希望も生まれた。その動きがある事件で、頓挫してしまったのだという。それは、ある患者が気に入らない患者を夜間、木工用の金槌で撲殺してしまったのである。道具の管理、患者の状態把握、目撃した患者への対応など、いろいろな問題が噴出し、結局は作業療法の縮小につながった。作業療法を推進していた医師は、退職し、病棟は傷を負って、消極的なムードが強くなっていった。一人の医師の努力で生まれた流れは、積極的で、かたちもはっきりしていたが、挫折すると一挙につぶれてしまう。協力していた看護者もいただろうが、多くを語ることもなかった。つまり一人の医者の経験に終わってしまった。打ち上げ花火のようなものである。一瞬の輝きであっただろう。

私は、週に二回しか勤務しないので、医療を改革するとしても、一身にその活動を担うというわけにはいかない。また、そういう活動を行っても、私が病院を去れば、すべてが元に戻ってしまうだろう。患者や職員が、「ああいう先生もいたね」と言って、それでおしまいである。病院で働いた医者の話であって、自分たちの職場や生活の歴史にはならない。それでは、いくら改革が行われても、その場かぎりのエピソードに終わってしまうだろう。私が看護職員を相手に、いかに感動的な演説を行おうと、勉強会を開いて、説得力のある講義を行おうと、現実を変えることは至難であると思った。また、個別の職員に近づいて、理論的な説明を行って、全体の展望を語ろうと、少数の人間を賛成派に取り込むだけでは力を待たないことも明らかだった。

改革の一歩は患者の話を聞くことから

最初に考えたことは、患者の話を聞くことだった。貴方はなぜここにいるのか。どういうことで、入院しているのかを尋ねた。その答えの三分の一は、家族が無理矢理入院させた、医者が入院しろと言った、警察署から連れてこられたなどという理由を挙げて、強制的な入院でここに入らされているというものだった。三分の一は、身体の病気を理由に挙げた。調子が悪いから入院している。自律神経がおかしい。胃が悪い。扁桃腺炎を理由にあげる人もいた。病院への入院だから、身体の病気だと思うのか。入院を説得する際に、疲れているようだからとか、身体の疾患の検査のためという理由を説明されたのかも知れない。最後の三分の一は、当時の言葉でいうと「精神分裂病です」とか「不安と強迫症状があります」と明確に精神医学の言葉を述べる人から、「精神的に疲れているのです」などという表現で、ともかくも精神疾患だと意識している人がいた。統合失調症には病識がないといわれていたが、実際はそうではないのだということを知った。

では、何をしてもらいたいかと問うと、「退院したいです」と即座にいう人は少なくて、もう少し自由が欲しいとか、テレビを自由に見たい、食事をおいしくしてほしいなどの声が多く、退院より今の生活の充実を求めている人がいることに気がついた。退院したくても、現実には難しいことを知っている人もあるし、病院の方が結局は楽であるとか、退院することが不安である人も見られた。

私は、当時の精神病院が閉鎖拘禁的で、できるだけ退院し、家族のもとで暮らすのがよいと考えていたが、それはあまりに単純化しすぎであるだろうということに気づいた。退院促進を打ちだすより、自然に退院を希望するように、退院が具体的な課題として求められるようにすることがまずは必要であった。そのためには、患者たちの自己評価をあげること、自尊心を取り戻すこと、現実的な選択肢があるということを示すことが問題だった。精神病院の改革とは、そこに入院している患者たちが、希望を見つけだすことだと考えた。そのためには、患者に関わる医療者が、希望を見つけださなくてはならない。慢性化して、動きのないと思われる患者にも、改善の可能性があるということを、自分たちで発見しなければならない。働きかけることによって、寝たきりだった患者が動きだし、意欲を取り戻す姿を、自分たちで生みださなければならない。結局は、患者たちが変化して、希望があるのだということを、看護職員に教えなければならないことになる。

そこで教えるのは患者で、学ぶのは看護者、最終的には医者であることが見えて来た。医学部の学生のとき、「患者が教科書である」ということを何度も聞かされたが、こういうことを言っていたのかと気がついた。そして、学生のころは、「患者が教科書である」という意味を、教科書にない症状を示して、医者を勉強させるものだと考えていたが、それは浅い理解で、患者の存在そのものが、治療者を教え、導くものであることを考慮するようになった。

退院を前提に患者の外泊を促す

私は、男子の受け入れ病棟を担当することになったが、実際に主治医となったのは、比較的状態の安定している慢性期の統合失調症の患者だった。動きが乏しく、そのためトラブルも少なく、比較的言葉の通じやすい人たちだった。中には、どういう目的で入院が継続しているのか、理解できないほど安定している人もいた。そういう患者は、職員の指示に従って、各種の作業療法に参加していたり、スポーツに参加していたりした。病棟の食事の時間には、配膳室に入って、鍋の味噌汁をお椀に取りわける作業を手伝っていた。その後、患者使役という指摘によって、批判されるような作業であった。そういう患者の中には、頻繁に外泊している人もいて、退院を試みるのが適当と思える人も多かった。病棟の様子がわかるにつれて、少しずつ退院に向けて刺激するようにしていった。婦長や主任の意見をよく聞いて、具体的段取りも看護者に任せるようにした。退院して、外来通院となった患者もいれば、短期間の退院期間で、再発して、入院してくる患者もいた。そういう患者を見ると、単純に入院は必要ないと決めつけることができないことがよく分かった。

家族が面会に来ている場合には、外泊を促すように声をかけた。簡単な声かけだけで、長期に実現しなかった外泊が行われるようになった場合もある。長期に入院して、面会のない患者の家族に、面会を促すこともあった。中には、面会要請におどろいた家族もあった。入院の際の説明で、「しばらく面会を控えて下さい」と言われたため、面会できると思わなかったという。いくら入院時の指示だとしても、何年も面会がないのはおかしいと思うが、それなりの事情があったのだろう。しかし、単なるコミュニケーション不足ということもあるかも知れない。家族が非協力的だと単純に批判してはいけないと考えるようになった。

外泊に消極的な家族は、面会にもなかなかやってこない。そうした、たまにある面会のときに、外泊をうながしてみると、「外泊しようにも、寝る部屋がない」という返事が返ってくることがあった。長期に入院しているうちに、元の家の中で、本人が生活していたスペースが他の人に奪われてしまって、布団を敷く余地がなくなっているのだ。兄弟で共有していた部屋が、他の兄弟に占有され、荷物が増えて布団を敷けない。本人の部屋はあったが、物置になっているなどなど。極端な場合には、入院一週間後に、兄弟に部屋を奪われて、部屋がなくなってしまったという例もあった。これは、排除されているとしか思えなかった。無理に外泊を実行したら、廊下に布団を敷かれて、二度と外泊したくないという人もあった。しかし、逆に患者が入院してから、本人の部屋は入院したときのままで、一〇年間開かずの間になっている場合もあった。そこだけ時間が止まっているのである。それもまた、暖かく外泊を受け入れる雰囲気ではなかった。家族が何かを拒絶しているという感じがした。精神的な病気を発症したという事実を受け入れたくなかったのだろう。

これらのことから言えるのは、患者の症状が固定して、慢性化してしまうのと並行して、家族の状況も固定してしまうということだ。また、それを精神科病院の内部に置き換えてみると、患者の状態が固定するということは、日常的に接する看護者の対応が固定するということであり、それと連動して医者の判断も固定することになる。これらが、同時並行的に進行して動きが止まってしまうのだろう。逆にいうと、これらの要素のどれかが動きだせば、連動して他の要素も変化する可能性があるということになる。

症状の固定化と対応のマンネリ化

先に不潔室の患者のことを書いたが、病棟が新しい病棟に移転にするに当たって、不潔室は廃止することになった。そこに暮らしていた患者は普通の病室に移されることになった。ところが、普通の病室に移ると、問題の患者の不潔行為はなくなってしまったのである。ツバを吐いたり、便を投げつけることもなくなった。環境の変化によって、症状がかわったのである。不潔行為をするから、不潔室に入れていたはずなのに、どこかで逆転して、不潔室に入れたために、不潔行為が固定してしまっていた。慢性化した統合失調症の患者にも同じことが起こっているのではないか。患者の症状が固定化しているため、関わりがマンネリ化しているのか、それとも対応がマンネリ化しているために、患者の症状が固定化しているのか。そこに、大いに考え、工夫すべき点があると思われた。

長期に入院していて、外泊が行われていない老人の患者の外泊を、家族の協力を得て、実施した後で、躁うつ病の再発を見たことがあった。外泊から帰って、すぐに本人の様子がおかしくなり、躁状態になってしまった。長い間、症状が安定していたので、外泊が引き金になったことは明らかだった。再発しただけでなく、心筋梗塞になり、突然死に近いかたちでなくなってしまった。外泊を行っていなければ、もう少し生きられたのだと思うと、外泊が思いもかけない結果につながったことに、もう少し慎重さが必要であったと思わないわけにはいかなかった。患者が慢性化しているのには、それだけの理由があるので、単純にその悪循環を断てばよいというわけではない。新しい事態に対する準備も十分に行っておかなければならない。急激な変化は、善意のものであっても、注意が必要だということである。

私は週に二回しか勤務していないので、看護者にあれこれ指示したり、結果に対してコメントしたりはなかなかできなかった。事情が把握できていないのに、評価を下すことは難しかった。外泊を増やすということは、受け入れる家族の側の負担になっても、看護の仕事を大幅に増やすわけではないので、比較的取り組みやすかった。外泊を増やすと、それにつれて、家族の方から退院の提案がでることもあった。また、患者本人が退院の意欲を述べはじめることもあった。やがて、無理のないかたちで、長期入院患者からも退院するケースがでてきた。それは先に書いた通りだが、状態が安定しているのに、退院の試みが先に進まない場合もあれば、症状がまだ残っているのに、患者の要求に折れて、家族が退院を受け入れる場合もあった。どこでその違いがでるのか、いろいろ過去の動きを調べてみると、患者本人が退院の意欲を持っていないと、退院が先にすすまないことがわかった。また、家族の面会がある場合、外泊がある場合などを調べてみると、家族の面会だけの患者、面会がないが外泊がある患者、面会も外泊もある患者の比較では、両方のある患者の退院が多いのである。つまり、一方だけの積極性では退院につながらず、患者と家族の両者が積極性を持っていないと、退院に結びつきにくいことがわかった。つまり、相互性がないと動きがでてこないということである。おそらく、病院の中でも、同じことが起こっているのであろう。医者だけが熱心でも全体は変わらず、患者だけがあせっても事態は動かない。全体が、連動しながら、相互に刺激し合う関係を作らないと、病棟の慢性化、患者の病状の慢性化は変化しないということになるだろう。

社会生活とかけ離れた病院生活

外泊を増やすと、外泊から帰った患者が、お土産として持って帰ったお菓子などを周囲の患者にお裾わけする。外泊中の体験を話題にする。それだけでも、病棟の中にかすかな変化が訪れる。外の世界へのあこがれや関心が生まれる。そこで試みたのは、患者を散歩や買い物に連れだすということだった。看護者の協力を得たいところだったが、私の計画は、その日の天気と私の仕事の進み具合、特別な対処を必要とするような急患がいない場合など、その日の行き当たりばったりの都合で決まるので、急に看護職員の手を取るとすれば、病棟業務に支障を来すということを考えて、せいぜい五、六人の患者を一人で連れだすというかたちになった。いざ、外出するとなると、外履きを持っていない、適当な服がないという人もいた。たまたま、雨の日だったりすると、傘を持っていない、履物がサンダルしかない。ということで、驚いたことがある。病院の外へでる機会が少ないので、雨の日の外出の準備がないのである。

病院では金銭所持が禁止されていた。金銭を持っていると、無断で病院からでていってしまう可能性が高まるということなのだろう。病院内で、日用品の買い物はできたが、常に職員引率で、金銭は伝票性になっていた。現金というものに何年もさわったことがないという人がたくさんいた。そのため、ほとんどの人が財布をもっていない。散歩をして、のどが渇いたときジュースでも買って飲もうかと考えても、すぐには実行できない状態だった。看護者が何人もの患者を連れて外出することもあったが、そういうときは病院の用意した水筒を持参するので、現金は必要なかった。現金にさわったことがない、使ったこともない。そういう状況で、何の消費欲求も持っていない患者もいた。まったくの赤貧状態、服も着た切り雀で、夏も冬も同じ服装で通している患者もいた。

生活保護で入院している患者で、何の消費欲求もなければ、日用品費が貯まってしまう。病院の事務所に何十万とお金が貯まってしまう人がいた。家族がそれを時どき取りに来る。患者の方は、まったく無関心で、されるがままになっている。中には、買い物の日に、ちり紙やタオル、お菓子などを次つぎと購入するが、自分で使わない人がいた。定期的に家族がやってきて、荷物を持ちかえる。病室の整理という名目だが、実際は患者の名前が使われているだけで、家族が売店で日用品を購入し、病室が倉庫代わりになっているだけだった。生活保護は文化的で健康な生活をおくるための最低限の保障であるから、患者自身が自分の文化的な生活を自覚して、適度な水準の消費生活を送るべきなのだ。それを援助できないのは、医療機関の責任というものだろう。つまり、適当な消費意欲を持ってもらうようにするのも、医療者の仕事ということになる。

長く精神科病院に入院して、社会の刺激から離れていると、社会の動きについていけない。数人の患者を連れて、外へでてみると、意外なことが起こってしまう。自動販売機の使い方がわからない、ワンマンバスの乗り方がわからない、エレベーターやエスカレーターに乗れない、コンビニでの買い物の仕方がわからない、などなど。分からないことだらけで、これでは外出がこわいだろうなと思ってしまう。デパートに入って、エスカレーターに乗ろうとしたら、階段が動くのが怖くて、先に進めない。「ベルトにおつかまりください」のアナウンスに、「これだ！」と思ったのか、エスカレーターのベルトにつかまったまま、上の階まで上った人がいた。ベルトから手を離したら、下の階まで転がりおちるところだったから、それはこわかったことだろう。そうした人たちと街へでてみると、日頃見ているものが、まったく違ったものに見えてくるから不思議だった。

しかし、いつでもそんなふうに働きかければ、患者が動くというものでもない。あるとき、何人かの患者と散歩にでようとしたら、一人が「散歩に行くより、作業をしたほうがよい」と言いだして、それを聞いた患者が次つぎと参加を中止して、散歩ができなくなったことがあった。日常のリズムが乱されるのがいやだったのだろう。作業をやめると、その分、報酬としてのタバコが減るということもあったかも知れない。新しい刺激を思いついても、本人たちに許容できる範囲をいつも考えていなければならない。

退院に向けたステップの必要性

勤務時間内で、外出するとすれば、限界がある。時間内で、行って帰るとすると、当然行動も縛られる。場合によれば、休日に患者を連れて、外出することもあった。そういうことを重ねていると、看護者の中から、「私も休みの日に参加したい」という人が現れてきた。病棟を離れると、自由な関わりができるし、そのときの患者とのやりとりが面白いからである。京都周辺の山に登ったり、少し遠出をしてみたりした。医局の上司も反対はしなかったし、婦長もそういうことに苦情を言うことはなくなった。だんだん、それも一つの試みだろうという雰囲気になって行った。私からは、積極的に職員を誘うことはしないようにしていた。それぞれ自発的な行為だった。そういう外出が増えると、患者の財布を看護詰め所で預かるようになった。現金を持たずに外出するわけにはいかないからだ。途中で迷子になったりしたら、現金がなければ、電話もかけられない。詰め所の引き出しに、財布が溢れるようになっていった。こういうことが増えると、最終的には「面倒だから、財布を患者に持たせるようにしたほうが、手間が省けてよいのじゃないか」という意見がでてくるのである。

家族の面会のない患者、退院しようにも受け入れ先のない患者で、退院したいという意欲の強い患者が何人かいた。そういう患者の中には、病院の給食部門で、準職員のようなかたちで働いている人もいた。精神疾患に理解のある職場であれば、退院して働くことは可能ではないかと考えた。本人も意欲満々で、是非やりたいという希望だった。職業安定所の障害者雇用窓口を通じて、適当な職場がないか探してもらった。その結果、旅館の炊事場で、働ける範囲でやってもらえばよいというところが見つかった。宿舎も職場が用意するということで、それ以上の条件の場所はないと思えた。本人も自信をみせていた。それを聞いた病棟の患者も、激励していた。しかし、実際に職場で働いてみると、とたんに萎縮してしまって、緊張で動けなくなってしまった。一週間もしないうちに、行方不明になった。病院から期待を込めて送りだされたので、逃げ込むことができなかったのだろう。数日後、京都市以内を憔悴した姿で歩いているところを発見され、同伴で病院に戻ってきた。再度、入院ということになった。以前の自信溢れた姿は、もう見られなくなった。いくらやれそうに見えても、本人の能力を過信したのである。環境の大きな変化は、やはり気をつける必要がある。本人の思い込みを受け入れすぎた結果である。

長期に入院している患者が、いくら能力が高そうに見えても、一挙に就職、単身生活に移るのはリスクが大きすぎる。やはり段階を置くべきであろう。そこで気がついたのは、その当時次第に増えていた、小規模作業所の利用である。病院に入院したまま、そうした作業所に通って、社会生活に接することで、単身生活へのステップを踏んでいくというかたちである。その当時の規則では、入院中の患者でも作業所が受け入れを行っていた。病院内の作業では、どうしてもある種の依存心がでてしまう。病院とは離れた場所で、社会生活の訓練をすることが必要だろう。こうして、何人かの患者が作業所に通うようになった。朝、九時頃に病院をでて、五時頃に帰ってくる。職員が通勤してくるバスを反対向きに利用するのである。職員が帰宅する頃に、反対側のバスで病院に帰ってくる。毎日、くり返していると、自分たちも仕事にでるという気分になってくるのだろう。病棟に帰り着くと、入院患者の顔になるが、病院に戻ってくるときの表情が、くたびれた作業員という表情である。そこだけみれば、社会人としか見えない。スタッフの顔を見ると、にっこりする。それもまた、職場の同僚に見せるような表情である。社会にふれるということは大きなことだと感じた。

社会にふれる――病院から作業所へ

作業所に通所していると、時どきレクレーションがある。納涼会や忘年会。一泊旅行などもある。そういう会に参加していると、帰院が遅れる場合もある。本来の病院の動きからいうと、日勤勤務の範囲で、病棟にもどってくるのが普通である。しかし、特別な事情があると、帰院時間も例外的に認められることになる。作業所であったとしても、職場の交流会にでるなとは言いにくい。そういうことが重なると、日勤時間内に帰院するべしというルールも緩んでくる。その緩みを利用して、秘密の行為が行われているわけではない。だんだん、規則ずくめで運営しなくとも、患者の方もわきまえているのだからという評価が生まれていった。

病院に入院している患者は口にださなくても、自分たち自身で、患者のランクわけをしている。同じレベルの患者であるとか、下であるとか、しょせん敵わない相手だとか。そのランクわけの範囲で、退院する人がいたり、看護者から頼りにされているとか、いろいろのことがあっても、そのランクを壊さない限り、比較的に無関心で対処できる。しかし、そのランクが崩れてくると、不安が起こってくる。レベルが低いと見下している患者が、作業所に行って、社会人のような表情を見せたり、話をしたりするのを見ると、不安になってくる。自分が置き去りにされたような気持ちになってくる。最初は、嫌みを言ったり、無視したりしていても、最後は自分も挑戦してみたいという患者がでてくる。挑戦に名乗りでなくとも、生活態度が変わってくる。社会の風が、少しずつ入ってくるのである。そういう雰囲気を感ずると、作業所に通っている患者は少し得意な気分になるのだろう。態度にも自信がでてくる。

作業所に通う患者は、外出時にライターを持ってでる。財布と同じように外出時以外は、詰め所で預かっていた。ほとんどが一〇〇円ライターだった。ところが中に、ガスを詰め替えるタイプのライターを持っている患者がいた。ときどきライターを病棟に持ち込んで、ガスの補充をしていた。それを看護者が見つけて、大騒ぎになった。こんな規則が緩むようなことでは、将来大変なことが起こる。一度火事にでもなったら、病院はつぶれてしまうだろう。こういうことを認めた若い医者は病院を破壊しようとしているのだというニュアンスで大問題だという主張を行った。しかし、それを聞いていた看護者に同調する人はいなかった。そんな頭の固いことでは駄目だろうという態度がはっきりしていた。私は、これまで病院はかくあるべし、こういう理念で進むべし、職員はこういう方針に従うべしと主張したことがない。すべてなし崩しに進めていった。それも明確な方針をもって推進したわけではない。行きあたりばったりで、成果があれば、それが既成事実になるというやり方だった。職員に態度決定を迫ったこともないし、病棟の動きに賛成する職員をまとめようとすることもなかった。そういう考え方、やり方が、問題ないと職員は考えたのだろう。大問題だと主張した人は、言葉を濁すしかなかった。やがて、時間が経つと、その反対の態度を取った人が、私の考えを推進する立場に変わっていった。ある種の信念を持って態度を示す人は、その信念が変われば、反対の立場になることもある。人の意見を固定してとらえることが大きなあやまりであることを知ることができた。

大事なことは、議論から始めて人を変えようというやりかたはうまく行かないということだろう。自分の目の前で、事態が変わっていき、それが自分にとって、不利なことではなく、不自然でなければ、人は自然に受け入れるだろう。まして、それがいく分でもよいことにつながるなら。この場合は、慢性化した統合失調症の患者が変化し、動きがでているという事実である。そして、その動きが、医療者の批判や厳しい要求のかたちを取っていないということだろう。病棟全体がゆっくり変わっているのだから、それに従うのも、悪くはないだろうということになったのだ。

患者の自由が自然なことになる

すでに述べたように、私の勤めていた病院は、内科や外科が中心で、精神科は副次的な存在だった。入院患者数は精神科の方が多いとしても、病院の機能としては圧倒的に内科、外科が重視されていた。院長に精神科医が就任したことはない。副院長までである。副院長といっても、実際のあつかいは部長であろう。しかし、行政にだす各種書類は、院長名が入るので、形式上は副院長扱いというわけである。内科外科の身体疾患が多いため、当直医は当然それらの科の医師があたる。精神科医が当直しても、身体疾患の対応は不得意なので、あてにされない。しかし、精神疾患の急変が起こると、内科医ではこれもまた対応できない。精神疾患の急変の場合、精神科医ならだれが対応しても同じかというと、そうではない。主治医がでてくるのと、他の医師がでてくるのでは、患者の反応が違う。主治医の顔を見ただけで、興奮がおさまるということは珍しくない。そのため、夜勤の看護職員は、急変した場合、主治医に病棟まで来てほしいと思うのが一般的だろう。大した問題でもないのに、主治医を呼びだすということは、なかなか踏み切れない。しかし、症状の把握ができないと、その迷いが大きくなってしまう。

私は、病棟から連絡があると、なるべく病棟に出向くことにしていた。結局、大きな問題ではない場合もあったが、主治医がでてきてくれることは、看護職員にとっては安心だ。夜間、病棟に着くと、看護職員がほっとするのがよくわかる。そういうときに、必要な処置が終わってから、詰め所でお茶を飲んだりして、しゃべっていると、お互いの理解が深まることがあった。患者に向かい合う姿勢が、よく感じられた。「先生は、人間というものを信じられますか」とか「どうして精神科医を選んだんですか」という問いがでたりする。あるいは、最近の患者の様子を見て、「先生はあの患者さんをどう見ているのですか」という質問がでることもある。深い質問というより、どういうレベルで仕事をしているのかを問いかけるものだろう。多分、看護職員同士は夜間勤務の中で、そういう問いをなげ掛け合っているのだろう。そういう自然な交流が、仕事を進めていくときの、自然な信頼関係を生むのだろう。自然な雑談をしていると、患者に対して、威圧的だと感じられる職員が、細かな観察で、患者をとらえていることに気付いたり、人権感覚が身に付いていると思えた職員が、案外表面的な観察に終わっているのを発見することもあった。

患者の外出が増えるに従って、患者の行動を規制することが煩わしくなっていった。なぜ外へでられないのか、なぜ自由が制限されるのか。それらの苦情にいちいち対応することが面倒になってしまった。もっと自由を認めてもいいのではないか。その方が面倒が少ない。看護者の心理的負担も少ない。制限しようとすると、どうしても威圧的な態度になってしまうし、それが不自然な気持ちになる。肩肘張ると、エネルギーも必要で、疲れてしまうのだ。自由に外出している患者の様子を見ていても、そんなに大きな問題が起こるとも思えない。そういった心理が動いて、外出だけではなく、病棟の管理方式も変わっていった。小銭であれば、病棟内でも持てるようになった。タバコの制限もなくして、ある程度自由になった。病室内に公衆電話が設置された。手紙の検閲も廃止した。病院内の規則も命令的なものから、話し合いで協力を得るようなかたちに変わっていった。何事も、説明と了解のかたちに変わった。その方が運営が簡単で、トラブルも少なくなった。

患者が入院するときも、説明をして了解した上で入院とするかたちをとるようになった。入院の際に、むりやり病室に連れ込むというかたちが減った分、抗議の声が響き渡るということも減った。十分に説明の過程を踏む方が、後が楽であるし、相互のストレスも減る。

精神科病棟の開放化の歩み

他の精神科病院に比べて、極端に見劣りするわけではないが、先行しているわけでもない。平均程度か、少し遅れている感じで、極端ではないだろう。この程度の変化は受け入れるしかないだろう。それが、精神科病棟で働いている職員の感覚だったのではないか。しかし、病院の他科で勤務している職員にそういう感覚が伝わったかどうかはわからない。

こうした過程をたどるのに、五～六年はかかっただろうか。医師が患者の希望を聞いて、行動の幅を広げ、それが看護職員の認識を変化させ、婦長や主任を納得させ、病棟の体制が変化するという流れになっていったので、医局も反対はでなかった。

その間に、私は大学での研修を終えて、その病院の常勤医となった。病棟が次第に開放化されていくのに従って、患者の状態把握が問題となっていった。作業所に通う患者は、朝、九時頃には外出してしまう。帰ってくるのが五時とすると、日勤の職員は本人の状態をほとんど把握できない。また、それ以外の患者でも、外出が多くなると、状態が把握できないことが増えてきた。それだけではなく、状態が安定して、次は退院だと予想されていた患者が外出して戻ってこないので、不思議だと思っていたら、病院の裏山で縊死しているところが見つかったことがある。病棟が閉鎖的であれば、すべての問題は病棟内で起こるので、そのつど注意していればよいが、開放的になると、どこで問題が起こるかわからない。その分、患者の状態を把握しておかなければならない。患者の訴え、語ること、行動の変化に注意をはらう必要があるし、その変化を看護者が共有しておかないといけない。医師の判断も重要である。閉鎖的な環境であれば、外から観察しているだけでも、最低限のことはできたが、開放的な環境では、患者の内部からの理解が重要になってくる。つまり、共感的な把握が必要になってくる。物理的な制限から、心理的なつながりの強化が大事になる。それは、看護者と患者の関係だけではなく、看護者相互の関係にもあてはまる。ここで、重要になってきたのは、看護職員間の情報共有とその吟味である。

新たに始めた病棟カンファランスの効用

私は、看護詰め所でのカンファランスを定期的に行うことを提案した。午前一一時から三〇分、毎日カンファランスを行うことを一つの案としてあげた。婦長は皆の様子を見ていたが、忙しいという意見もでた。業務に追われていて、そんな時間を取れるはずがないというのである。看護者の中には、何でもカンファランスで決めるとなると、自分たちの自由裁量が減るのではないかという不安があっただろう。また、何をやらかすのか、などという反発もあった。婦長や主任には、自分の権限が奪われるという不安もあっただろう。ともかくやってみようという意見に固まるまで、いくらか時間が必要だった。午前一一時になって、詰め所のテーブルに座っても、だれも集まらないということもあった。看護者の病棟カンファランスなので、私は議長然として真ん中に座ることはせず、目立たぬ場所に座ることにしていた。なるべく看護職員は全員参加として、自由な発言をうながした。最初は議長を婦長や主任が行って、他の職員は補足意見を語る程度であったが、だんだん自由な発言がでるようになった。とくに、トラブルが起こったり、対応が困難な患者がでたときはカンファランスにも熱がこもるようになった。

やがて、皆が気付いたのは、問題の患者がいて、そのことをカンファランスでしゃべると、答えがでていないのに、自然と問題が解決することがあるということであった。例えば、食事を取らない患者がいて、その問題をカンファランスで取り上げて、その患者がなぜ食事をとらないのかを、いろいろな角度から話し合って、ああでもない、こうでもないと話をして、結論がでないと、また明日続きをやりましょうと継続討論にしていると、いつの間にか、その患者が食事を食べだしているという具合である。具体的に、何も決めていない、何も実行していないのに、患者の状態が変わる。おそらく、その患者のことを職員が考えること、観察を深めること、配慮することが、総合的に働いて、何かの変化を促すのであろう。これは実に不思議なことだった。ただ話し合えばそれで変化が起こる。そういうことが経験されると、何だかわからないが、気になることは話題にとりあげてもらおうという動きがでてくる。自分の看護者としての能力不足から起こっていることだろうとあきらめている現象も、もしかしたらそうではないのかもしれないという発想も生まれてきた。看護者がなぜだろう、どうしたらいいのだろうと立ち止まって考えるということ、それ自身が事態を改善させる。それはとても安心で、励みになる発見だった。

もっとも印象に残ったことは、看護職員による患者への暴力の問題であった。看護職員による患者への暴力はあってはならないこととされている。もし、そういうことが明らかになると、何らかの処分を行わなければならない。現場の監督者はことを荒立てたくないし、本人も認めたくない。現場を見た他の職員もいない。被害にあった患者は自分の方にも責任があると感じている場合が多く、苦情を言うと報復されるのではないかと心配して、明言しない。うやむやになって、抑圧的な雰囲気だけが残る。そこで、「看護職員による患者への暴力は悪いことではない。悪いのは事態を隠すことである。悪いのは、なぜ、そういうことになったのか考えないことである」という理論を打ちだしてみた。極端に言えば「暴力をふるわれた患者が被害者なら、ふるわざるを得なかった職員も被害者である」ということだ。大事なことは、どういう過程を経て、そういう事態になったのかを再現することになる。この考え方は、航空機事故の原因追及に機長の責任を問わないとしたことによって、事故原因の究明が進み、事故が減ったという事実から、連想したことである。

カンファランスで、当事者から状況の説明をうけて、そのとき、何を感じていたかを説明してもらう。一緒に勤務していた職員からも報告を受ける。さらにその前日やその前の、患者の状態を確認する。そういう作業をしていくと、ほとんどの場合が、患者の病状が悪化しているのを、無視して、通常の働きかけをしていて、患者の状態が急変して、それへの対応に混乱を来して、暴力的な対応になってしまったということが分かってきた。とくに十分な引き継ぎがなかったり、忙しすぎる業務の中での、思わぬ事態ということが多かった。自分でも、そういう状況になると、手がでてしまったかもしれない。報告者への共感が生まれた。では、どうすればよかったのか。我慢すればよかったという答えではない。十分な状態観察、情報共有、対処困難なときの応援態勢、自分を無能だと卑下しないこと、専門職の自信を持つこと、それらがトラブルを避ける一番の方法である。そういうことが確認されるようになった。そして、こういう作業を重ねると、看護職員による患者への暴力は減っていったのである。もちろん、こういう結果になったのは、カンファランスでは何を言っても、非難されない、個人攻撃されない、軽蔑されない、すべては患者の状態を総合的に把握するためなのだということが共有されたからである。その本質的な問題を、婦長や主任が確実に把握して、活かすことができたからである。

病棟カンファランスで、一番印象に残っているのは、ターミナルケアの段階に至った患者の看護を巡って、話し合っているときのことだった。どういう受け止め方で臨めばよいのかを考える材料として、それぞれの看護者が、過去の経験を自発的に語りだした。ある看護婦は、かつて従軍看護婦として、中国の病院で働いているときのことを語った。前線から、兵士が病院に送られてくるが、ほとんど回復の可能性のない患者ばかりで、若い少年のような兵士が死んでいくのを見るのがつらかったという経験を述べた。「おかあさん」と叫ぶ声を聞いて、何度泣いたかわからない。ある看護婦は、若い癌の患者が死の間際に、急に不安が襲ってきて、怖いと叫んでその看護婦を抱きしめた。看護婦もその患者を抱き取って、そのまま看護婦の胸の中で、亡くなったという。そういう話が、三〇分の限られた時間の中で、語られたことに感銘を受けた。それぞれの看護者が、自分の生活の中で、体験した凝縮した一瞬を、何の遠慮もなく、ごく自然に語り合って、交流し合っている。それが、今のここでの看護業務に自然にとけあっていることを感じた。そういう質に医療が支えられていることが、感動的だった。しかし、その二人には、何の気負いもなく、ちょっと語ってみたという印象だった。そういう光景は、どこの職場でもあるものかもしれないが、私にとっては、深く印象づけられた。

振り返ると、それが病棟のピークの体験だったと感じられる。閉鎖的な病棟が次第に開放されて、入院患者のこころが開放されて、同時にそこで働く職員のこころが開放されて、どこかの時点でピークを迎える。ためられてきたエネルギーが吹きだして、どこかで頂点に達する。それを過ぎると、すべてが日常性に納まっていくだろう。そのピークの体験に執着すべきではない。再現を求めるべきではない。

退院後の生活を見届ける

精神科病院を変えていくのに、入院しながら作業所に通うという方法をとってみたことはすでに紹介したが、病院が単に寝るだけの空間になっていれば、退院したいという希望がでてくるのも当然だろう。長期に入院している患者を家族が受け入れないというのも、全面的に引き受けるのは無理だという場合が多かった。病院の方で、アパートを探し、生活保護を取って最低限の経済基盤を作る。病状が悪化した場合には、病院の方で手配をして入院できるようにする。最低限、アパートの保証人と、入院が必要な場合の保証人を引き受けてほしい。そういう提案を行うと、それならお任せしますという家族が現れるようになった。何人かの実例があると、その後は説得しやすくなって、一人暮らしを前提に退院する患者も増えていった。退院して、一人暮らしをしている患者を相互に結びつけることと、退院して一人暮らしをすることに不安を持っている患者に実情を見てもらうために、退院して安定した生活を送っている人の家で、食事会を行うことを企画した。数人の集まりだったが、参加者で食事の用意をして、楽しくしゃべるという内容である。退院して一人暮らしの患者の家には、遊びに来る人もおらず、茶碗や、お箸、座布団などお客を持てなす用意はなかった。その機会に、食器を揃えた人もいるし、食器持参を条件にした人もいる。

何度かくり返しているうちに、和やかな雰囲気となって、笑い声もでるようになった。毎回の集まりが楽しみになってきた。ところが、その当時、患者の入居しているアパートは、共同炊事、共同便所の物件が多く、五〜六人の集まりでも、うるさい、便所の使い方が汚いなどの苦情が、周囲から出始めた。また、ちゃぶ台すらないような場合には、だれかの家からコタツを運んだりしたが、運搬手段がないので、タクシーを使わざるをえなかったり、負担が大きかった。また、交流をすすめても、患者同士の交流があるレベルで止まってしまうこともはっきりした。同じアパートに住んでいて、食事会にも一緒に参加しているのに、日常的にはまったく挨拶もしないという現状もわかってきた。緊急事態があっても、相談することなど期待できないのだった。つまり、医療機関とのつながりはあっても、横のつながりが作れないのである。当初の狙いは、先に進まなかったし、今後も成果が上がりそうもないので、食事会は中止しようかと考えた。ところが参加者の大半が、続けてほしいと強く希望するので、何とか続けたいと思った。いろいろ会場を考えたが、気楽に使える場所も思いつかなかった。それで、しばらくならいいかなと考えて、私の自宅を会場とすることにした。

精神科の作業所に関わっていると、作業所の最初の段階は、ほとんどが個人宅を提供して、運営が軌道に乗ると、場所を賃貸契約で求めるというのが一般的だった。何事も、最初は多少の個人的負担もやむを得ないだろう。そういう感じ方だった。私も、作業所を立ち上げた人たちと接していると、個人的どころか家族的な関係を広げていくやり方は当然であるという雰囲気に影響されていった。参加者は、自分の主治医の自宅で、一緒に食事するということは、特別の印象があったのだろう。そういう機会を大切にする姿勢がはっきりと見られた。主治医の自宅を知ったからといって、突然訪問してくる人もいなかったし、問題となるような行動を取った人もいなかった。患者たちは、自分の主治医が病院のあり方を変えようとして、努力していることはよく分かっていたし、病院全体から見た場合、かならずしも歓迎されていないということを感じ取っていた。だから、こういう機会を利用して、親睦を深めながら、お互いに支え合っていかなければならないという感じが漂っていた。つまり、どこか同志的な気分があったのである。自分たちの行動で何か問題が起こると、これまでの病院を変える試みが、すべて否定され、元に戻ってしまうという怖れがあったのである。

ある外来患者が、突然アルバイトをはじめたことがあった。とても、仕事をするようなタイプではなかったのに、どうしてアルバイトに踏み切ったのか。そして、予想通り、数週間で続けられなくなった。しばらくしてから、どうして無理なアルバイトをはじめたのかを聞いたら、「先生、病院の中で大変なんでしょ。先生が頑張っているのに、患者の私たちも頑張らないといけないじゃないですか」という返事だった。「そんなに大変なのかなあ」と聞くと、「わかってますよ」とのこと。まんざら妄想だけとも言えないのだろう。しばらくして気づいたのは、患者の側が支援されてばかりでは、惨めだということ。たまには駄目な主治医を応援してみたいということだったのだろう。主治医が万能であるより、多少無能である方が、親しみが持てるのだろう。そういうふうに理解した。病院の医療のあり方を変えていくのに、自分たちもその役割を担っているという自覚があったのだ。

退院患者と行った月一回の食事会

食事会は、月に一回、土曜日の六時からとなっていた。多くは、カレーライスとか、揚げ物、手巻き寿司、好き嫌いのなさそうなメニューだった。夏はそうめんとスイカ、冬は鍋物など。病院の食事ではでてこないものを、私の妻が用意した。患者の中には調理師の経験者もいて、手羽先の下ごしらえ法を教えてもらったこともある。六時に始まるので、早い人は五時にはやってくる。五時四〇分頃には料理ができあがって、机の上にならべられる。遅れてくる人がいることを考えて、時間厳守にしていた。五時五五分頃から、机の周りを取り囲んで、皆が料理をにらみつける。六時に、「では」という声をかけると、瞬くうちに料理は食べ尽くされ、少なくとも六時一〇分には何も残っていない。あまりの出来事に、笑いがこみ上げてくる。最初だからなのかと思っても、食事会が続く間はそんな感じだった。とくに話に花が咲くわけでもなく、時間をともにするというだけのことだった。食事の後は、近所の喫茶店に移動して、コーヒーを飲んで解散というコースだった。会費が一〇〇円、コーヒーが二五〇円ぐらいだった。その会が結構長く続いたと思う。年末には、喫茶店を貸し切って、忘年会なども行っていた。作業所に通っている患者は、毎年、忘年会があるので、食事会でも忘年会を行ってほしいという希望がでたのである。そういうわけで、時どきはパーティも行っていた。多分いろいろなことが、予定調和的に進んでいた時期だったろう。

その食事会も参加希望者が多くなり、一軒の小さな家では、実行できなくなってしまったので、病院近くの中華料理店に席を移すことになった。いくつかの店を移り歩いたが、予算的に無理のない中華料理店に固定した。最初は同じような雰囲気だった。むしろ個人宅ではないということで、参加しやすくなった患者もいた。個人宅では、親しみもあるが、何か医者の手の内に入れられてしまうという気分もあったかもしれない。看護職員が顔を覗かせることもあった。一般の中華料理店だったので、途中で帰る人がいても、とがめる人がなくて、その分遠慮がなくなった。終わってから喫茶店に行く習慣もなくなった。会費が高くなったので、二次会には行けなくなった。その代わり、一般就労している人は、二次会は飲み屋に行こうと言いだした。ほんの少数の参加だったが、その二次会を楽しみにする人もあった。そうして、参加者の参加の仕方が分散していった。

初めのころは、自分たちがまとまっていないと、病院の開放的流れが失われてしまうという感覚があった。しかし、時の経過とともに、病棟が開放的である状態の中に入院してきた患者は、開放が当たり前で、それが努力の結果得られたものだとは感じない患者が増えてきた。職員も異動で変わると、開放的な運営が当然だと感じて、逆戻りするということを想像しなくなる人もでてくる。改革は定着したのだが、逆にそれを維持するために努力が必要だという感覚も薄れて行ってしまった。そうして食事会も患者たちが集まって、飲み食いするだけの感じになってしまった。場合によると、二次会だけが目当てで、食事を取らず、一次会が終わるのを待っているだけの人もでてきた。やがてはお酒を持ち込んで、隠れて飲む人もでてきた。食事会の雰囲気には、集中した要素がなくなって、ただ飲み食いしているだけになってしまった。患者の行動が自由になって、選択肢が増えたため、食事会の魅力もなくなった。そこで、食事会をこれ以上継続する意味はないと考えて、中止することにした。やめるのは残念だから続けてほしいという声もでなかった。一つの時代が終わった。一つの役割が終わったのだ。

病院が閉鎖的であった頃、それを変えるには、大きなエネルギーが必要だった。しかし、その閉鎖性が消えていったとき、開放的なやりかたを維持するのには、それだけのエネルギーは必要ではない。すべては時代の変化だと説明すれば、それで済んでしまう。病院が閉鎖的であったとき、そこには抑圧されたエネルギーがあった。そのエネルギーが動きだすとき、一つの解放感があった。自由の味わいを感じられた。しかし、抑圧が減少すると、それらの解放感も薄れていく、自由も感じられなくなる。かつて、自由の感覚があったとすれば、それ以前に抑圧があったからである。しかし、制限され抑圧されているときは、こういう医療ではいけない、どこかに本当の医療の姿があるはずだというイメージがあった。それが、全体を動かしていると思えた。精神医療の閉鎖性や抑圧性が薄れてみると、その「本当のもの」という感覚も消えてしまっていることに気づく。

第七章

自殺をめぐって

この文章は、身近な人に自殺者がでた人に読んでもらおうと思って書いた。答えを書いたものではなく、精神医療の担い手が何を考えているかを伝えようとしたものだ。だから結論があるわけではなく、思考の経過を書いただけのものである。この文章が、自殺ということについて、つきつめて考えようとしている人に、何かの参考になればよいと思う。あるいは、一種の激励や慰めになればと思う。治療者から見れば、自殺ということは、治療の失敗、限界を示すものだ。しかし、治療者もまた生き延びて、治療を求める人に答えようとすれば、その限界を受けいれて行くしかない。自殺者は一つの問いをつきつけ、それを残していったわけだから、生き延びる人間は、その問いを受け止めるほかない。それは自分たちの無力を受けいれることである。しかし、それに一人で耐えるのは困難だ。医療は、その無力をともに担う人を持たなくては、続けられない。そういう思いを残された人に伝えたい。

主治医の困惑

精神科医ほど自分の受け持ち患者に自殺される経験をもっている臨床家はいないのではないか。救急医療の窓口では、自殺未遂者や心肺停止状態で搬送されてくる患者に接することは多いだろうが、搬送されてくる以前に、主治医であったわけではないだろう。精神科医は、患者が自殺未遂をしてから担当になる場合もあるが、患者がまだ自殺など考えていない時点から、主治医になっている場合も多い。治療を進めても、そういう事態になる。あるいは、治療を進めていくことによって、患者を追いつめて、自殺に至ってしまう場合もあるだろう。受け持ち患者に自殺されるということは、治療者にとって傷つけられる体験である。治療者として、失格宣言をされるようなものである。裁判などで、自殺予見の判断を求められると、臨床家はほとんどの場合、予見不能であるという回答をおこなうだろうが、完全に予見できないと考えている人はいないだろう。予見できると前提することが、管理を強化させ、治療を萎縮させ、全体として患者に不利益になると考えるからこそ、予見不可能と断言する。しかし、そこにはかならず治療者としての無力感が伴っていることだろう。

精神科医として、自分が担当していた患者が自殺した場合、その治療過程を冷静に振り返ったり、一定の判断を下すことはとてもむつかしい。不可能だと言ってもよいかも知れない。患者が自殺する場合、彼や彼女が自分の生命を絶つということだけを意味しているわけではない。患者が自分の取り結んでいた人間関係を、全面的に遮断するという意味が含まれている。主治医であれば、治療関係を遮断されている。「治療してもらいましたが、効果はなかったし、今後も成果は期待できません」という宣告になる。無能宣言を受けた治療者があれこれ言うことを、言い訳ではないとだれが認めるだろうか。患者のほうは、「そんなことは聞きたくない」と永久に耳をとざしてしまった。その事実を変えることはできない。

精神科医になってしばらくして、先輩の精神科医が自分の受け持ち患者に自殺されて、その憔悴した様子や、だれも尋ねてもいないのに、説得力の乏しい説明を独り言のように語る様子を見ていると、精神科医療の割り切れなさや重さを感ずることがあった。入院中の患者が自殺して、婦長が霊安室にそなえる百合の花を抱えて、庭を横切ってくる姿を見たとき、治療者とは名ばかりで、病気の目撃者に過ぎないのかと感じたこともある。

私の受け持っていたあるうつ病の患者が、職場で自殺したことがあった。病気療養で、しばらく休職していて、復帰してからのことだった。家族や同僚から、受け入れ体制の不備が、自殺につながったということで、労災申請の意見書を書いてもらいたいと要請されたことがある。その当時は、精神疾患の労災申請は少なく、あったとしても、長時間労働が判定基準になっていて、職場環境を理由にしたものはなかった。家族の願いは、ともかく声を上げたいという趣旨で、判定結果がどのようなものであるかより、このまま黙っていたくないということだった。私は治療経過を意見書として書いてみた。意見書の様式を弁護士に相談したり、内容を同僚に相談したりしたが、どうしても納得のいく文章はでき上がらなかった。

職場に問題があったということを書こうとすると、その根拠は患者からの訴えに限定されてしまうし、客観性が乏しくなる。また、そんなに職場環境に問題があるのなら、なぜ、もっと状態が安定するまで、休職を続けられなかったのか、復帰にあたって職場との連携を持つべきではなかったかという疑問がでてくる。職場の問題より、治療者の責任ではないかということになってしまう。主治医が本人の希望を入れて、復職を認めたのだとすれば、職場では仕事ができると考えても当然だという意見がでてくるだろう。主治医が病状悪化を予見できなければ、素人の職場関係者にはもっと予見できないという話になる。

全体の経過を判断や評価を抜きに書いてしまうと、責任所在がわからなくなる。評価を入れすぎると、意見書というより上申書になってしまう。客観性と主観性を織り交ぜると、一種の文学作品になって、何を言いたいのかわからなくなる。結局のところ、文章を書き上げたものの、性格の曖昧なものになってしまった。労災申請の根拠としては弱いものになった。振り返ってみると、主治医が受け持ち患者の自殺を冷静にとらえるということは、不可能なのではないかと思う。

精神症状の一つとしての自殺

自殺ということばは「自ら」というニュアンスがあるので、自ら決断して死をえらんだという響きがある。自己決断、自己責任ということであれば、かならず決断の根拠があったはずである。だとすれば、その決断の前に、どうして相談してくれなかったのか、打ち明けてくれなかったのかという悔いが周囲に発生する。その思いには、本人から遮断されたという喪失感が伴う。無力感と恨みが残る。決断に至った経過を知りたいと思う。

うつ病で療養中の患者から、自殺しそうになった話を聞いた。踏切で電車の通過を待っていたら、急に羽交い締めにされた。気がついたら、目の前を電車が通過していった。自分の知らないうちに、遮断機をくぐっていたらしい。そばにいた人があわてて、羽交い締めにして、引き戻したらしい。自分ではまったく記憶がないと言った。つまり、自殺しそうになった瞬間には意識がなかったということである。解離状態で、本人は意識していない。そのまま電車に飛び込んでいれば、脈絡なく、自殺を遂げたということになっていただろう。その人に同じようなことがなかったかと詳しく聞くと、河川敷をジョギングしていて、気がついたら川につかっていたことがあったらしい。同じような解離状態が発生していたのだろう。このとき、川で溺死していれば、経過が不明のまま自殺したという話になっていただろう。

うつ状態で、経過不明のまま自殺してしまう人の中には、このようなかたちの解離状態での自殺も多いのではないか。事後的に調べることはできない。衝動的に行動してしまっている。それだけでなく、本人も自分が自殺したことを知らない場合もあるだろう。こういう事例の場合は、その人の体験を時間的系列の中に再現して、自殺の理由をさぐろうとしても、わからないということになる。体験の断絶があるからである。だから、いくら自殺の理由を詳細にさぐろうとしても、最終的に無理だということになる。覚悟の自殺というイメージは不適切になる。覚悟などまったくないままに、気がついたら死んでいた。死のうという考えもないままに、死んでいた。そういう場合が明らかに存在するだろう。よく聞いてみると、本人も気がつかないままに、自殺未遂とも事故ともいえないかたちの出来事を体験している患者は多い。自殺なのだから、きっと覚悟の上だろうと考えるのは、正常心理を前提にした判断だと思える。精神疾患での自殺は、精神症状の一つとしての自殺、言葉を換えていえば、病死の一種ではないだろうか。

統合失調症の場合には、幻聴などの病的体験がそのまま自殺につながっている場合がある。ある患者は、列車に飛び込んで、奇跡的にたすかったが、本人の語るところによると、幻聴が聞こえて、飛び込めという命令でそうしたのだということだった。生き延びたため、本人の体験を聞くことができたが、そのまま亡くなっていれば、理由はわからないままだったろう。

ある患者は、病院の二階の渡り廊下から飛び降りた。打ちどころが悪くて、数日後に亡くなったが、本人は飛び降りた理由を語らなかった。本当に死ぬ気があったのかどうかわからない。二階から飛び降りたぐらいでは、普通は死ぬことはないだろう。日頃、衝動行為をとるような人ではなかったので、おどろいた。幻聴があったのかもしれないが、わからない。

こういう例を見ていると、自殺という言葉で連想されることと、実際に起こっていることの間には、差や断絶があると思える。とくに、そこに精神疾患がかかわっていると、一層その感が強い。

患者の自殺をどう受け止めるか

自殺を遂げる人たちは一体何を考えていたのだろう。そういうことを思い浮かべていると、ともかくその現場に行ってみたいと思うようになった。高いビルから飛び降りた人、橋の上から飛び降りた人。そういう人が、死への一歩を踏みだした場所に行ってみる。そこに何かの手がかりがないかどうか。

ビルの屋上へ行って、そこから周囲を眺めてみる。たぶん、そこで命を絶つという判断を考えに入れなければ、ただ高いところから周囲を見ているだけのことだろう。しかし、一度死を意識すると、景色はかわったものに見えてくる。周囲の景色は薄らいで、浮遊感が感じられる。つまり、自分の身体が少し宙に浮いた感じになる。たぶん、そこから飛び降りるという身体の動きをたどるような体験になるのだろう。その体験の延長上に身体が駐車場のアスファルトに叩きつけられるという感覚より、空に浮かぶという感覚のほうが強いのではないだろうか。雲の中にとけこむ、霞にまぎれていく。そういう感覚ではないだろうか。空に浮かんで消えていく。現実感を失っていく。それは、統合失調症の患者に、現実感が希薄であることとつながっている感覚がある。統合失調症の患者には、ちょっと隣の部屋へ忘れ物を取りに行くと行った風情で、命を絶ってしまうことがある。その感覚に、自殺の現場に立ってみると、ふれる感じがする。それで、納得するというわけではないが、治療者がこだわる自殺という現実は、治療者の予想するのとはまた違った感覚の中で生きていたというふうに思える。

ふと振り返ったら、命を絶っているというような人は、当然遺書など残さない。別れの言葉もないし、そういうことを思わせるそぶりもない。うつ病より統合失調症の人にそういう人は多い。最初から別の世界に住んでいたのだなあと思わせるものがある。

私は精神科医になった当初から、そういう感覚を受け止めていたわけではない。そういうことはあってはならないことと考えていた。人間は生き続けるものであり、そうでなければならないと考えていた。生きる感覚が希薄であるとすれば、濃厚なものにしなければならない。それが治療者の役割だと思っていた。それを周囲に押しつけようとしていた。自分の受け持ち患者に死なれてはかなわないと思っていた。

私が精神科医になってから、一〇年ほどは、受け持ち患者に自殺した人はいなかった。受け持ち患者が最初は少なかったこともある。それだけではなく、何か異常があると、しつこいまでに患者につきまとって、死なすものかという迫力もあったのだろう。無理矢理でも、生きていてもらうという押しつけがあった。そのうち、受け持ち患者も増えたし、治療者にできることの限界もわかってきた。自分自身の体力、気力、精神力の程度もわかってきた。何が何でもということにはならなくなった。すると、不思議なことに、自殺する人が現れてきた。注意がそこまで行き届かなくなったのかと感じた。しかし、一方で、これまでの自分には自殺を受け止める力がなかったので、そういう事態から守られていたのかも知れないとも感じた。

統合失調症の患者にとって、死と生の境界が淡いとすれば、そこに何がなんでも明確な壁を作って、生きる方向に強制することは正しいのかという問題は考える意味があるだろう。一般論として人間には自殺する権利があると考える人たちもいる。精神医療の分野では、そのような考えは治療の放棄だという考え方になり、とても受け入れられないだろう。しかし、治療者としての立場を離れたとき、完全に否定できないものが残ることは事実だろう。ただ、そのことを公然と論ずることは難しい。死にたいと考える患者がいたとき、それに反射的に否定する態度をとることは正しいのか。生きることを強要することはできるのか。その答えとして、医療者がとっているわかりやすい態度は、ともかく自分の目の届くところで死ぬのは止めて欲しいというものである。「入院中に死ぬのは絶対にやめてほしい」。裏の意味は、退院してからなら、貴方の責任です。あるいは、「私が主治医の間は、そんなことはして欲しくない」。裏の意味は、治療関係が終わったら、私の知るところではない。これはずいぶん勝手な意見だろうが、何かのバランスを取ろうとしている姿勢だろう。私は、精神医療の分野に身を置いて、最初の段階でこういう姿勢が明確に示されると、何と欺瞞的で無責任なのだろうと憤慨したが、長い時間が立ってくると、そういう破れかぶれのような答えを持たないと、現実には対処できないのかも知れないと受け止めるようになった。

死を前にした癌の患者にターミナルケアが課題として、浮かび上がることはよく知られている。かつて、癌が治療者にとって対応不可能なものとして受け止められていた時点では、ターミナルケアを意識に昇らせることも困難だった。しかし、治療が進歩すると、延命効果も著明になり、ターミナルケアに取り組むことは容易になり、場合によれば、ことさらなターミナルケアに力を込めなくてもよくなってきているだろう。このことと関連することとして、自殺が不可避な人に対して、ターミナルケアが考えられるのではないか、必要なのではないかと考える人がいる。自殺が不可避だとして、見て見ぬ振りをして、手をこまねいていてよいのか。何か、別れの作業として、できることはないのか。それはもっともだが、自殺が不可避であると治療者が考えるということは、妥当なことなのかどうか。

ある患者がどうしても自殺が不可避だと考えられる状態が続いていた。その患者をとても心配して、世話をしてくれる異性の友人がいた。私は、「あんなよい友人がいるのだから、死ぬことを考えず、生き抜いていって欲しい」と頼んだ。すると、「あの人はいい人だけど、顔が私の趣味にあわない」と言って、相手を受け入れず、命を絶ってしまった。何が何でも生きていて欲しいと願うことは、顔が嫌いでも好きになれと強要しているような不自然なことなのかもしれない。しかし、支援者の顔が気に入らなければ、死ぬのもやむを得ないと認めるわけにもいかない。

生きるイメージと死ぬイメージ

ある患者は、病状が悪くなると、いろいろなものが顔に向けて飛んでくると訴えていた。茶碗が飛んでくる、石が飛んでくると言って、顔を手で掩っていた。状態が安定すると、何もかも忘れたように、晴れやかにしている。しかし、病状が悪くなると、同じ訴えをしていた。そういう体験は何を意味しているのだろうと考えてみたが、答えはわからなかった。その患者が、周囲の状況に絶望して、ビルから飛び降り自殺をした。その話を聞いて、顔に何かがぶつかってくるというのは、飛び降りたとき、地面が顔にぶつかるという意味だったのかと感じた。何か、死ぬときのイメージが予感されていて、それを体験して繰り返し、なぞっていたのではないか。そういうふうに感じた。あるいは逆に、何かに激突するというイメージがあって、それを実行してしまったのかも知れない。生きていることも死ぬことも、ある種のイメージが伴っていて、それを人間はなぞっているのかも知れない。

よく知られている例に西行法師の「ねかはくは　花のしたにて　春しなん　そのきさらきのもちつきのころ」という歌がある。西行は釈迦入滅の日に、死にたいと思っていたが、念願通りの頃に亡くなったという。それは、預言通りだったという意味もあるが、ある種のイメージの中を人は生きて、その中で死ぬものだという意味もあるだろう。自分の身体が何かにぶつかって命を失うというイメージが生きることと連なる場合もあるだろう。それを運命と名づけてしまうと、不自由な感じがある。しかし、生きることがある種のイメージを伴っているとすると、それをねじ曲げたり、壊してしまうことは難しいのではないか。

ある患者は、自分の身体が、切り裂かれるというイメージを持っていた。何度も自傷行為を行っていたが、あるとき大きな自傷行為をして、行動が不自由になってしまった。長いリハビリを終えて、行動に支障がなくなった頃、自分の身体が切り裂かれるというイメージも消えてしまった。それから二〇〜三〇年経ったが、前のイメージは再燃しなかった。その人の場合は、同じように一つのイメージがまとわりついていたのだが、ある段階でそれが消えてしまった。つまり、一生を貫くものではなかったのだ。最初のケースも、いく度かの危機を乗り越えていれば、物が顔にぶつかるというイメージも消えていたかも知れない。そのとき、その人の運命も変わったといえるのかどうか。生き抜くことができなかったのだから、何とも結論がだせないが、変えることができないと言いきる必要はないだろう。

ある患者は、ストレスが高まると薬を大量服薬してしまった。なんども救急車で運ばれて、救命処置を受けていた。何度か繰り返すうちに、救急車で運ばれるほどでもない程度に飲む薬を減量した。ほとんど二日間ほど寝ていて、自然に起きだす。ストレスの回避方法という感じであったが、まったく死ぬことを予想していないかというと、そうではない。しかし、死ぬ覚悟は決まっているわけでもない。やがて、だんだんとストレスをこなせるようになって、大量服薬も減っていった。毎月のように実行していたのが、二、三ヶ月おきになり、半年毎になった。あるとき、一年ぶりに大量服薬をした。家族に、「しばらく起こさないでほしい」と言って服薬した。飲んだ量は、過去に飲んでいた量と同じ程度だったらしい。しかし、いつまで経っても起きてこないので、家族が声をかけたら、すでに冷たくなっていた。たぶん、本人は死ぬことはないだろうと思っていたのだろう。しかし、死ぬ可能性をまったく考えていなかったかというとそうでもないだろう。事故死のような自殺のような、両方の要素が入っている。ただ、眠るかのように死にたいというイメージがあったとすれば、そのイメージをなぞったということにはなるだろう。

死ぬということは、完全な断絶というより、その人の生きるイメージ、死ぬイメージとつらなっているということである。それは、自殺というかたちをとる場合でも、同じことだろう。

生きるエネルギーの消失

自殺を試みるには、それなりのエネルギーが必要である。うつ病の自殺の中には、症状が回復してきたときが危ないとされる言い伝えがある。うつ状態の極地では、死のうと思っても、それを実行するエネルギーがない。症状が改善して、気力が戻ってくると、実行力も戻るので、踏み切ってしまうというのである。私自身は、そういうモデルにあてはまるような例は思いあたらないが、用心することは大事で、症状の改善に目を眩まされてはいけないのは同意できる。改善したと思った患者が、職場復帰したとたんに悪化することは珍しくない。だから、改善したことを安易に肯定するのは禁物である。何が隠れているかわからない。回復期に自殺が予想されるとすれば、発病期にも注意が必要である。本人が、自分の症状を自覚していなかったり、うつ状態と関連づけて考えていないことも多い。うつ状態であるという自覚もないままに、悲観的思考が強くなって、自殺を決行してしまう場合もある。とくに、初発の場合が危険で、患者本人も何がおこっているのかわからないままに、症状に巻き込まれる場合がある。周囲の助言が必要であるが、本人がまったく自覚を欠いている場合には、助言を入れられない場合も多い。むしろ、周囲の助言を入れられないほど、自分に対して責任感を感ずる人のほうが、うつ病になりやすい傾向もある。また、治療に結びつきにくい。

自殺を試みるには、それだけのエネルギーが必要だが、中には、自殺を決行することで、最後のエネルギーを使い果たしてしまう人もある。傷が癒えて、一時的なうつ状態が納まっても、以前の気力がもどってこない。別人のように気力がなくなってしまう。そういう人もある。職場適応や家庭内での適応に、すべてのエネルギーを投じて、どうにもならなくなって、最後の手段として自殺未遂に至った。そういう人の場合は、すべての決着として自殺があるので、その後にかき立てるようなエネルギーが残っていない。家族の期待するような力がなくなっている。病気の症状による一時的な判断の歪みによって、自殺という手段をとる人もある。偶然のできごとの連鎖で、自殺に追い込まれる人もあるだろう。しかし、ある種の必然のように、自殺に至っている人は、やり直しがきかない。燃えつきているような状態である。そういう人がすべて、覚悟の自殺というかたちになっているわけではないが、自殺から立ち直り、もう一度生き直すというのは、大変なことである。そういう人たちは、すでに共感してくれる人を失っている場合が多い。家族から見捨てられているイメージにこだわっている。だから、自殺は絶望の表現でもある。

自殺未遂の人を助けて、「なぜ助けたのか。死なせてくれればよかった」と叫ぶ人もあるが、極めて少数派である。そういう思いをもっていても、「お世話をかけました」という言葉を述べるのが一般的である。また、自殺したいと思っていても、心の底には、何とか助かりたいと思っているのが普通である。助かりたいという気持ちがなくなっている人は、淡々としていて、何事もなかったかのようにしている。熱い思いや言葉がでてくるとすれば、むしろ可能性が残っている。

傷つく家族、周囲の人びと

自殺という事実は、周囲の人びとに大きな衝撃を与える。人が死ぬというだけでも、衝撃であるが、自らの手で死を招いたということがその衝撃力を強める。死は不可逆的であるからこそ、その破壊性が強い。自殺は、そこに実行者の意図が入っている。自殺者は周囲の人間に、ともに生きるに値しないという宣告を下している。周囲の人間は、自分たちの思い、希望、願い、愛情などが、無効の判子を押されて、返送された気分になる。自殺者は自分を破壊したのだが、同時に関わる人たちすべてに攻撃を向けてもいる。本人にそういう気持ちがなかったとしても、結果的に攻撃的な意味を持っていることは否定できない。攻撃的であるだけでなく、周囲の人びとの努力を無効化している。この無効化の中には、貴方とともに生きる意味はないということと同時に、あなたにとっても生きることに意味はないだろうという突きつけが含まれている。だから、周囲の人びとは、自殺の現実を避けて通りたがる。どうしても避けて通れないとしたら、できあいの言葉で、亀裂を埋めて、すばやく通り過ぎようとする。

自殺してしまった人のお葬式に行くと、列席者の間にはだれかから攻撃されるのではないかという不安と、自分には責任はないという弁明が交錯しているように感じられる。主治医として担当していた場合には、「どうして止められなかったのでしょうか」と問いかけられることほど、つらいことはない。ほとんど語るべきことがないのが普通だからだ。治療経過を振り返ってみて、まとまった答えをだすことは困難な場合が多い。予想外のことが多く、不意を突かれるというのが一般的だろう。何か決定的な見解をだすこともできない。ただ黙っているほかない。家族は治療者を表面的には責めていないが、実際は強い不満をもっていることもある。家族の立場から見れば、自分に向けられていると感じた、患者からの攻撃性をどこかへ渡したいと思って、目の前にいるのが治療者であれば、そこへ投げつけたいと思うのは、自然なことだろう。それはただ、黙って受けいれるしかない。受けいれることが、治療者の役割でもあるだろう。家族の受ける衝撃は、治療者の比ではないだろう。自殺者から残された家族から、うつ病をはじめとして、精神的不調者がでることはまれではない。職場に出勤できなくなる人、身体疾患を発症して入院する人、後追い自殺をしてしまう人まで、その衝撃は強い。うつ病者が、自分のうつ病に気づかないように、家族が自分たちの陥っている窮地に気づかないこともある。

治療者としては、当の患者への役割が終わってしまったとしても、すべての作業が終わったわけではない。何年もしてから、家族がやってくることもある。言い残したことや聞きそびれたことを聞きに来る人もある。家族自身が患者になって治療を求めることもある。たいがいの場合は、本当に病気になっているというより、自殺した患者がどういうふうに治療を受けていたのか、身をもって知りたいという思いもあるだろう。死んでしまった患者に代わって自分が治療を受け、治療を完結させたいという思いがあるかもしれない。ほとんどの場合、何かの納得が得られると、受診されなくなる場合が多い。どこまで治療がつづいているのか、どこで終わるのか、永久に持続していくのか、とらえがたい。こういうことは、自殺した患者に特有な現象だと思える。おそらく、同じ事態に傷ついた者同士の相互の癒し合いという側面もあるのだろう。

自殺がもたらす衝撃と余波

家族の中から自殺者がでると、残された家族は長い間、その衝撃をかかえて生きていくことになる。何年にもわたって、その衝撃が残る場合もある。そういうことを考えると、自殺という行為が、いかに影響力の強いものであるかがわかる。残された家族は、あまりその事実にふれないだろう。経過を振り返ったり、その意味を考え直すということも少ないのではないだろうか。そのために、衝撃はかたちを変えることなく、長く心を支配することになる。時間経過だけでは、その印象は薄くならない。

自殺者を発見したときの衝撃、自殺の前の日に話したわずかな言葉。頼まれていながら、できなかったこと。そうした事柄が、長く心に残る。友人が自殺する前日に尋ねてきて、アパートの玄関に立って、「ちょっと近くに寄ったから」というわずかばかりの言葉を交わしただけで帰っていった。次の日に自殺していた。あのとき、何かを言いたかったのではないか。考えても何も思いつかない。明かりの関係で、顔が暗くなっていて、表情が見えなかった。その暗い影が、こびりついて離れない。その話を何度もしているうちに、印象はやがて薄らいでいった。

自殺未遂者のことを考えていると、彼らは自分の行為から衝撃をうけていないのだろうかということに思い至る。自殺未遂をして、生き延びた人に、私は詳しく経過を聞いたことがない。話したくないことに話題を向けることに気が進まないこともあるし、根掘り葉掘り聞くことが相手を傷つけるのではないかと配慮するからでもある。しかし、考えてみると、自殺の周辺者でもこれだけ衝撃を受けているのに、本人が衝撃を受けていないはずがないのだ。まさか自分が自殺をするなんて、という驚きから、命が助かるという体験まで、予想外の体験であることだろう。その体験が、本人の中でどのように位置づけられるのか、明らかにした研究は見られないのではないか。

先に見たように、自殺を決行する人が、かならずしも自分の行動を詳細に検討しているわけではないとしたら、自分のしでかした行動の意味をどのようにとらえたらよいか、戸惑うのが当然だろう。自分が、自殺を決行する人間であること、それも衝動的に実行してしまうとしたら、自分自身の安定性に不安がでてくるだろうし、同一性の意識もそこなわれてしまうだろう。大体、自殺未遂の周辺の体験をめぐって、詳細な聞きとりを行うという姿勢は治療者にも乏しいと思われる。患者は、「こういうことはもうやりません。皆さんに迷惑をかけて済みません」と謝るように動機づけられている。治療者も、患者の行動に傷つけられているので、あまり追究して、相手を困らせたくもないだろう。十分反省しているので、これ以上は追いつめないことにしようと勝手に納得しているのではないか。治療者から問いつめられないと、考える機会も乏しく、逆に自分の行動に対する衝撃が処理されないまま永続することになる。

つまり、自殺を試みたという体験とその後の体験が、一種の心的な外傷体験になっていて、それを治療者側がすくいとっていない可能性があるということである。その理由の一つには、自殺という行為には、治療者を治療者として見ていない、あるいは期待することを断念している側面があるため、問いただしにくいのである。

私自身は、六階のビルから飛び降りて助かった患者から、「飛び降りたときはヒヤッとしました。スリルがありました」と言われたり、大量服薬の経験者から、「薬を飲んだ後、何も知らない母親が、おにぎりをもってきてくれて、それを食べて布団に横になっていたら、天井の節穴が涙でくもりました」という話を聞いたが、話題を広げることはできなかった。

もう一つ、家族の中に自殺既遂者がいると、自殺しやすいという話がある。私は、身近に自殺者がいると、自殺という行為が身近になってしまうのだろうと考えていた。あるいは遺伝的な要素もあるかもしれないと考えたりした。しかし、考えてみると、身近に自殺者がいるということは、それ自体が一つのトラウマなのではないか。自分の中にそのような要素があるととらえるだけで、それが負荷になっている可能性を考えるべきではないかと思う。

生と死に揺れる振り子

自殺未遂者に接してみて、本当に死にたいと思っている人はごく少数である。ほとんどの人は、何とか生きるための抜け道を見つけたい、生きる理由を見つけたいと思っているものだ。

ある患者が、大量服薬をして救急病院に搬送された。見舞いに行ったとき、患者はまだ意識が戻っておらず、昏睡に近い状態だった。周囲からの刺激にまったく反応していなかった。家族がつき添っていたが、ただ様子をみているだけだった。その患者の意識が回復して、しばらくしてから家族に「先生が見舞いに来てくれたでしょう」と言ったらしい。意識もなく、何の反応も示さない状態であったのに、どうしてそういうことがわかったのか。単なる空想なのか、わからなかった。もしかしたらそういうこともあるかもしれないと考えることにした。どこかで助かりたいという願いがあって、主治医が見守ってくれているという期待があって、そういうことを言ったのではないか。死にたいというのも、一つの考えで、生きたいというのも別の面での真実で、その間で揺れ動いているのだろう。振り子が生きるほうへ傾けば、生きていくだろうし、死ぬほうへ傾けば、いのちを断ってしまう。その振り子はいつも動いている。一度切り抜けたからといって、二度目がないということではない。振り子が死に傾けば、怒りや攻撃性がでてくる。絶望と恨みがでるだろう。振り子が生に傾けば、感謝や労りの感情がでる。希望が生まれ、未来を求めるようになる。

振り子はいつも動いている。すべてが、いつでも入れ替わる。

自殺の名所で亡くなる人は、直前まで現場を何度も歩きまわる場合があるらしい。心を決めるために歩いているのか、自殺を断念するために歩いているのか、自分でもわからないだろう。偶然の何かによって、決行がとめられることを待っている人もあるだろう。おそらく、自分自身の心を決めかねているのだろう。偶然という名前で、生きる理由がやってくることを求めているのかも知れない。

私は、精神科医になった最初のころ、自殺未遂の患者がでると、厳かに生きる意味などをお説教して、人間の生きるべき姿について大演説を行っていた。しかし、その演説に感銘を受けた患者は一人もいない。大演説を聞いて生きる決心がかたまるようなら、家族や友人の話にこころを動かされないはずはない。そのレベルで救われないからこそ、治療を求めるのだし、治療者を求めるのである。治療者が常識の世界に戻ってしまっては、その意味も乏しい。現在では、そんな演説などしなくなった。そばに黙っているだけである。語るべきこともあまりない。「生まれてくるとき、とくに理由も考えずに生まれてきて、気がついたら生きていた。生きていくことに大して理由もいらないのじゃないか。生きる理由を求めたら、その分、苦しくなるだけじゃないかなあ。まあ、何となく生きていればよいのじゃないかなあ」。そんなことをつぶやく程度だろう。

自殺者との和解

自殺者の周囲の人びとが、本人の心理を再現しようとか、抱えていた葛藤を受け止めようとしても、実際に追体験することはできないだろう。人のこころは揺れ動くものだし、本人自身も自分のこころの動きを自覚しているとは限らない。しかし、残された人は、何かの手がかりを得て、納得したいという気持ちに駆られるだろう。たとえ、自殺者の心理を確認できたとしても、それを変えることはできない。働きかけることもできない。できたかも知れないことを空想するだけである。

しかし、残された人が感じた痛みや傷つきは現実のものである。そして、それを死者との関係で変更することはできないのである。この葛藤が答えをもとめてうごめく。その痛みは、解決しようがない。関係者が集まって話し合っても、傷つきの部分は人によって違う。傷の性質もちがうだろう。どれほど語っても、自分の受けた傷を他人と交換するわけには行かない。人は千差万別であることを確認するだけである。長い時間が経っても、この違いが解消されるわけではない。

二〇年、三〇年を経過して、それぞれの人の痛みもほぐれたことだろうと思っても、受け止め方の違いは、歴然としている。傷つきもまた、その違いを埋めていない。それは、それぞれの人が、独自の命を生きているということにほかならない。時間の流れが、それぞれの人の命の輪郭を薄めるわけではない。

残された人間から見ると、命を絶った人は、若いままである。自分たちが年をかさねたのに対して、若いまま、未熟なまま、無知のままである。その姿を思い見ると、彼はあの時点まで生きるのが精一杯だったのかも知れないという気持ちも湧いてくる。その当時は、攻撃を向けられたと感じたが、そうするしかなかったのだろうと感ずる。どこか和解する気持ちが動くのかも知れない。そういうことを感ずるようになって、あるとき、彼が亡くなったのは、彼に関わる人たちを解放するためだったかの知れないと感じた。自分の苦しみにつきあうことはもういいよ、十分してもらったよと語っているように感じられた。彼を許そうと思ったとき、彼からの赦しが波動のように伝わってきた。気づかないまま、私は命を絶った人間を憎み続けていたのである。

第八章

鶴見俊輔とうつ病

鶴見俊輔先生は、個人的に知り合った人なので、本当は鶴見先生と呼びたいが、この文章はあえて、名前を言い切りにした。あるとき、鶴見先生に手紙を出して、先生の人生はうつ病の再発を避けるという人生だったのではないですかと質問した。すると返事があって、「私の病気のことについて書いても、妻や息子は苦情を言わないでしょう」と書いてあった。私にそのことを書けという宿題が与えられたのだ。鶴見先生は、精神科医を信用していない。もちろん、精神科医としての私も信用していない。それなのに、なぜ書いてもよいという許可を与えたのか。その問いに答えるものとして、この文章を書いた。

戦後知識人、鶴見俊輔の経歴

鶴見俊輔は、戦後民主主義の代表的な人物して受け止められている。日本の再軍備に反対し、アメリカとともに戦争の道を歩むことに抵抗した。ベトナム戦争に対して、「ベトナムに平和を!市民連合」を結成し、反対運動の先頭に立った。アメリカ軍兵士に、脱走を呼びかけ、その出国を援助した。晩年、日本国憲法の「改正」の動きに反対して、「九条の会」を呼びかけている。政治手法は、集会の設定とデモの呼びかけが中心で、非暴力直接行動が主要な表現形態だった。ひとつの課題で、イデオロギーの区別を越えて、行動ごとにまとまるという手法であった。継続した組織を維持するという考えではなかった。「ベ平連」もベトナム戦争が終結すれば、解散している。運動を継続して、その代表を議会に送りだそうという発想をとらなかった。政治的課題に、それぞれが個人の資格で参加し、責任のとれる範囲で行動するという姿勢である。一人ひとりの人間が、自分の体で考えを表現し、その責任もとるという考えである。

鶴見俊輔は、一〇代でアメリカに留学し、優秀な成績でハーバード大学を卒業している。父親は戦前の政治家だった鶴見祐輔。アメリカに人脈を持っていて、戦前の日本の中で、アメリカで聴衆を相手に演説し、日本の立場を説明することができる数少ない人間であった。一時期は、アメリカと日本の関係に大きな役割を演じた。

鶴見俊輔の母親は鶴見愛子。後藤新平の長女である。後藤新平は、関東大震災の東京市長として、復興に尽力した。現在の赤煉瓦の東京駅は、その時代に基礎が作られたものである。南満州鉄道の総裁としても、活動している。

つまり、鶴見俊輔の家系は、戦前の日本の指導者的立場の人びとであったわけである。当然、鶴見俊輔はその流れの発展として、当時の日本にふさわしい人間として教育され、その役割を自覚して、戦後の世界を生きていると受け止められるだろう。日本社会の主流に身を置いた、立場。それが戦後民主主義の担い手として、活動しているという具合にである。現在の日本では、すでに死語となっているかもしれないが、一九七〇年代までは通用した、いわゆる文化人、知識人である。鶴見俊輔が「九条の会」を呼びかけたときは、知識人として受け止める素地が、社会的には少しは残っていたのではなかろうか。

このようなイメージが投げかけられやすい立場に鶴見俊輔はいた。ときには、抵抗せずに受け入れていたこともあるだろう。しかし、鶴見俊輔にとって、そのようなイメージは彼自身の自己像とは違ったものであったろう。

一九八〇年代ごろから、それまで何度かふれられていた側面が表面にでてきた。それは「私は自分の経歴を聞かれたときに、不良少年としてそだち、刑務所に入り、精神病院に入って、いまここにいる。それが私の経歴の要約なんだ。」(鶴見俊輔『期待と回想 下』、晶文社、一九九七年、一二〇頁)という姿勢である。

おそらく、日本の管理社会が次第に社会の隅々にまで行き渡り、自由な言論が抑圧される様相を示してきたこととも関係があるだろう。それは、戦後民主主義という規定が、積極的な意味を失ってきたということもあるだろう。

初対面の人に、「私は不良少年としてそだち、刑務所に入り、精神病院に入って、いまここにいます」と自己紹介されると、ほとんどの人はドギマギするだろう。こちらに対して、「貴方の想像するような、安定的な人間のありかたに私は合わせませんよ」ということなのだが、まず、そうしておかないと、言葉が通じない時代になっているという自己認識があるのだ。これらの言葉を検討してみると、「不良少年」というのは、幼少期から思春期にかけて、家庭内に自分の居場所を持てなかったことを意味する。「刑務所」というのは、アメリカ留学中、日米の間で戦争が勃発し、その際、アメリカの当局から思想信条を尋ねられ、「私はアナキストです」と答えてしまった結果である。自分の言葉が、正確に相手に伝わると思った思慮不足がまねいた逮捕であった。「精神病院」は戦後、日本の社会の中で生きる道を探って、深い精神的混乱に陥ったこと、その影響が長くつづいたことを意味している。それらの人生遍歴を単語の並列にしてしまうと、そういう言葉になる。「私は貴方と違って傷を負っているのだ」という意味だが、相手の同情や配慮を求めている言葉ではない。すでに克服されたものとして語られているからだ。それが「貴方はどうですか?」という問いかけを含むと、威圧的なニュアンスを含んでしまうだろう。

この小論では、「精神病院に入った」ということが、鶴見俊輔にとってどのような意味を持ち、どのような影響を彼の人生に、また思想に与えたかを検討してみたい。

母親の存在

鶴見俊輔が、自分の精神的な病について語るとき、常にふれられるのが母親との関係である。要約した表現として、次のような言葉がある。

ものごころついてから、私にとっては、母の言うことが正しいことであり、正しい食べかた、着物のきかた、朝おきる時間、夜ねる時間、断わりかた、ものいいかたをおそわり、その間たえず、しかられつづけ、なぐられ、柱にしばりつけられた。その声涙ともにくだる教えは、彼女が私を愛していることを痛いほど感じさせ、しかし、それにしたがうことは私が自由を失うことであることをも同時に感じさせた。私には、彼女の正しさを批判する言語能力はなく、それからそれて悪人としての自由をえらんで、罰を受けた。くりかえし犯行現場でおさえられ留置場にいれられ（家が私にとっては代用監獄だった）、また恩赦を受けて、犯行をくりかえし、累犯となった。はしのあげおろしのその態度の逸脱が私にとって倫理的個別判断としては悪人としての自由をゆびさし、しかしそれらの個別判断をくくる生全体の倫理尺度としては彼女の言い分に反対するほどの知性は自分になく、母の尺度を受け入れていたから、これはあとでまなんだ学術語で言いなおせば、二重拘束（ベイトソン）に相当する。精神症をつくる条件をみたしていた。（「倫理への道」『鶴見俊輔集』続5、筑摩書房、二〇〇一年、二一四頁）

母親との対立がいかに激しいもので、継続的なものであったかがわかる。母親の愛情はわかるが、それを受け入れることは自由を失うことであるという根本的な矛盾を鶴見俊輔は抱えていたというのである。この事実を、鶴見俊輔は何度も、いろいろなところで表現しているので、多くの人は、鶴見俊輔は母親から虐待を受けたか、それに近い対応をされたのだろうと受けとるだろう。彼も、そう受けとられることを十分予想しているようだ。しかし、彼が母親のことを語りだすのは、中年期にさしかかってからで、自分自身のうつ病について明確な書き方をするのも同じ頃からだ。つまり、母親との葛藤を解決できない段階で、現状報告として語っているのではなく、内的な処理が終わってから、一種のエピソードとして、たとえのようなものとして語っているにすぎない。鶴見俊輔の語りからは、母親に対する憎悪が感じられない。内容は愚痴のように聞こえるが、一種の回顧談、笑い話になっている。現在形の葛藤ではなく、処理された葛藤だからである。先にあげた文章の前につぎのような話がある。

私のつくりばなしになるのだが、母親が私に命じたことを、何度、私はしりぞけただろう。つよくしかられ、おこられ、それをはじきかえすのが、ひとつの型となって、ものごころついてからの私を規定する。倫理についての私の感じ方、考え方、生き方の底にあるものは、その道徳的権威＝政治権力の複合にどう自分が対するかという問題である。(「倫理への道」『鶴

見俊輔集』続5、二一三頁)

「つくりばなし」というのは、母親への反抗が「道徳的権威＝政治権力の複合にどう自分が対するかという問題」と意味づけることが、あまりに強引で「つくりばなし」ということであろうが、母親との対立が、そもそも「つくりばなし」であるという意味も含んでいるだろう。母親からの愛情には、母親が人間である限りは、わずかであっても、母親の自己顕示欲や自己愛、子どもへの操作願望、攻撃欲、夫への感情の代替などが混ざっているものであろう。ほとんどの人間は、それら不純物を含んで、自分への愛情と受け止めて、受け入れるものだろう。しかし、鶴見俊輔は、それら不純物に対して、極めて過敏である。反射的に拒絶してしまう。

少年期の鶴見俊輔の写真を見ると、彼の表情には深い攻撃性が感じられる。刃物のような鋭さである。この傾向はアメリカに留学する頃まで変わらない。家族といるときの表情には、孤立を求める姿勢が、ある種の突っ張りとして現れている。その拒絶感の背後には、認められ、受け止められる希求が存在している。

鶴見俊輔は母親の存在が二重拘束であったと述べているが、母親・鶴見愛子にとっても、息子は二重拘束の存在であっただろう。愛情を求めていながら、近づくと拒否する。なにもしなくても傷ついてしまう。愛すれば愛するほど、憎しみを刺激する。ただごとではない事態である。このような人間は、社会で生きていくことはできないだろうと母親が考えて心配するのは当然である。なんとか修正したいと思うが、やればやるほど、事態は悪化していく。しかし、母親の愛情が鶴見俊輔に感知されていないわけではない。これが事態を悪循環に陥らせるのである。

鶴見俊輔は、自分の眼の前で母親が半狂乱になっていくのを見ていて、それを楽しんでいる面がある。作為的にそういう状況を生みだしている。母親の真剣さ、愛情が感じられるからである。それは一種のいじめである。同時に、深い罪悪感も生まれている。彼のことばによれば、自分は「悪人」であることの自覚である。悪人性を受け止めがたく思えば、抑うつ的な感情に引き込まれる。攻撃性が自分に向かえば、自殺願望となっていくだろう。

性格

鶴見俊輔は、自分の異常性に早くから気づいていた。

ものごころついたころから、私は自分の肉体のはなつにおいについて、うけいれがたい感じをもっていた。それは、零歳代、十代を通じて、自分の存在感の中心にあるもので、その存在感を消すところに、理想があるように思えた。(「アメノウズメ伝」『鶴見俊輔集』続5、一〇一頁)

これは、性的存在としてあることへの違和感であろう。自分の肉体が、周囲に影響を与えることへの拒否感。自分の肉体が周囲に与える影響のもっとも大きなものは、性的存在であることだろう。異性をひきつけ、あるいは反発させ、何らかの影響を与える。それを消したいということ。いくら拒否しようとしても、そもそも人間は性的存在としてあるのだから、どこかで折り合いをつけなければ、解決しない。それも、自分自身の内面で処理して終わりとすることはできない。

鶴見俊輔は、幼少のころから、自分が性的犯罪者になるのではないかという怖れをもっていた。性的犯罪者の顔写真が新聞に載ると、自分の顔ではないかと思ったほどである。自分が強姦しそうになれば、自殺すると決心したり、自分の息子に、強姦しそうになったら、自殺しても良いという許可をあたえたりしている。

いずれにしても、他者とのふれ合いに、刺激を受けすぎるのである。母親との関係にそれが見られたが、母親以外の人間とも、その傾向は変わらない。とくに性的な問題が関わると、処理が難しいということになる。

これは、鶴見俊輔がアメリカ留学から帰国するときの、「日米交換船」の中での様子を、黒川創が質問したときの答えである。交換船の内部では、いろいろの集まりが持たれていた。

黒川　(注・交換船の中での講演会や勉強会について)鶴見さんはこういう勉強会にはいつも出ているんですか?

鶴見　でていない。船のなかでまで、人とつきあうのは嫌だったんだ。もともと私は、アメリカにいたあいだ、人づきあいをしていない。ハーヴァードの同級生一〇〇〇人、ほとんど誰も知らないんだ。（鶴見俊輔・加藤典洋・黒川創『日米交換船』、新潮社、二〇〇六年、一三四―一三五頁）

いかに人との関わりを避けているかがわかる。何ヵ月も生活をともにし、地球を一周しかねないような航海の中で、人とつき合わないというのも、極端だろう。しかし、そのような抵抗を越えて、一度つき合いを深めると、なかなかそれを裏切らない。後に、鶴見俊輔がライフワークとなった『思想の科学』の創刊当時から親しかった丸山真男は、次のように鶴見俊輔を語っている。

丸山　（略）ぼくが鶴見君を好きなのは、この人は、タイプとしてはクレッチマーが言う「分裂病型」なんですよ（笑）。分裂病型というのは不寛容でね。だけど、鶴見君の場合は、自分と違ったものへの対し方が身に付いている。それが、ぼくは鶴見論をやるときの目のつけどころじゃないかと思う。

ややや、ドグマチックで、ファナチックで、そこのおもしろさがオリジナルであるという（笑）、そういうタイプはだいたい不寛容なんだ。ところが彼（鶴見）は、自分と違った立場に対して実に寛容なんだ、昔から。これは寛容の思想とかそういうものじゃなくて、身に付いている感覚なんだ。それは、アメリカの最良のものを得たのか、それとも、なにかもっと生理的なものなのか、そこはよく分からないけれどね。（聞き手　鶴見俊輔・北沢恒彦・塩沢由典『丸山眞男　自由について　七つの問答』編集グループ〈SURE〉、二〇〇五年、一一二―一一三頁）

丸山真男は鶴見俊輔を一種の異常者と見ている。「ドグマチックで、ファナチック」というのは、その穏やかな表現なのだ。鶴見俊輔も逆に丸山真男を一種の異常者と見ている。そのお互いのかたよりを認め合う気安さが、二人の関係にはある。丸山真男の言葉は、そのくだけた雰囲気からでている。丸山は、鶴見俊輔の性格を言いあてているだろう。

鶴見俊輔は小学校の同級生とも長くつき合いをつづけた。東京高等師範附属小学校というエリート養成課程に組み込まれている小学校で、鶴見俊輔が『思想の科学』を編集するようになって、大いに協力しあう関係になった人びとである。そのひとりに後に文部大臣になった永井道雄がいた。その思い出を「恩人」というエッセーに書いている。

（注・上級生にいじめられそうになったとき）そのあいだじゅう、階段の下の下駄箱のところには、今の友人が、そのまま私のほうを見て待ってくれていることに、私は気がついていた。上級生がいなくなったあと、階段をおりて、つれだって運動場に出て行ったが、そのときも、そのあとも、何も口に出して言わなかったと思うが、私は、その時のことを忘れない。

それは一九三二年（昭和七年）の四月だから、二十五年前になる。（略）

ところが、奇妙なことに、そのあとも、私はこの友人をいじめたりした。やはり、大塚駅の前で、こうもり傘の柄で足をひっかけて、水たまりの中に倒し（ここまではゲームだった）、泣かした記憶がある。それで彼とけんかになり、しかも私自身の立場をまもろうと思って、翌日は早くから小学校に出かけて行き、クラスの世論を、私のほうに有利にかたむけようとして、事実のつくりかえをやった。ゲッペルスなどに似た、悪質のデマゴーグとして、私は、小学校生活を終始した。（「恩人」『鶴見俊輔集』10、筑摩書房、一九九一年、二四二―二四三頁）

こんなことをやっているために、学校を追いだされて、中学校を卒業できなくなってしまうのだが、受けた愛情を感じてしまうからこそ、相手をいじめてしまうところに、鶴見俊輔の深い葛藤が現れているだろう。愛情を受けることが重荷になり、相手から支配されるように感ずる。そのために、愛情を無効化しようとして、相手をいじめてしまう。しかし、それが傷となって、二五年後に相手を「恩人」として語らなければならなくなる。

ここには、ある種の義理がたさがある。いろいろな経過はあるにしても、忘れないでいることだ。しかし、そこには一つの硬さがある。鶴見俊輔もそのことには自覚的であっただろう。次の話はそのことを物語っている。

鶴見　（略）私は半藤一利の『荷風さんの戦後』を読んで驚いたんだけど、半藤は東大を出てすぐ文藝春秋に入るんだ。東大生と文藝春秋の社員は、荷風が蛇蠍のように嫌っている。それは知っているんだけど、彼は荷風が非常に好きなんだ。あるとき浅草へ行くと、荷風先生がそこに座って、チキン・レバー・シチューを食っているんだよ。そうやって三回見ていて、三回目にとうとう荷風のそばへ行ってね、「爺さん、うまいか」って本人に聞いたっていうんだ。これはものすごい演技力。「私は東大生です」とも言わない。街の普通の若者のふりをして「爺さん、うまいか」。そうすると、荷風はこう答えるんだよ、「ウム、少々鶏は固いが……」。いいね、この会話があの本のクライマックスだよ。私だったら、荷風がそこに座っていると思ったら、近づかない。「爺さん、うまいか」なんて言えないね。

（略）半藤のほうが、私より器量人だ。（鶴見俊輔『たまたま、この世界に生まれて　半世紀後の『アメリカ哲学』講義』、編集グループ〈ＳＵＲＥ〉、二〇〇七年、二五九―二六〇頁）

姉のこと

鶴見俊輔が、実家から完全に離れるのは、二九歳でうつ病を発症し、精神科病院に入院して、退院したときのことだ。それまでは、両親との関係を維持していた。すでにみたような激しい葛藤状態にあり、自殺未遂などの行動も見られるので、なぜかかわりをもったのだろうかということが問題になるだろう。しかし、たやすくは離れられないということがあるからこそ、葛藤が深まるのであって、簡単に自立できないところに要点がある。母親に愛情を求めるが故に、攻撃する。愛情を与えられたが故に攻撃する。この困難が、直線的に煮詰まっていけば、破局に至ってしまうだろう。その破局を止めていた力の一つは、鶴見俊輔の姉、鶴見和子にあった。鶴見和子は、母と弟の対立が、愛憎の葛藤であることを知っていたし、弟の過敏性に問題があることもわかっていただろう。鶴見和子は、母と弟の対立場面に身を投げだして、それをとめようとした。

私の姉も美しい人であったが、彼女が、おそろしい母と私のあいだに自分を投げて私をかばってくれたことから、彼女に対する対抗意識は私の中にそだたなかった。前に記した精神病院の一と月半の自分の自分との対面にさいしても、彼女に対するジェラシーが私の中になかったことを証言できる。(「記憶」『鶴見俊輔集』続5、一八一頁)

鶴見俊輔は劣等感を感じやすい人間であるらしい。容貌の美醜にはとくにそういうことを感じていたが、美しい姉には劣等感からの対抗意識を感じなかった。それは、母親との諍いの場に身を投げだして、止めようとしてくれた恩義があるからだ。鶴見和子の行為は、母親を止めると同時に、鶴見俊輔のやりすぎを諫めるものであったろう。鶴見俊輔は、姉の力によって、自分の攻撃性を抑えるきっかけを与えられた。そして、そのことを全体として、受け入れたのであろう。鶴見和子は、鶴見俊輔の葛藤に水を差す役割を演じていた。そのような存在がなければ、鶴見俊輔は、どこかの時点で決定的な破綻を来していたのではないだろうか。

鶴見和子が鶴見俊輔の自殺未遂のときの様子を描いた文章がある。

弟・俊輔が自宅で自殺を図った夜の記憶を、姉の和子は書いている。

「こうした母のきびしい鍛錬は、俊輔を何度か自殺未遂に追いやった。そうした夜、麻布の家から駿河台の病院に瀕死の弟を連れて行く車の中の不安な、祈るような気持を、宮城前の松の枝のくろぐろとした影を見ると、今でも鮮やかに思い起こす。」（黒川創『鶴見俊輔伝』、新潮社、二〇一八年、七三頁）

しかし、鶴見俊輔は、見守ってくれる姉に、素直に感謝を表せるような人間ではなかったろう。前に永井道雄に対して示したような、転倒した反応を示していただろう。鶴見俊輔は、姉のことを一番病（＝常に成績が一番でないと満足できない病気）と揶揄していたし、それが父親譲りのコンプレックスであることをほのめかしていた。そして、鶴見和子の学問に対しても、高い評価は与えず、お嬢さま芸であるかのような態度をとっている。これも、認めざる得ないことの裏返しなのだろう。鶴見和子は晩年、鶴見俊輔に対して、「貴方は私のことを馬鹿にしていたでしょう」と聞いたが、鶴見俊輔は黙っていたという。鶴見俊輔の説明は「うそはつけないから」というもので、いじわるさがにじみでている。

だからと言って、鶴見和子も鶴見俊輔を攻撃したり、縁を切ったりはしていない。鶴見俊輔の孤独や、抑えきれない性格の暴走を越えて、求めるものを感じとっていたからだろう。そればかりでなく、決定的な場面で、鶴見俊輔にとって、重要な役割を演じているのである。

一つは、ハーバード大学在学中、アメリカとの戦争が始まり、アナキズム思想に基づいて生きているというような説明をしたばかりに、危険人物として逮捕されてしまった。

ハーバード大学を卒業するには、出席単位が足りない。それを補うために卒業論文を作成しなければならなくなったが、逮捕時に論文草稿が没収されていた。留置場は雑居房で、机もない。そのとき、鶴見和子が動いて、原稿を鶴見俊輔のもとに届くように大学教官を通じて手配した。鶴見俊輔が、夜間、便器の蓋を机代わりにして書いた原稿を、鶴見和子が順次タイプ印刷にまわし、推敲を重ねて、論文に仕上げる手伝いをした。鶴見俊輔は優秀な成績であったため、でき上がった論文を欠席した講義のかわりとして、卒業を認められたのである。鶴見和子の助力がなければ、鶴見俊輔はハーバード大学中退で終わっていた。その後の鶴見俊輔の生き方にも大きな影響を与えたはずである。ここでも、鶴見和子は恩人なのである。

二つ目は、戦争が終わったとき、鶴見俊輔の再出発の場を用意したのが鶴見和子であったということである。鶴見俊輔は、日米戦争が始まって、交換船で日本に戻ったが、招集される前に、海軍軍属に志願し、ジャワ島へ派遣された。その後、結核が悪化し、日本本土に戻り、療養生活を行っていた。敗戦後、何を手がかりに動いていけばよいか、見当もつかない状態であった。軍関係の仕事が中心だったからである。鶴見和子は、戦争中、戦争体制に批判的な立場をとっている若手の研究者を人選して、戦後すぐに動きだせる準備をしていたのである。その選ばれた人間は、丸山真男、都留重人、武谷三男、武田清子、渡辺慧である。これらの人びとに鶴見俊輔、鶴見和子が加わって、思想の科学研究会が立ち上げられた。鶴見俊輔にはそういう人脈を形成する力は無かった。徴兵される可能性のない女性だからこそ、戦時体制下でも人脈作りができたのである。もしこの集まりがなければ、鶴見俊輔の活動ははるかに遅い出発になっただろうし、その後の経過がどうなったかも分からない。そういう意味ではきわめて重要な役割を演じているのである。

この鶴見和子の姿勢は、二人が幼い頃から持続したものであって、どこかの時点で急に現れてきたものではないだろう。母と弟の対立の間に身を投げだして止めた頃から、最晩年まで変わらなかったことだろう。

鶴見和子の最晩年、鶴見俊輔は和子を京都の施設に引きとって、そのそばに寄り添うことができた。

放蕩と自殺未遂

鶴見俊輔は、母親との対立から、学校へ行くのをしぶり、神田の古本街に入り浸りになった。小遣いの不足を万引きで補ったり、不良少年としての日常を過ごすようになる。小学生のとき、クラスの全員を泣かせたという。生徒それぞれが、どういう弱点を持っているのかを見抜いて、いじめたのである。なんとかさんとなんとかさんは怪しいと言いふらしたり、あらゆる方法をためしてみたらしい。鶴見俊輔が自分は悪人であると述べるのは、母親から言われただけではないだろう。

十三、四歳から夜の街に出入りして女給やダンサーと関係を持った。

私は何回か情事をもったが、もともと自己嫌悪のからまっているそういう情事が長つづきするはずはなかった。その間、府立高校尋常科、府立五中と中学をかえ、通学をつづけられず、二年でやめてしまった。親戚が精神病院をしていたので、三度そこに入った。一度は、私が発狂したと私の母が思ったからだが、母も一緒に病院にねとまりしているので、症状がよくなるわけはなかった。あとの二度の入院は自殺未遂のため。(「私の地平線の上に」『鶴見俊輔集』8、筑摩書房、一九九一年、五六頁)

自殺未遂で精神科病院に入院しているが、母方の親戚が経営する佐野病院であったため、家族と距離をとるようには働かない。母親が一緒に入院するのでは、母親の監視が拡がっただけのようなものだ。精神科治療が、中立的なものとして始まっていないことは注意を引くところだ。自殺未遂が、周囲の注意を引いて、鶴見俊輔自身が、いかに精神的に追い詰められているかをアピールするものであったことも自覚している。

渋谷百軒店のカフェ街で三〇錠までなら催眠剤のカルチモンを売ってくれるんだよ。四軒回ると一二〇錠になる。致死量になるんだ。それをカフェをはしごしてプレーンソーダをもらって少しずつ飲んでいく。一〇〇錠を超えた頃になると何も怖くない。それで、ふらふら歩いていると、巡査に捕まって交番に連れていかれて殴られるんだね。殴られても、もう痛くないいんだよ。

巡査はものすごく説教する。「非常時なのに、なんだ。おまえ、若いのに」と。そのうちにアルコールの臭いがしないから変だと思うんだね。近くの病院に連れていかれて、ホースみたいなのを入れられて吐かされるわけだ。ものすごく苦しい。それを数回やることで、私はおふくろの折檻を逃れた。もうだめだ、と。親父にもたいへんなショックを与えた。親父は総理大臣になろうと思っているから、こんなスキャンダルが出たら総理大臣になどなれないだろう（笑）。（鶴見俊輔『かくれ佛教』、ダイヤモンド社、二〇一〇年、一二四頁）

自殺未遂には、両親に対する攻撃、窮地に立っていることの表出、絶望感と自己嫌悪、それらが混ざり合っている。本当の絶望には至っていない。やはり生き延びたいのだ。

しかし、生き延びたいことを自覚しても、やり場のない怒りを投げつける相手がいない。三島由紀夫の死に関して、鶴見俊輔は次のように述べている。

鶴見　腹を切って死ぬなんていうのは、ただの目立ちたがり屋のできることじゃないよ。私は少年時代から自殺未遂を五回くらいしたことがあるんだけれども、一〇〇パーセント確実っていう自殺はしたことがないんだ。あの頃だったら丸ビルが高いんだから、丸ビルのてっぺんに行ってバーンと飛び降りれば確実に死ねたんだけど、そういうことはできなかった。手首を切ったって血だらけにはなるけど止まっちゃうし、睡眠薬を飲んだりタバコを食べてみるとかやっても、なかなか恐怖心があって死ねないんだよ。それは結局、生きているのがつらいからやっている、ただのあがきだよね。

だけど三島は、それを超えて、自分で計画して完全に死ぬところまで、演出して実行したでしょう。あれ見ると、自殺未遂しかできなかった自分の立場からいうと、「俺より先にきちんと終わりまでやった。偉い奴だ。いい奴だな」って思うんだよ（笑）。（鶴見俊輔・上野千鶴子・小熊英二『戦争が遺したもの』、新曜社、二〇〇四年、三四九―三五〇頁）

この窮地から脱出させてくれたのは、父親、鶴見祐輔のアメリカ留学の提案であった。アメリカ留学の話がでる前に、鶴見俊輔は、父祐輔とオーストラリアを訪問している。そのとき、鶴見俊輔はオーストラリアに永住したいという希望を持ったらしい。日本にいては、解決がつかないという判断が働いたのであろう。母親と離れない限り、鶴見俊輔は自分の問題から逃れられなかった。父親はそのことを見抜いたうえで、留学を準備したのであろう。ここで、鶴見俊輔は、姉、鶴見和子に何度か助けられているように、父親から助けられているのである。ところが、鶴見俊輔は、それを認めたくない。戦後、鶴見俊輔は父親の鶴見祐輔を転向者のモデルとして、批判するのである。

もちろん、鶴見祐輔は俊輔がそうせざるを得ないことを知っていて、笑ってとり合わない。留学を決める以前に、「土地を買ってやるからそこで女とミツバチを飼って暮らせ」といったことがある。だれにも頼らず、自然相手に、愛する女性と暮らしたらどうかという提案である。この提案は、鶴見俊輔にとって、長い人生の終着地点のイメージだったのではないか。田舎に逼塞することは、その時点の鶴見俊輔にとって、受け入れがたいものがあったのだろう。表現しないではいられないものが、鶴見俊輔の内部に明確に存在していたのである。

アメリカ留学と太平洋戦争

一九三八年、アメリカに渡ってから、鶴見俊輔は、水を得た魚のように勉学に励むようになる。最初、在籍したミドルセックス校では、英語がわからず、困惑したが、あるとき、突然に言葉が自分の中に入ってきて、しゃべれるようになった。このときの体験は、漂流民が外国船に助けられて、見よう見まねで言葉を身につける過程に興味を感じさせるようになる。

一九三九年、大学共通試験に合格し、ハーバード大学に入学した。プラグマティズムの研究を行い、当時、記号論理学などの世界最先端の哲学者のそばで過ごした。日米の対立が深まり、送金がとまり、あまつさえＦＢＩに逮捕されるという経過をたどりながらも、無事大学を卒業し、一九四二年八月に日本に帰国した。

帰国直後の徴兵検査で第二乙種合格となったため、陸軍に召集されるのを避ける目的で、海軍軍属に志願した。一九四三年二月にジャワ島に赴任したが、結核が悪化し、一九四四年一二月、日本に帰還した。その後、一時体調が回復したが、一九四五年七月からは療養に専念した。

ジャワ島にいるときのエピソードにふれてみたい。

　ジャワにいるうちに胸に穴があいてウミが流れだし、カリエスだとわかって海軍病院に入院して手術した。手術を終えた時、「私のくびにつかまってください」と言って、手術台から移動寝台にうつしてくれた看護婦が、美しい人に見えたのをおぼえている。山形県出身のＡという人だった。准看護婦に、セレベス島から来た十六、七歳の少女が多く、ＦとかＳとか、今も、その名をおぼえている。この少女たちが、あけがた脈をとりにきてくれたり、午後の休みの時、窓の外を笑いさざめいてとおってゆくのを、ながめていた。（「ウィルフレッド・オウエン詩集」『鶴見俊輔集』12、筑摩書房、一九九二年、四五〇頁）

健康なエロス的世界にふれている。アメリカ留学と、ジャワでの生活に癒されて、素直に若い女性を受け入れられるようになっている。しかし、これは葛藤の場所日本を遠く離れているからである。

戦後、既にみたように思想の科学研究会を結成し、雑誌『思想の科学』を創刊した。これらの背景には、父鶴見祐輔が事務所を構えていた、太平洋協会の事務職員、機材、出版用の用紙などが、利用された。ここでも、鶴見俊輔は父の残した有形無形の財産を利用させてもらっている。

創刊当時の『思想の科学』創刊号に載った論文「言葉のお守り的使用法について」が、東北大学から京都大学人文科学研究所に教授となって戻る予定だった桑原武夫の目にとまり、助教授として招聘されることになった。日本では、正式に小学校しか卒業していない鶴見俊輔が助教授になれたのは、ハーバード大学卒という学歴と、桑原武夫の強い推薦があったからである。

研究者としての出発と、うつの再発

鶴見俊輔が桑原武夫と会った最初の頃の会話にこういうことがあった。

自殺を考えなくなったのは、この二十五、六年じゃないかな。桑原武夫（フランス文学者、評論家）さんにはじめて会ったとき、私はびっくりしたんだ。「ぼくは生まれてから自殺なんて考えたことないね」といった。私は、人間はだれでも自殺を考えてるものだと思っていた。「私は自殺を思わない日は一日もありませんでした」といったら、向こうもびっくりしてた。

ぜんぜんちがうタイプなんだよ。私も七十歳になって、桑原さんの状態に近くなってきた。桑原さんの感化がゆっくりと私にあったのかもしれない。あったんだ。近ごろ、一度も自殺を考えないで一日が過ぎることがある。（鶴見俊輔『期待と回想　上』、晶文社、一九九七年、二七―二八頁）

鶴見俊輔にとって、新しい世界が拡がる予感があっただろう。桑原武夫からは、京大には週に一回顔をだせばよいと言われていた。鶴見俊輔は、ほとんど東京で過ごし、『思想の科学』の編集に力を注いだ。

一九五一年五月にスタンフォード大学から客員研究員として招かれたが、ビザが降りずアメリカに渡ることができなかった。その理由は、原子爆弾の反対署名を行ったことが、とがめられたといわれている。

このことも一つの挫折となって、鶴見俊輔はうつ病の再発に追い込まれていく。

京大に席をおくようになってから二年ほどして、私には、十数年来なかった鬱病が起こり、自分が大学助教授であることに耐えられなくなった。昭和二六年の六月末、辞表をもって桑原の自宅を訪れると、彼は多くをいわず、君は病気なのだから、病気をなおしてからやめるようにしないと、すぐに困るといった。そのときから二十年以上すぎたが、この間何度、この助言を思い出したかしれない。
たとえ、辞職をとめる目的をもった発言であったとしても、別の助言の形であったら、そのころの私としては、おそらく自殺まで追い込まれていただろうと思う。(「私の地平線の上に」『鶴見俊輔集』8、一五四頁)

また、こういうことも鶴見俊輔は書いている。

私にとって桑原さんとの接触は幸せなものだったし、私のおふくろがすさまじい人物だったので、桑原さんは私にとっては慈母という感じがしたんだね。いまもそういうものとして私の中に残っていますよ。上司だったから桑原さんに脱帽するという気持はまったくないんだ。生涯つきあっていただいてありがたいと思ってるんですよ。(『期待と回想　上』、三〇六頁)

鶴見俊輔にとって、桑原武夫が慈父ではなく、慈母と表現されているところに驚かされる。よほど、母親に認めてもらいたかったのだろう。相手が男性でも、幸せな接触に母性を感じてしまうのだから。

精神科病院入院

鶴見俊輔が自分の意志で、精神科病院に入院したのは、一九五一年一二月のことだった。当時鶴見俊輔は、京都大学の助教授をしていた。一九五一年五月頃から、抑うつ状態となり、七月に井村恒郎の診察を受けている。治療の進展が遅かったのか、一二月に東京にある清和病院に入院して、持続睡眠療法を受けている。退院は一九五二年一月であるから、状態の経過を見ていたが、改善が乏しいので、年末年始の休みを利用して、積極的な治療を試みようという姿勢だったのだろう。

このころ鶴見俊輔は、京都大学に籍を置いていたものの、出勤は週に一回でよいと言われて、ほとんど東京の実家に滞在し、雑誌『思想の科学』の編集に携わっていた。おそらくこのような二重生活が負担になっていたのであろう。また、アメリカのスタンフォード大学から客員研究員として招聘されたが、ビザが下りず、要請に応えられなかったことも打撃になっていたであろう。

このときは、うつ症状のため講義ができず、辞表を提出したが、上司の桑原武夫から、病気療養に専念するように示唆されている。ただ、あてもなく療養しているだけでなく、主治医を決めて、治療を受けるべきだという考えになったのは当然と思える。このとき、鶴見俊輔は、だれを主治医とするかに迷った。一般的には、自分の一番信頼できる精神科医に相談して、適当な精神科医を紹介してもらうものである。患者としての自分と合いそうな精神科医を選択してもらう。あ経験や性格、ものの考え方、治療環境などを総合して、主治医に相応しい人を選んでもらう。あとは、運命に委ねるということである。

ところが、鶴見俊輔は、自分で主治医を選ぼうとした。そして次のようなことを考えた。

鶴見　私が、給料をもらいながらも休むことになって、精神病院に入るならば誰を頼ろうかと考えた時に、私は知り合いの精神科医を三人思い浮かべたんですよ。精神病の症状というのは、起こるまでに何らかの過程があるし、直接の具体的な原因もありますよね。それについて何か表立って言われてしまいそうな人は避けたいなと思ったんです。一人、もっとも親しかった宮城音弥。（略）

鶴見　もう一人はお茶の家元の塩月弥栄子の夫である塩月正雄。これも何か表立って書きそうなんだ。（略）ともかくこの二人には書かれるような気がしたんです。（略）

鶴見　ともかく書かれそうもない人を選ばなくてはということで、井村さんだったんです。

（「対談・中井久夫×鶴見俊輔　あいまいさでつかむ思想」『道の手帖』、河出書房新社、二〇〇八年、七頁）

つまり、守秘義務を守ってくれるかどうかで、主治医を決めているのである。多くの場合、患者が主治医を決める目安は、病気の知識、経験、治療技術、治療環境などを優先し、守秘義務に不安があれば、最初の段階ではっきりした確認をとるものだろう。ここまで守秘義務にこだわるのは、鶴見俊輔に隠したいものがあるからで、一方で権威や権力から距離を置きたいという姿勢によるものであろう。治療法や治療期間など、自分で決めたいという姿勢が強い。別の言葉で言えば、主治医に自分を委ねたくない。できれば自力で治療を行いたいという希望である。こういう考えの強い人は、精神科の治療は難しい。病気と闘う前に、患者と主治医の間で駆け引きが起こる。

鶴見　井村さんは、「あなたは友だちだから、こちらの目が曇る。もうひとり医者を入れて二人で診たいんだ」と言って、東大の笠松章（後に東大精神保健学教授）を連れてきて、二人で私を診たわけです。（「対談・中井久夫×鶴見俊輔」『道の手帖』、五頁）

そういう駆け引きに陥らないために、井村医師は同僚の笠松医師を引き込んでいる。精神科医としての当然の対応である。

鶴見　晴和病院にいた時は治るまで一月と十日くらいかかりましたが、この時は、自分でルールを考えているからなかなか小康を得なかった。（「対談・中井久夫×鶴見俊輔」『道の手帖』、六頁）

主治医にまかせない姿勢が、治療の進展を妨げていた。そのことは、鶴見俊輔自身も自覚していた。次のような点も気になるところである。

鶴見　いま改めて、井村さんとの対話を色々思い出すと、井村さんの私に対する言葉の使い方がね、私が精神病を起こす前と後で変わっていないいんですよ。患者を、病気になっているという一番低いレベルで見ていないということですね。患者になったとしても、その人間の高いレベルでの姿勢を記憶から削がないということが重要なんですね。（「対談・中井久夫×鶴見俊輔」『道の手帖』、六頁）

この言葉を読むと、医者が権威主義者だと考えているふうがある。そして、精神病の患者を見下しているという考えがありそうだ。現実には、そういう態度ではとても治療は進展しない。相手のプライドを傷つけて、治療を受け入れてもらうことなど不可能だからだ。鶴見俊輔は、主治医を信頼することは、何かをうばわれることだと受け止めているらしい。時間が経ってから、

鶴見　精神病の治療だったら、医者が、自分を信じてくださいって押し切ることはできるかな？　疑わしいね。私は偶然、井村恒郎に託したけれども。これは「信ぜんとする意志」の問題なんだよ。（『たまたま、この世界に生まれて　半世紀後の『アメリカ哲学』講義』、二四四—二四五頁）

と言うふうにのべているが、そのときの信頼が継続したかどうか。

鶴見　その時は何度もぶり返しがあった。井村さんはまだ生きていたんだけど、私は晴和病院には行かなかった。医者と患者の親密関係というのは決して治療によくありませんね。

（「対談・中井久夫×鶴見俊輔」、『道の手帖』、六頁）

精神病の患者は、医師にかかって病気がいやされたあとで、自分の入院した病院にゆくことをいやがる。自分をなおした医師に会うことも避ける。（「そうかもしれないという留保」『鶴見俊輔集』12、一九四頁）

このあたりには、主治医に対する依存と、不安、反発がよくでている。自分が個人的な関係で、井村医師を主治医として選んでおきながら、「医者と患者の親密関係というのは決して治療によくありませんね」と述べている。このあたりの葛藤と矛盾は鶴見俊輔の根本的な問題に通じている。この葛藤は、鶴見俊輔が生きている間に深められ、次のような言葉につながっていく。

「ドグラ・マグラ」という言葉は、（略）めくらまし、というほどの意味であろう。私は、めくらましにかかって、この存在の底にいるという著者の直観を言葉にしたものだろう。その存在感覚をあらわすには、精神病院におかれた位相がふさわしい。その当人にとって、精神病院の内と外は、どちらも似ており、狂人・常人はつづきもので、たがいに入れかえのできるものだ。精神科の医者と患者もまた、たがいに通底するものをもっており、医者が患者で、患者が医者という場合もまたあり得る。この世界全体が、狂人のはなしがいの場であり、ここでみずからを治療する場でもある。（「夢野久作の世界」『鶴見俊輔集』続3、筑摩書房、二〇〇一年、三四五頁）

これは、夢野久作の『ドグラ・マグラ』の解説ではあるが、鶴見俊輔が読みとった世界である。その世界では、主治医と患者は別のものではなく、一つのものの別な現れに過ぎないということである。ここでは、権威主義や権力の問題は別次元のことになっている。ここに至るまでは、長い時間が必要であった。

持続睡眠療法

入院して、鶴見俊輔が受けたのは持続睡眠療法だった。この方法は、抗精神病薬が開発される前に一般的に行われ、二週間程度ほとんど一日中睡眠をとらせるもので、食事や排泄のときだけ、覚醒させるようにする。そのため、持続的な効果のある睡眠剤を投与する。不安の強いうつ病や統合失調症の幻覚妄想状態などに効果があるとされた。精神疾患でも、自然治癒力が働くので、症状が抑え込まれるまでの間、薬物で強制的に眠らせておけばよいという発想だろう。また、睡眠は一種の退行状態なので、退行を治療的につかえるなら、そのことも効果的だろう。問題は、睡眠の深さの制御にあって、抑制が強くなりすぎると、循環器への影響、呼吸の抑制など生命に危機を及ぼす場合もある。場合によれば、中枢神経系の抑制が強すぎると、意識が回復しない場合もありうる。それらの危険性から、現在では持続睡眠療法として行われる場合はほとんどない。持続睡眠療法の安全な薬剤として開発されたクロールプロマジンが、少量でも精神疾患への治療効果を持つということが確かめられて、精神疾患への薬物療法が始まった。持続睡眠療法は、薬物療法への橋渡しの役割があったわけだ。

鶴見俊輔が治療を受けた時期は、まだ持続睡眠療法や電気ショック、インシュリンショックなどが一般的であった。

持続睡眠療法は、退行を受け入れ、治療的な管理を受け入れ、そこから覚醒することが心理的再生につながる人に向いている。鶴見俊輔は、治療を始めることに対しても、抵抗を示すタイプなので、持続睡眠療法が決定打となることは予想しにくい。しかし、持続睡眠療法の過程で、いろいろな体験を得ていた。

二十三年も前のことになるが、ウツ病で病院に入って持続睡眠療法をした時、

「今日は何日ですか」

という巡回医師の質問に、すぐには答えられなくて、当惑した。医者は薬がどのくらいきいたかためすためだろうが、新聞を見せてくれた。ようやく片目でその日付けをよみくだすことができた。

何月何日とわからないある時、歴史の外にほうりだされた場所の感触が、今もあざやかに残っている。(「私の地平線の上に」『鶴見俊輔集』8、二二七頁)

便所の楕円形の容器を前にしてなすこともなく、立っていた記憶は、忘れがたい。昭和二六年の一二月何日かだと思うのだが、歴史の時間のわくからはみでたもう一つの時間がそこにあった。

自分の心の上層部にあるものがとりのけられて、底が見えてきたというような感じは、その前にも後にも何度もあった。そういう時に、真の自己が見えたとは考えたくはない。真の自己などというのは、思いたいようにいろいろと思えると、私は思う。(「私の地平線の上に」『鶴見俊輔集』8、二二八頁)

これらの体験は、意識の変容体験である。後に鶴見俊輔が、幻覚剤を服用したときに同じような体験をすることになるが、その体験にあらかじめ見取り図を与えるような出来事になっている。

意識の変容体験は、宗教を考えるときに、大きな手がかりになる。鶴見俊輔の場合は、意識の変容体験が、宗教性を理解することにつながることは少なく、意識レベルの差異に関心が向いただけに終わっている。「真の自己が見えたとは考えたくはない」というところにその姿勢が現れている。

しかし、鶴見俊輔にとって、大きな意味のある体験がその場で起こっていたのである。

持続睡眠療法の三週間はすでに終わっていた。しかし、大晦日から元旦への休みに病院が入っていたので、私は忘れられた存在だった。

突然に、看護婦が入ってきた。故郷が遠いため帰らないでいたらしい。

「正月だというのに、まっくらにしておくなんて」

と彼女は憤慨して、窓に近づいて、厚いカーテンをあけた。一時に、日の光が入ってきて、部屋にあふれた。日の光を背にしてこの看護婦が、天女のように見えた。

天の岩戸ひらく、という感じだった。彼女の名はSと言い、まだ若く、彼女自身が、しばらく前に、失恋して、持続睡眠療法をうけたということだった。

彼女は、美しく見えた。しかし、私は眼鏡をとったまま寝ていたのだし、急にまぶしい世界に入ったのだから、私の心の中にのこっている姿である。私は二十九歳だった。(「年のはじめ――一九五二年一月一日」『鶴見俊輔集』10、四四一頁)

カーテンを開けて、まぶしいばかりの光をもたらす女性。天女にみまごうばかりの存在。天の岩戸が開いたのだから、彼女の存在は、天鈿女命《あめのうずめのみこと》である。この光をもたらす女性の行為は、鶴見俊輔にとって、治療の元型的なイメージになっていった。その女性は、自分自身が心を病んで、持続睡眠療法を受けた存在であった。同じ傷をもった人間であるからこそ、病める人間の置かれた場所が見える。その思いを、受け止めることができる。そして、それを直接的で的確な、具体的行動で変えることができる。

鶴見俊輔が『アメノウズメ伝―神話からのびてくる道』を書くのは、これから三九年後である。

『思想の科学』とスキャンダル攻撃

一九五四年一二月、鶴見俊輔は東京工業大学助教授に就任した。京都大学に在籍していては、東京にある『思想の科学』事務所との関係も何かと不便であったので、東京工業大学への着任は、活動を維持する上で、好都合となった。この年、鶴見俊輔の大きな仕事となる、転向研究会も発足し、一九五九年からその成果として、『共同研究　転向』(平凡社)が出版されることとなる。この共同研究は、京都大学で、桑原武夫がとっていた研究方法に影響されているものである。研究会の発足当時は、若い研究者が次つぎと集い、あたらしい大きな動きが見られた。

当時の日本の思想界には、日本共産党の影響が大きく、左翼傾向の強い動きについては共産党の勢力下に入るかどうかを迫られる場面があった。鶴見俊輔は、特定の政治勢力に組み入れられることを否定する姿勢であった。むしろ、プラグマティズムを使って、共産党の主張するマルクス主義を検証する、あるいは鍛え上げるという発想であった。鶴見俊輔の考えは、マルクス主義よりアナキズムに近いものであった。革命派ではなくて、反反革命という立場である。このような姿勢は、共産党寄りの立場からは、あいまいなものとして批判された。その対立が、思想の科学研究会に持ち込まれた。それは、鶴見俊輔のスキャンダルとして表にでてきた。具体的には、『思想の科学』の事務局職員を鶴見俊輔が愛人としており、資金を私的に流用し、将来的にその女性に幼稚園を運営させる計画があるというものだった。丁度、そのときに併せて、雑誌『思想の科学』の出版から講談社が手を引くという話がだされ、それらが重なって、鶴見俊輔の追い落としの動きがでたのである。

鶴見俊輔は『思想の科学』に個人的資金も投入していたので、資金の流用というのはいわれのない言いがかりであったし、事務員を愛人にしていたわけではない。この問題はその時点の『思想の科学』の編集長であった竹内好が適切に対処し、関係者の聞きとりを行い、鶴見俊輔の潔白を証明したのである。このことは、鶴見俊輔にとって、竹内好を深く信頼する理由となったし、竹内の思想を高く評価することにもつながった。

しかし、火の無いところに煙はたたないと言われるように、鶴見俊輔の側に疑われるような理由がなかったわけではない。それは、清和病院からの退院後、両親の元へもどらないことを決断した鶴見俊輔が、いつの間にか、『思想の科学』の事務員であった、清水三枝子の家に間借りするようになったからである。清水三枝子は一人暮らしでは無く、兄夫婦と同居していたので、一対一ではない。むしろ大家族に参加させてもらったかたちである。当時の住宅事情を考えれば、無理な選択ではなかったかもしれないが、疑惑が生ずる余地は大いにある。

黒川 それにしても、鶴見さんは、なんで掛川さん、清水さんの一族と、そういう擬似家族みたいな関係になっていたのですか。

鶴見 断じて、親父から離れたいから。親父をぶっ殺したいぐらい腹が立つから、もう顔を合わせたくない。

黒川 それは鶴見さんの都合でしょう（笑）。掛川さんの両親、清水さんたちが、そういう鶴見さんを一種の家族として受け入れようとした。下町の気風みたいなものがあるのかもしれませんが、鶴見さんが育った家庭環境とまったく異質な文化が、そこにあったであろうことは確かですね。

鶴見 だから、清水さんの兄貴夫婦が私を受け入れてくれて、その娘の掛川恭子とは現在もつながっているということなんだよね。私は親父が大臣になったときだって、一度だって親の家に行っていないよ、おめでたくないんだ。おふくろが死ぬとき（五六年）、病院に寝泊まりしただけだね。和子はぐらぐらしているんだよ。そういう性格なんだ。

黒川　和子さんが身を挺して、実家で親の面倒を引き受けて、鶴見さんを家から逃がしてくれたんでしょう。

鶴見　そりゃそうだ。(笑)

黒川　金町の家は、鶴見さんに居心地がよかったですか。

鶴見　居心地がよかった、非常に尊重してくれたから。(思想の科学五十年史の会『『思想の科学』ダイジェスト　1949～1969』、思想の科学社、二〇〇九年、四四三頁)

社長が従業員の家に間借りしているのだから、居心地がよいのは当然だろう。鶴見俊輔は、自分の両親との間で作れなかった家庭的雰囲気を味わっていた。そこには癒やしの空間が存在していた。それだけ気持ちがよいということは、別の面からいうと、だれかのエネルギーを奪っているのである。

鶴見　『思想の科学』の編集や出版をやるとねえ、女性との接触が増えたんだよ。そこに小学校だけを出ている十七歳ぐらいの女性がいて、彼女がものすごくいろんなことをこなす優秀な人だったんだ。『思想の科学』を始める前の、太平洋協会出版部のころから勤めていた人で、彼女のお姉さんもいて、二人で勤めてくれていたんだけど、二人とも小卒なんだ。

そして、その小卒であるってことは、まさに私の魂の奥深くにこう、まあ、釘を刺すんだ

よね。それで、断じて、この女性と一緒になるようなことはするまいと思って、自分を責める。自縄自縛なんだ。（略）
鶴見　当時の私は、体が反射しないようにできちゃっていたんだ。まったく無関心を装っていたんだよ。だからその女性に近づかない。そのことが鬱病をさそいだした。（『戦争が遺したもの』、二三〇―二三一頁）

この「まったく無関心を装っていたんだよ」ということには欺瞞があることを鶴見俊輔は気づいている。そして、その欺瞞が相手の女性に影響をあたえていたことを感じていた。

鶴見　それに結局、ものすごいまずい状態で、彼女は結婚して、しまいに殺されたんだ。殺されたときの新聞記事を、私は買って持っているんだけれども、見たこともないんだ。あれは昭和三十一年だから、ずいぶん時間が経っているね。だけどその記事が、どこかの行李の中にあるんだけれど、見たこともないんだ。見るのが嫌だ。やっぱりショックが大きいんだよ。俺と一緒になっていたら、殺されずに済んだんじゃないかってね。
上野　はい。
鶴見　なぜその後にどんなに苦しくても『思想の科学』をやっていたかというと、彼女が殺されたあと、彼女がやってくれていたこの雑誌のために、どんなに働いてもかまわないとい

うのがモチーフとしてあったわけ。(『戦争が遺したもの』、二三二―二三三頁)

後日、二人のうちの妹は不本意なかたちで結婚し、殺人事件の被害者になった。その被害に、鶴見俊輔は責任を感じている。その責任感は、鶴見俊輔から『思想の科学』を手放すことを許さなかった。なんとしても、出版継続を図らなければ、申し訳が立たない。そういう重荷を背負ってしまった。このことは、その女性の家族に受け入れられ、心から癒されたことの負債であったのではなかろうか。しかし、そのことを通じて、鶴見俊輔は、自分に課していた強い自己抑制から抜けだし、自分の人生を肯定し、自分の命を受け入れられるようになっていった。つまり、配偶者を受け入れる準備ができていったのである。

日米安保条約改定

思想の科学研究会は、『共同研究　転向』を代表的な仕事としている。これは、戦前のリベラル派がどのようにして、戦争体制に組み込まれたか、さらに積極的な推進派にまで自らを変質させたかを主な問題意識としていた。逆に、何がそれを押しとどめたかをも探ろうとした。同じ道をたどらないための教訓を得ようとした。かならずしも、転向者を糾弾しようとするものではなかった。しかし、戦争に抵抗するための手がかりを得ようとする目的は明確であった。

そのため、一九五九年、総理大臣岸信介が日米安全保障条約の改定を提案したとき、それに対して思想の科学研究会に所属する人びとが反対する姿勢をとったのは、自然な流れであったろう。日本と中国の間で、まだ国交が回復していない状態で、日米の軍事的連携を強めることは、中国との対立を刺激するものであった。アメリカと中国が軍事的対立という場面に至れば、日本は当然それに巻き込まれる。朝鮮戦争の記憶が鮮明であったし、第二次世界大戦の記憶も生々しく残っていた。総理大臣の岸信介は、日本の軍国主義を支えたA級戦犯でもあった。戦争を推進した人間が、いつの間にか許されて、政治の中心に座っていることも反発を招いた。

自民党が国会で、強行採決を行ったことも、国民の多くに反発を引き起こした。国会を取り巻く数十万人のデモ隊がそのエネルギーを示している。過去の戦争体制のもとで、明確な反対の意思を表明できなかった人びとが、こんどこそはとの思いで、姿を現し、発言した。これまでの反戦の運動が、共産党や社会党の組織動員のかたちで行われたのに対して、安保闘争では、どこにも所属しない市民の立ち上がりが見られた。その後、大きな力を持つようになる市民運動の出現である。

鶴見俊輔は、政治政党の動きに対して一定の距離をとってきた。安保闘争に対して、社会党や共産党の動きに同伴するような姿勢であった。ところが、安保反対のデモが国会と取り巻く中で、組織動員によらない人びとが、所属場所を求めて、デモのあたりをうろうろする光景が見られた。野次馬としてデモを見に来たが、デモに参加するきっかけがつかめず、デモ隊のあたりをつかず離れずに歩いている人たちである。そのなかから、「だれでもはいれるデモ」という旗を掲げて歩く人がいた。見る間に隊列が大きくなって、自己表現を求める人がいることを示していた。

岸信介は、デモ隊の人数が増えても、「自分には声なき声がついている」と表明し、デモ隊を無視する姿勢をとった。国会デモが増えても、プロ野球の観戦に参加するファンの方が多いという意味だった。その声を聞いて、市民の中から、「声なき声の会」を名乗る人たちが現れた。鶴見俊輔は、政治学者の高畠通敏とともにその「声なき声の会」を応援し、積極的に活動した。「声なき声の会」は長く継続し、鶴見俊輔は最後までその活動に関わった。鶴見俊輔は、目先の課題を渡り歩き、政治効果の見栄えにこだわる、大組織の政治力を信じなかった。それより、たとえ政治効果はとぼしくとも、自発的な運動、素朴なわかりやすい原理原則にこだわり、生活の場から離れず、柔軟に息長く続く活動を評価した。

安保反対の国会デモが繰り広げられている間、鶴見俊輔は国会周辺に寝泊まりする浮浪者のような生活をしていた。安保反対のデモの中で、自分はこのまま死んでもよいと思うほどの高揚感を感じていた。

東京都立大学の教授だった竹内好が、岸政府の強行採決に抗議して、退職を声明したとき、鶴見俊輔もそれにつづいて、東京工業大学の職を辞した。岸内閣への怒りもあっただろうし、竹内好の行動を一人だけにとどめるわけにいかないという判断も働いただろうが、『思想の科学』でのスキャンダルを封じ込めた竹内好への感謝や男気のようなものもあったであろう。

結婚とうつの再発

鶴見俊輔は、安保闘争に関わったことに、充実感と達成感を持っていた。しかし、その充実感の陰で、支えてくれる人間、寄り添ってくれる人間も求めていた。そのことの自覚は、最初は乏しかったのだろう。むしろ、大闘争に参加した余勢を駆って、結婚もできるのではないかと考えたのだ。それ以前に、鶴見俊輔は、自分は結婚しないと公言していたのである。

鶴見　私は戦後に二回、鬱病で一年ほどひきこもっている。一回目はいまの一九五一年。二回目は六〇年安保のあとの一九六〇年だ。それで、この二回の鬱病の原因なんだけれど、安保のときはとにかく抗議行動でかけまわっていて、国会の脇のどぶで暮らしていたみたいなもので、便所はあのあたりにあったプレスセンターの便所を使っていた。

上野　はい。

鶴見　京大のあと一九五四年に東京工大に移ったんだけれど、安保に抗議するために東京工大を辞めたから、昼間は勤務もないし、もう何者でもない状態でかけずりまわっていた。やるだけのことはやったんだ。それで、これなら結婚ぐらいできるじゃないかと思って結婚したんだよね。それまで結婚は危ないなと思って、延ばしていたんだ。ところができると思ったのが、これが錯覚だったんだ。

上野　なるほど。

鶴見　安保闘争の方が、鬱病にとってははるかに易しいことだったんだよ。結婚は難しい。東京工大の助教授を辞めるってことは、むしろ精神衛生的にいいわけだ。だけど結婚というのは、もう長い間にわたって保ってきた自分のコンディションを組み換えることであって、ダメージだよね。（『戦争が遺したもの』、二三四―二三五頁）

鶴見俊輔が、おそらく自分でも意外だという決定をしたのであれば、周囲の人間も驚きを感じてしまっただろう。このときのことを安田武はこう書き残しているという。

一九六〇年の秋、鶴見俊輔から、突然『結婚します』という、宛然《えんぜん》、宣告文のような挨拶状をもらった。青天霹靂とはまさにこういう場合を形容するのであろう。しかも、『花嫁』は、わがサークルの女性三羽烏――トリオ、とは書かない、このゆかしさ――のひとり横山貞子とある。とるものもとりあえず、高畠通敏に電話すると、彼は、あまりのショックに、蒲団を引き被ったまま寝込んでいるという。これは、ムリないことであった。（『鶴見俊輔伝』、三一四頁）

結婚してしばらくして、鶴見俊輔はうつ病が再発する。おそらく、結婚相手となった横山貞子は、そういう事態を十分予想していただろう。思想の科学研究会での交流は長い時間を経たものであった。スキャンダル問題の処理の場面にも、関わっていたと思われる。鶴見俊輔が、安保闘争の余勢を駆って、結婚に飛び込むことに比べれば、冷静に判断していたであろう。

鶴見　彼女（注・鶴見夫人）は、自分が離れてしまえば、たちどころに私の鬱病が治ると、私が思っていることを知っていた。だからとにかく、私はもう逼塞した状態で、日暮里に六畳の部屋を借りて引きこもっていた。そして、百メートルぐらい離れたところに彼女がもう一つの部屋を借りて、私が自殺していないかどうかを見に来るという関係だった。

上野　それが新婚の夫婦の生活だったんですか……。

鶴見　そうです。女性に攻め込まれたときに、「逃げたい」という感じは、おふくろに攻め込まれたときに困った体験からきていると思う。もう一時は、アフリカに逃げようかって思っていたくらいなんだよ（笑）。（『戦争が遺したもの』、二三六―二三七頁）

結婚したのに、一緒に住むことができない。そういう生活を受け入れる女性が鶴見俊輔には必要であった。鶴見俊輔の母親の対極にいるような女性。自分を自由にして、同時に見守ってくれる女性である。これは、母親が自立していく子供を、さみしさとともに受け入れるような姿である。鶴見俊輔は、そのような女性でなければ結婚できなかったであろう。

私は、年がいってから結婚して、四畳半と六畳の部屋に細君と一緒に住んだのだが、私の細君というのは、手帳があったってそれを開いて見ることはしないし、私あてに来た手紙を開けて見ることもしない。おふくろと全く違うタイプの人間なのだ。おふくろと違う女の人に出会ったことによって、三階建ての家よりはるかに小さくても、ここに自由はありうるとわかった。（「イシが伝えてくれたこと」『鶴見俊輔集』続5、三〇九頁）

この納得を得るまでに、鶴見俊輔はうつの苦しみを経なければならなかった。

鶴見　彼女は、私をいったん鬱病のなかに引きずり下ろしたけれど、それをとおして、もういっぺん私を普通の人間にしてくれたということは確かですね。『アメノウズメ伝』なんて、彼女のおかげで普通の人間になったあとだから、書けたようなものですよ。（『戦争が遺したもの』、二三七頁）

うつ病からの回復

うつ病から回復した鶴見俊輔を待っていたのは、筑摩書房から依頼されていたシリーズ『日本の百年』のうち、敗戦直後の部分の執筆だった。膨大な資料を積み上げて、当時の雑誌、新聞の類いに目を通していった。この作業を通じで、鶴見俊輔は次第に身心の調子を取り戻していったのである。一つのリハビリテーションであった。

敗戦後の日本をどのように描くか。鶴見が選んだ視点の一つは、敗戦直後日本にはどのような可能性があったか、選択肢があったかということである。敗戦後の日本で、挫折して死を選んだ人びとが多数登場する。彼らは生きる可能性が開かれていれば生き得たかも知れない人たちである。その人たちの生きることができた道を想像してみるという作業がそこには重なっていた。彼らは命を絶ったかも知れないが、生きる可能性としての未来をとりだそうということである。鶴見俊輔は、何人もの自殺者をとり上げ、その死の瞬間を描きだしてみせる。

マス・コミの発達は、時間をより短い単位に切りきざんでゆく、出演者が、時間に拘束される度合いは、十年前、二十年前の比ではない。一九五九年十一月九日、ラジオ東京の「東京ダイヤル」という番組で、マダム・キラーとあだ名されるほど、中年の女性たちのあいだに人気を持っていたアナウンサーの竹脇昌作《たけわきしょうさく》(四九歳)が自宅の物置で首つり自殺をとげた。二年、六二三回にわたって、短い時間の枠内で、失敗なく台本を流してゆく努力のはてに、抑鬱症《よくうつしょう》にかかったのだった。(「日本がたちなおった」『鶴見俊輔集』続1、筑摩書房、二〇〇〇年、二六二頁)

一九五一年(昭和二六年)三月一三日午後十一時三十一分、広島で原爆に遇った作家原民喜

（一九〇五―一九五一）は、東京都下吉祥寺―西荻窪間の線路上に身を横たえて自殺した。（略）

戦争の末、一九四四年九月に、彼は妻を失った。生まれつき声が低く、しゃべることがにが手の彼にとって、妻が、自分にかわって社会にむかって何か話してくれることが支えになってきたのだったが、この時生きる望みを失った。その翌る年、彼の上に原爆が降ってきたのだった。すでに生きる気力を失っていた彼にとって、少年時代の杞憂の実現ともいうべき原爆落下は、最後の力をふりしぼって生きようとする機会となった。

さらに五年間をついやして、彼は、妻の死と原爆とについての一連の作品を書く。そして、原爆の記憶がうすれ、朝鮮戦争にさいして日本再軍備の声がたかまってきたさなかに、一つの主張として、自分の生命を断った。（「日本がたちなおった」『鶴見俊輔集』続1、三三三―三三四頁）

敗戦後四年たった一九四九年、川崎澄子は久坂《くさか》葉子という名で小説を書きはじめ、一九五〇年には「ドミノのおつげ」で芥川賞候補におされ、数度の恋愛にやぶれ、一九五二年十二月三十一日、京阪神急行六甲駅で電車にむかって飛びこみ自殺をした。一年の最後の日に死ぬということをも、彼女は、非常な勇気をもって予定どおりにきっぱりとやってのけた。

（「廃墟の中から」『鶴見俊輔集』続1、三八三頁）

原民喜の場合は、彼の身体の上を列車が通り過ぎた正確な時間まで、記載されている。この時刻の直前まで、原民喜は生きていた。鶴見俊輔は、その死の直前まで、原民喜に近づいている。うつ病から回復した鶴見俊輔は、自分のうつ状態のすぐそばに原民喜がいるのを感じただろう。

敗戦後、集団自殺した人びとの記録はさらに詳細だった。尊攘義軍（八月二十二日）、明朗会（八月二十三日）、大東塾（八月二十五日）について二十一頁にわたって記述している。（『日本の百年　第二巻　廃墟の中から』、筑摩書房、一九六一年、六四—八四頁）

これらの記録を読むと、鶴見俊輔が、それらの集団の一員として、その場に立ち会っているような印象を受ける。そして、彼らの自決を否定的にとらえているわけではないことを知る。うつ病の体験から回復しながら、自殺を否定しない。つまり、鶴見俊輔は、自殺を否定しないままで、自殺の誘惑を乗り越えたと言えるのだ。彼は、その過程を、『日本の百年』の中に記述している。まるで、剃刀の刃の上を歩くような行動である。足をすべらせば、手足や胴体が真っ二つに切れるような行動である。

三度目のうつ病を、医者の力も、薬の力も借りないで、独力で切り抜けたのであろう。もし、それらの助けを借りていたとしても、最低限のものだったに違いない。うつから抜けたとき、彼は夢がさめたようには感じなかっただろう。むしろ回復過程を、自分の目で見据えるようにしていたに違いない。

精神疾患を自力で乗り切ることには危険性がある。一つは、充分な回復を得ていないのに、回復したという判断を行ってしまう可能性である。現実との接点が見失われているのに、健康であることを確信する。それを否定する周囲の人間を拒絶して、病的世界に閉じこもってしまう。より大きな破綻がやってきて、回復の夢を引き剝がさない限り、そこから出ることはできない。

もう一つは、自分が回復したことを証明する人間がいないということである。周囲の人間が回復したと認めても、それは素人判断かも知れない。だからといって、その時点で、医者の判断を求めることもできない。その方法をとるのであれば、最初から自分の手で治そうとはしないだろう。では、そのときはどうするか。自分が治療者となって、自分の経験した方法で、他人を癒すことである。自分が行った方法が、他人にも有効であれば、治療法として正しかったということになる。自力で回復した人が治療者となる道が存在することは、日本独自の精神療法とされる森田療法がその一例である。そして、心理療法家としてよく知られている、フロイトやユングも、結局、同じような道をたどっている。世界各地のシャーマンが同じようにして、生まれてくることもよく知られている。鶴見俊輔は、自己治療を行うことによって、ひそかに治療者としての役割を演じなければならなくなっていた。カーテンを開けた看護婦のように。心病んだ人びとは、嗅覚のような感覚で、鶴見俊輔の中に治療者を発見して、助けを求めるようになるだろう。

同志社大学と家の会

鶴見俊輔は、一九六一年九月に同志社大学文学部の教授となった。それ以前にも、同志社大学で講演を行ったことがあった。ある講演の後、座談会が持たれたらしい。

鶴見　そのときの座談会（注・同志社学生新聞主催）には、宍戸と北沢もいた。そのときが初対面だったと思う。そのときの私のポジションは、率直にいえば、いまのポジションとほとんど同じなんだ（笑）。つまり反・反共。で、宍戸は気に入らない。北沢さんは火炎瓶を投げた経験があるからね、傷を負っているから、なにかあると感じたらしいんだ。その後、うつ病で引きこもっている私に連絡してきた。そして、都市センターホテルというところまでやって来た。（編集グループ〈SURE〉編『北沢恒彦とは何者だったか？』、編集グループ〈SURE〉、二〇一一年、一二八―一二九頁）

「傷を負っているから、なにかあると感じたらしいんだ」というのは、ここに現れた北沢という青年が、鶴見俊輔の中に、同質の傷を見つけたということであろう。北沢恒彦の息子、黒川創の『鶴見俊輔伝』には次のように書かれている。

一九六一年（昭和三六）春、京都の同志社大学での座談会で出会った北沢恒彦という青年が、東京まで、鶴見に会いにきた。それまでのあいだ、幾度かの文通が生じていた。

この時期、鶴見は、鬱にとらわれて谷中初音町のアパートに逼塞していた。だが、こうした行きがかりから、彼には住所を知らせていたようだ。おそらく、この相手の青年のなかにも、抑鬱気味の傾向が現れていることを感じ取ったからではないか。その日、鶴見は、筑摩書房から依頼を受けているシリーズ「日本の百年」の仕事が追い込みに掛かりはじめて、谷中初音町のアパートを出て、横山貞子とともに、平河町のホテルで缶詰め状態に置かれていた。横山も同伴し、北沢と三人で会ったのは、ホテル近くのおにぎり屋でのことだった。

(『鶴見俊輔伝』、三三五頁)

ここでは、鶴見俊輔が北沢恒彦の中に、共通のうつ的傾向を発見したととらえている。つまり、相互に相手の中に、自分の問題とふれるものを感じたということであろう。それはうつ病と関係があり、おそらく自責の念ともつながっていたのである。その関係を深めるために、北沢恒彦は一つの提案を持ってくる。

同志社での講義が始まって、しばらくすると、研究室に、また北沢が訪ねてきた。せっかく鶴見が京都に赴任してきたのだから、何か定期的な研究会を持ちたい、ということで、レジュメのような書きつけを彼は一枚用意していた。

まだ鬱の症状が続いているので、鶴見としては、すぐには答えを出さず、しばらく自分のなかに置いて考えた。だが、こうして京都に来ると、同志社の関係では、ほかに付き合いのある人もいない。だから、何かやってみよう、というほうに心が動いた。何かテーマが要るだろうと考え、「家」についてにしよう、と思いついた。

生まれたときから、ずっと「家」の問題で苦しんでいる。鬱の原因にせよ、そうである。そこに、エロスがからむ。これまで三度の大きな鬱は、母、家の外での女性たちとの交際、さらに、結婚と、いずれも女性との関係がきっかけとなってはいるのだが、これも大もとへとたどれば、「母」であり、それぞれが、やはり「家」の変奏曲となって見えてくる。(『鶴見俊輔伝』、三四〇頁)

鶴見俊輔自身も次のように語っている。

鶴見 私は、生まれたときから、家の問題でずっと苦しんでいる。つまり、系図に苦しんでいるんだ。で、それが私をいびつな人間にしている。系図はついてまわるから、家のことは長い間これと取り組まざるを得ない。私はもう生まれた家と縁を切って、この町に住んでいるけれども、家の代替物みたいなものができるでしょ。その家の代替物は、家になるのかという問題を抱えていたわけだ。そういうことをテーマにして研究会をやったらどうだろう。その会は割合ながく続いたでしょ。(『北沢恒彦とは何者だったか?』、一三〇頁)

こうして作られたグループが「家の会」である。呼びかけ人は、鶴見俊輔、笠原芳光、横山貞子、北沢恒彦のメンバーだった。パン屋で働いていた北沢恒彦はそこを退職し、一九六二年七月、京都市の非常勤職員となり、活動の足場を得た。

活動が続いて、一五年ほど経ったとき、北沢恒彦は次のように語っている。

北沢　わたしが京都において、とくに思想的な交わりの場としてもっているのに、職場の外に十年来続けてきた「家の会」というサークルがあります。六〇年安保の翌年につくったものので、それが政治的な変動とかかわりなくあったということがあるんですね。〈家〉をテーマにしてサークルをつくったのは、家というのは各人の社会的位置とか、地位とか、そういうことにかかわりのない素材として入りやすい、かつ重要なテーマでですね、少しとぼけたテーマではありますけれど、そのトボケさ加減が非常にうまい具合に生きた、なんていうか、非常にゆったりとしたサークルがひとつあった。それを十年一日のごとく月一回ずつ通いつづけて、その中で、いわゆる闘うということ、自分がそう大きく肉離れすることなく闘うときに、ある面では自分がえらんだわけではない家という関係をどうとらえ直していくか。これは大きくいえばかなり大きな政治的なテーマでもあるわけで、それをそう大仰にかまえないで、月一回ずついつ果てるともなくつき合い続けてきた、そのつながりがかなり大きな発酵源としての意義をもっていたということがあるんですね。（北沢恒彦・渋谷定輔・花崎皋平『朋

あり遠方より来る　現場からの哲学』、風媒社、一九七六年、一五三―一五四頁）

北沢恒彦は、〈家〉というテーマを「少しとぼけたテーマ」と語ったかと思うと、「かなり大きな政治的なテーマ」と言い換える。そう言いながら、「いつ果てるともなく」続くテーマであり、「つき合い続ける」問題であり、それを抱えることが「大きな発酵源」になると考えている。鶴見俊輔が、〈家〉というテーマを、病気としてのうつの背後に横たわる問題、母との関係を突きつめる問題、「家の代替物」は家になり得るのかという問題把握に比べると、北沢恒彦の把握は、やや斜に構えたものだったろう。北沢恒彦にとって、政治は正面から述べるもので、搦め手から探るようなものではなかった。

鶴見俊輔にとって、「家の会」は自分の発症原因を探る場であった。そして、病気の再発を予防する人間の場を実験する場でもあった。あるいは、うつを発生させない家を造りだす場でもあった。鶴見俊輔の透徹した把握からいうと、病人が病人を癒す場、治療者と被治療者が入れ替わる場でもあった。この実験の場は、厳密に定義されたり、緊張の漂う場ではなく、「ゆったりとしたサークル」「そう大仰にかまえないで、月一回ずついつ果てるともなく、つき合い続けてきた、そのつながり」の場であったのである。

鶴見俊輔は、そういう場を構想できるほど、うつ病から克服できたのである。そして、鶴見俊輔の自己治療の場を、参加者が相互に変化し合える場として、生みだし、維持しようとした。その場は、呼びかけられてから、三八年間も存続した。多くの人が、気づかないままに癒されていった。

北沢恒彦

ここで北沢恒彦という人物についてふれておきたい。すでに見たように、北沢恒彦は鶴見俊輔が京都で結成したサークル「家の会」の中心的存在であった。一九六五年、ベトナムに平和を！市民連合＝べ平連が結成されたとき、京都につくられた京都べ平連の事務局長をつづけていた。思想の科学研究会の会員で、京都での活動の中心の一人だった。鶴見俊輔が、京都で市民運動を呼びかけるとき、何らかのかたちで関与し、協力した存在である。京都市役所に勤務し、中小企業診断士として、京都の地場産業のてこ入れ作業に従事した。出世を放棄し、自分の持ち場を動かなかった。職場では、一癖も、二癖もある存在だったろう。

北沢恒彦の略歴を、大雑把に眺めてみたい。誕生は、一九三四年四月二二日、昭和九年である。父は吉岡恒、母親は深田ふくと言った。吉岡恒が彦根商業高校に在学中、未亡人・深田ふくの家に下宿しているとき、ふくが妊娠して生まれたのが恒彦だった。そのとき、恒は二三歳、ふくは三九歳の年齢だった。恒彦の両親は、京都で家庭を持った。恒彦の次に、弟が生まれた。後の秦恒平である。年齢差が大きく、かなりの無理があったものだろう。父親恒は心を病んで、脳病院に入院した。周囲が、結婚生活の継続は不可能と判断して、兄弟二人は、それぞれ別の家に里子に出された。恒彦は北沢家に預けられ、後に養子となる。

父親恒はその後、回復して東京で結婚し、家庭を持ったので、精神的不調は一時的なものであったのだろう。母親は、感情の激しい人で、努力家でもあり、多数の短歌作品を残している。最後は入院中の病院で、自ら命を絶った。

恒彦は昭和二五年、京都市内の鴨沂高校に入学した。政治的に早熟だったのか、その時代の雰囲気に寄るのか、日本共産党の積極的な活動家になった。一年間、授業を受けず、反戦活動に没頭した。そして、共産党の武装方針に合わせて、昭和二七年七月、警察官の宿舎に火炎瓶を投げるという行動に参加した。火炎瓶は発火せずに終わったが、九月、警察に逮捕された。その後、共産党の路線転換があり、党から追放される。

昭和三〇年四月、同志社大学法学部に入学した。二年後、京都大学を受験したが、不合格で、在学中の他大学受験のため、同志社大学の学籍を失い、再入学する。

昭和三五年、丸山真男のもとで研究することを目指して、東京大学の大学院を受験したが不合格であった。このとき、丸山真男の面接を受けている。四月、同志社大学を卒業し、パン屋の進々堂に就職した。

昭和三六年、鶴見俊輔との出会いがあった。

これらの経歴の中で、注意を引く点が三つある。一つは、家族の問題。両親との問題である。

もう一つは、政治活動への参加とそこからの離れ方。三つ目は、学問への姿勢である。

両親の問題は、父母の結婚は年齢差も大きく、不自然な印象があること、その無理が両親の別離につながっている。それも、本人たちの判断というより、周囲の決定という可能性が強い。母親のふくが、情熱的で、積極性が強い人間であったのだろう。父親の恒が引きずられてしまったのではないか。最終的に母親のふくは自ら命を絶ったので、感情を制御できないという面を抱えていたのであろう。ふくは養子先の北沢家の近所の人たちを訪ねて、幼い恒彦と関わりを持とうとした。そういう事実を知ったとすれば、北沢恒彦は、実の父母と養父母との比較や、関係の持ち方について、考える場面も多かったであろう。両親からの血のつながりを考えると、実父母から受けついだ資質について省みることもあったであろう。

二つ目の政治活動は、高校生の段階で、かなり強力な活動に引き込まれて、火焔瓶を人の住む住宅へ投げるという行動を行っている。逮捕されてから、保釈まで二ヶ月を拘置所で過ごした。未成年であったが、懲役一年六ヶ月　執行猶予三年の判決を受けている。その後の政治路線をめぐる対立で、判決が確定した段階では、すでに北沢恒彦は共産党から追放されていた。組織の中で、組織に守られて行動していたはずが、組織から追いだされ、行動の結果だけを自分で引き受けていかなければならない。このことはある種の引き裂かれた状態に身を置くことになる。

三つ目は、学問への傾斜である。同志社大学在学中に京都大学への入学を試みている。転学という方法はなかったのだろうか。入学試験を受けることで、同志社大学の学籍を失ってしまったのは、見通しへの配慮不足だろう。ただ、感ずるのはよりよい勉学環境を求めたということであろう。東京大学の大学院進学への希望は、学問をつづけたかったからなのか、丸山真男への個人的憧れだったのか、わからない。学問への道を求めることが強ければ同志社大学の大学院進学もありえただろう。その後の経過を見ると、丸山真男の元で学びたいという考えが強かったのではないだろうか。

これらの三つのエピソードを考えると、いずれもが求めても拒否されるという体験につながっている。合一を求め、その下に憩いたいと考えても、拒否される。そのとき、自分の欲望はかなえられなかったと断念するのではなく、かなえられなくとも、欲望の意味しているものは真実であるとこだわるところに、北沢恒彦の特性があり、そこから豊かなものをとりだそうとしたのが、北沢恒彦の方法だった。

北沢恒彦が鶴見俊輔と出会ったのは、丸山真男の面接を受けた一年後のことであった。鶴見俊輔との関係にも同じことが出現するだろう。

政治活動と挫折

ここでは、前にあげた三つの問題点のうち、二つ目の政治活動の決着のつけ方を検討してみたい。高校生のとき、共産党に指導され、火炎瓶を投げて逮捕され、結果として有罪判決を受けた。しかし、共産党はその責任をとらない。そのことをどう納得するか、納得できるかの問題である。

北沢恒彦にとって、この問題は、生涯考えつづけるべき課題となっていった。

鶴見　やっぱり北沢恒彦を理解するためには、彼が高校生のときに負った傷、あれが重大だ。秋野不矩の息子（秋野亥左牟）と一緒に火炎瓶を投げているでしょ。そういう人間を家に寄らせて、秋野不矩は話をまともに聞いてくれた。つまり、誠実に対する誠実だね。それで秋野不矩も北沢を認め、北沢も秋野不矩を非常に信頼していた。もう一人、彼の裁判で、同志社の側から特別弁護人に立ったのは、岡本清一だ。岡本の誠実も、信頼していた。外の社会に戻ってきたときに、ちゃんと迎えてくれる先生がいた。それは誠実の問題で、理論の問題じゃない。（『北沢恒彦とは何者だったか？』、一三三頁）

共産党に見捨てられたとき、北沢恒彦を支えたのは、意外にも本来関係のない人びとだった。だからといって、政治活動があやまりであったと北沢恒彦は考えない。政治活動を選びながら、周囲に目を塞いでいる狭さの問題である。敵と味方の区別がつかない。ついたとしても、その意味を吟味できない。敵が敵であるとはどのような意味なのか。味方が味方であるという意味は何なのか。

簡潔な言葉として、次のような表現がある。

マルクス主義にある法則的認識への信頼には、それが過信されて、内部の制御装置を工夫する作業とセットにならぬとき、ロベスピエールのテロリズムと同型の歴史的タイプにおちこんでいくのをまぬがれることはできない。（北沢恒彦『酒はなめるように飲め』、編集グループ〈SURE〉、二〇〇四年、二〇頁）

それを具体的にとらえようとすると、敵だと思っていた相手が味方である可能性がある。では、どこでそれを見極めるのか。

北沢　鴨沂高校の中井寛吉先生。今でも親しくつきあっているんですけどね。あれはいわゆる京大天皇事件の時ですけど、ぼくも行っていたんです。それで生徒部長によびだされた、その人が中井先生だった。一九五一年の一一月ですね。新聞の写真にぼくの顔がうつっていたんです。「警察に通報はしない。ただ紳士協定として、君かどうかということだけ言ってくれたらいいんだ、君とぼくだけの話しとして」と。ぼくは認めなかったんですね。当時、ぼくらのなかでは中井先生なんかは「マーフィーの手先」と呼んだりもして、敵だと思っていたんです。そういうことがあった。

ところが、その中井先生の存在の意味を、ぼくに教えてくれたのは取り調べの刑事なんです。火炎ビンで逮捕されたとき、刑事が「おれたちの標的は中井なんだ、お前らみたいな小物は問題やない、中井をおさえるためにお前らを逮捕したんだ」って言ったんです。これはね、ぼくの最大の思想的な旋回点なんだ、刑事に感謝しますね（笑）。（北沢恒彦「セブンティーン『武装』」『隠された地図』、クレイン、二〇〇二年、一八八頁）

刑事からだれが味方かを教えられるのだから、奇妙な話である。それも罠かも知れない。しかし、北沢恒彦は、素朴に刑事の言葉を信じられた。腑に落ちるところがあったのだろう。

別の場所で、次のような表現がある。

取り調べにおけるこちらのしぶとさに業をにやした刑事が思わず口にしたことがある。

「いったい、貴様らの高校は、どうなっとるんじゃ。あの中井という生徒部長ものらくらした野郎で、俺はあいつが主謀者だとにらんどる。チンピラの貴様らをやるより、あいつをやる方がてっとり早いと俺はにらんどる」

無茶苦茶な話にも真理はあった。一点の疑いの余地もなく中井先生は敵ではないのだ。世界がぐんぐん拡がっていく感覚だった。俺は勉強しなければならない。何年、いや何十年かかって、この遅れをとりもどせるかわからないが、ともかく、ここで思い知ったことの重さに拮抗できる勉強を俺はしたい。というわけで、このあと拘置所送りとなったところで、ようやく『資本論』を手にする順序となる次第だった。独房は学校というわけだ。（『酒はなめ

るように飲め』、三一—三二頁）
味方を敵と取り違える。あるいは敵を味方と取り違える。それを克服するための方法が、学問であるということになる。「世界がぐんぐん拡がっていく感覚」、それは真実に出会ったという感覚だろう。

一方で、指導を行った共産党に対してはどうだったろうか。

日本共産党は、それを指導した大人たちは、私たちを拘置所につれこませる拙劣なまちがいを犯した。その戦術を精算したことは正しい。ただ、その正しさには、人間につきものの一つの明らかな誤算が含まれていた。精算され、一人の少年に回帰したとき、私たちは、今までより深く、熱烈に抱きとられていた。鴨沂高校は不良少年を切り捨てる家族ではなかった。この有力な社会的単位の中にはぐくまれていた愚かな愛を知らず、永遠の優等生としてのシラジラしさに自足するのはやはり誤算というより他はない。（『酒はなめるように飲め』、三三—三四頁）

共産党が一人の構成員にとった態度は、本来、敵対しているはずの人びとより、配慮の乏しいものであった。少数勢力であるために、配慮を行えない。配慮が乏しい故に、少数派を抜けだせない。それは、共産党という固有名詞を抜いて、あらゆる政治組織にあてはまる問題である。北沢恒彦は、敵の中に味方を発見した。あるいは、そういう要素を無視できないと感じたのである。そして、それを一つの自己矛盾ととらえ、自分自身の思想課題として把握した。やがて、北沢恒彦は、丸山真男の論文のなかに、先覚者を発見する。共産党に見捨てられても、北沢恒彦は、マルクス主義者であろうとした。

労働運動と市民運動

北沢恒彦の生前の著作は二つある。『方法としての現場』(社会評論社、一九七四年)、『家の別れ』(思想の科学社、一九七八年)である。ほかに鼎談集として『朋あり遠方より来る』(風媒社、一九七五年)がある。

『方法としての現場』は、ほぼ『思想の科学』に掲載された文章をまとめたものである。最初の発表は一九六四年五月の「沈んだ軌跡」、もっとも新しいのは一九七三年の「『農民哀史』の家」である。『家の別れ』は雑誌『思想の科学』に掲載された文章に、かなり長いノートを補足してまとめられている。これは一九七五年五月の「民兵劇由来記」から一九七七年五月の「ケインズの読み方」までのものである。『朋あり遠方より来る』は、哲学者・花崎皐平、農民運動家・渋谷定輔との鼎談である。

これらの作品は、ほぼベトナム戦争に対する反戦・市民運動の時期と重なっている。ベトナムに平和を！市民連合は一九六五年二月七日、アメリカ軍が北ベトナムに爆撃を開始したことに抗議して、四月二四日に活動が開始された。京都での活動は、五月三日に四条河原町の角で、座りこみを開始したことで始まった。以後、日曜日ごとに活動が続けられた。

京都で「ベトナムに平和を！京都集会」（京都べ平連）が発足したのは五月二二日である。

べ平連は新しい運動のかたち、組織のかたちを作りだして、広汎な人びとを運動に引き入れた。行動は言い出しっぺがやる。その行動に反対の人は足を引っ張らない。参加者は自分の行動に責任を持つ。一つの課題に限って共同で取り組む、などである。京都では最後まで、べ平連の事務所は置かなかった。組織の縛りがない。統一した見解もない。規則もない。会員の登録もない。その場限りの集団という位置づけである。なかなかその通りには行かないが、原則はそういうことである。ベトナム戦争に反対するのが目的なので、アメリカ軍がベトナムから全面撤退した後、一九七四年一月にべ平連は解散している。最大の動員数は、一九六九年六月一五日の七万といわれている。べ平連は、どこでも自称して手を挙げれば、それがべ平連なので、全国各地で次つぎと生まれて、正確な数はだれにもわからない。三五〇以上のべ平連があったといわれている。

ベトナム戦争に反対する動きは、脱走米兵の支援にまで発展した。鶴見俊輔が力をいれており、北沢恒彦も協力したことであろう。

べ平連の運動は、当時日本中の大学を巻き込んだ大学闘争にも影響をあたえ、逆に影響を受ける関係にあった。大学の闘争を中心的に担ったのは、共産党と対立する新左翼の政治党派であった。学生の中には、新左翼の運動に引かれながら、活動に踏み切れない立場の者が多数いた。ノンセクトラジカルなどと呼ばれたが、そういう学生たちの中で、ベ平連は自分たちを表現する適当な場と受け止められた。ベ平連は、当時の政治的な運動に、多様な影響を与えている。そのような星雲的な動きのなかで、活発な運動が行われた。北沢恒彦もそのような活動に刺激され、過去の火焔瓶闘争を振り返り、思想的な基盤について思い巡らしたであろう。その表れが、『方法としての現場』『家の別れ』『朋あり遠方より来る』などの著作である。

これらの作品について、簡単にふれてみたい。

もっとも力がこもっているのは、はじめての著作の『方法としての現場』であろう。鶴見俊輔も「方法としての現場」というタイトルは気に入って、大いに評価している。書名の元となった「方法としての現場」という文章の書きだしは次のようなものだ。

森で迷ったら、立ち止まらないで、まずどこかに向かって歩くことだ。方法という場合、高校生のとき、ふと目にしたこのデカルトの言葉で私は充分だ。

歩き始める時、私にある方向感覚のようなものに信を置こう。私の五体は磁場でありアンテナである。だから、立ち止まったりしないで、大気の中から送られてくる様々な信号を受けとり、それに沿って考えよう。涙も喜びも、立ち止まった時のためらいも、世界史も、すべてはこの磁場に収められる。この磁場をして語らしめよ。それが以下の断片である。方法

の手づくりである。(『方法としての現場』、二〇頁)

北沢恒彦の方法はこれにつきていると言ってもよい。しかし、その方法の担い手は、現場で生き延びなければならない。表現の回路を維持しなければならない。その工夫を北沢恒彦は模索し続ける。以下の文章はそのようなものだ。

十年前、私のおおまかな方法は尾崎秀実に化体されているような、偽装マルクス主義者の視点を引き継ぐことであった。私は自分の中に絶叫するものをもっているので、それだけはすまい、絶叫しないマルクス主義者として生きようと思っていた。叫んでは偽装にならないのだから、その選択は当を得たものであったと今でも考えている。(『方法としての現場』、四二頁)

火炎瓶を投げるということは絶叫である。相手を追い詰めることも一つの絶叫である。声高な政治的発言も絶叫である。では何が、絶叫ではないのか。

そこに働く一人のオフィス・ガールにとって、世界が輝いてみえるかどうかは、この部屋に一人の高らかな笑を笑う人間の存否にかかるのだ。敵のイデオロギー的束縛を打ち破るのは、笑いたい時に笑う人間、敵の教育訓練体系を見かえす快活な「視野」が瞬間的にであれこの部屋に挿入する「自己権力」の影である。この組織者としての「見えざる」社会主義的人間の群生こそが戦後民主主義状況が後に伝える最も積極的遺産であり、彼らの深く自覚された位置の選択こそが、現状の鋭く分岐した左翼の力を深部において統合する力として働く。（『方法としての現場』、一七四頁）

こう取りだして見ると、それは偽装ではありえない。そこに作為があれば、すぐに見透かされてしまうだろう。

人は何故人の見ている場所だけで闘いたがるのだろうか。それだけが闘いであるかのように錯覚してしまうのか。人の見ている場所とは同時に敵の見ている場所だというのに。（『方法としての現場』、一五九頁）

革命において眼に見えるものは全ておとりにすぎないのだ。（『方法としての現場』、二一九頁）

闘いが目に見えるということは、その時点ではすでに、どちらかが敗北しているのだ。北沢恒彦は次のようにも書いている。ここでは、南ベトナム解放戦線が意識されていたのではないか。

ベトナムの現実を参照にするからこそ、これらの言葉は書かれたときに力を持っていた。

公刊されることなき、精密な地図の存在する厳然とした事実こそ、「闘い」が持つ「おおわれた」性格をたくまずに告げるものは他にないと私は思う。見える部分だけに依拠しようとする時、見るほどのちからなきわれわれはほとんど確実に敗北する。人民の隠された知識、おおわれた想像力を源泉とすることを抜きにして、われわれはどうして帝国主義の軍事力を突破できようか。(『方法としての現場』、一九四—一九五頁)

『家の別れ』や『朋あり遠方より来る』は闘いが山場を越えて、さらに生き延びていく知恵を維持していかなければならないという前提で書かれている。『家の別れ』は言葉の通り、両親のことを書いたものである。おそらく中野重治の「歌の別れ」を意識したものだろう。実母と養父のことが中心である。実母について書いた文章は、書名にもなっている「家の別れ」である。北沢恒彦の実母は、何度か北沢恒彦に接近するが、彼はすげない態度でかわしてしまう。北沢は実母について簡単に、次のように定義づけてみる。

生家の経済的没落の過程の末に母は自らのトータルな没落をその「道ならぬ恋」によって決定したといえる。終生母についてまわった狂気の一種は、このブルジョア的安定から終局的排除をこうむったものの、対極にむいて新たな調和と立命を得ようとする不安定な試みであった。それは「階級を選び直す」もののほとんど必死の苦闘である。(『家の別れ』、二三五頁)

ここに描かれている姿は、橋の上から、溺れる人を眺めているような冷たさがある。北沢恒彦にとって、母親はなぜか煩わしいものと感じられていたのではないか。「階級を選び直す」という言葉は、家の会のメンバーでもあった茅辺かのうの著作の題である。茅辺かのうは女性ではじめて京都大学に入学した人だといわれていた。単身アイヌの世界に入って、その生活の現実を報告している。

これに比べて、養父の姿には、一種の味わいがある。

私は植木鉢を抱いて歩いてくる老人たちの中から、なんとなく父が現れてくるような幻覚をおぼえた。性こりもなく、なにか下手ものの一つぐらいを抱いて帰ってきて、母に叱言をいわれていたときの一種のひかえめな顔付で。そうである。父にある唯一の信念は、自分はなにものでもない、という度し難い思い込みである。どこかたいしたものだ、と自分を思い込みたい私には、これは苦手である。負けそうである。(『家の別れ』、二一四頁)

北沢恒彦の描く男性は、常に語りつくせない陰影をもった存在のように思える。彼は、母親という存在よりもはるかに父親という存在に憧れている。母親には食傷気味で、その目は父親に向かうのである。北沢恒彦の描く桑原武夫の姿には、やはり自分にはかなわないという感じが見られる。

人が生きていくためには、愚かであれ、なんであれ、革命という希望の星がいるのだ、といって、桑原武夫に笑われたことがあった。鶴見俊輔は、かつて、日本共産党は自分たちの希望の星だったというようなことをいったことがあるが、それを読んだときは笑ったね、と桑原はいった。よう頑張るはるな、と思ったことはないではないが、自分には、かつて一度も、共産党が希望の星であったことはなかった。(『家の別れ』、六二頁)

この言葉に、北沢恒彦は負けてしまっている。

桑原武夫という人間、それはつらいところで生きている人間を絶対にたたくことのできない、気弱ともみえる精神、公平さの逆説をまといつかせた存在だ。彼はつらいぎりぎりのところを見落とすようでは観察者の適性を欠くという。彼は明敏でありかつそれを愛する。(『家の別れ』、一七頁)

北沢恒彦は父親を求めている。鶴見俊輔が桑原武夫に慈母を見ていたとすれば、北沢恒彦は桑原武夫に少しとぼけた父親を見ていた。

揺るぎないものを求めて

『朋あり遠方より来る　現場からの哲学』の鼎談の最後に、渋谷定輔が北沢恒彦の手紙を紹介している。心からの賛同を示しているのだが、そこに北沢恒彦と渋谷定輔のつながりの本質的な部分が現れているだろう。

渋谷　（略）北沢さんからいただいた手紙の中で、わたしとのつきあい方に触れた一節があります。それを読ませてもらいますと、「ぼくはもはや後もどりすることはないでありましょう。そしてたとえいつかあなたが倒れる日がくるとしても、あなたの安らぎゆく記憶の中で、あの男は無限に優しかったが同時に俺にきびしかった。そしてその記憶は総じて不快ではない、といわれるまでに自らを耕すことでありましょう。」

　この「あの男は無限に優しかったが同時に俺にきびしかった」というところがいいですね。わたしの対人関係は、世代を超えた対等性を大事にしていますので、わたし自身に対しても対等な一人の人間としてきびしくしてもらわないと、わたしにとって不幸なんです。つぎに、「どうかぼくを甘やかさないで下さい。あなたの全生涯の重量をかけてぼくの中で眠ってい

る資質をひき出して下さい。」(『朋あり遠方より来る　現場からの哲学』、二六一―二六二頁)

ここに見られるのは、確かな関係性、対象として揺るぎない存在であることの希求であろう。向き合って、激しく関わる態度といってもよい。それを父性的な関係といってみてもよいだろう。高校生の北沢恒彦が、生徒部長の中井寛吉先生に呼びだされて、「君とぼくだけの話しとして」事実を語ってくれと問いかけられたとき、北沢はそれを拒否した。北沢恒彦がそのことを長く後悔したのは、中井先生の中に父性的な働きを感じとったが、それを拒絶したところにあったのではないか。それは、自分が求めているものが、眼の前にあったのに、疑いが動いて、手をだすことができなかったということである。

次に挙げるのは、北沢恒彦が京都精華大学で教員をしているときに書いた文章の一節である。後に歴史家となったミシュレの若い頃の話である。政治家のタレーランがミシュレの人物を探るために、晩餐会に招待したのである。同じくその場に招待された人びとの分析と、そこでの二人のやりとりを検討して次のように語る。

場面は天才的なカリスマを囲む追随者の集りではなく、八〇歳の狷介な老人と三〇歳代の後にアナール派の「父」となる「人民の子」ミシュレが一〇人の立会い人のもとに、火花を散らした「晩餐会」であった。こういう花も実もある「教育」の場面を近代日本は作り出すのに失敗した。この人文主義的格差に「敗北」の一つの、しかし重大な遠因があったといって過言ではあるまい。(「ミシュレの日記から」『隠された地図』、二五頁)

北沢恒彦は、このときの会見を一つの教育の場ととらえている。そして、そのような世代を超えた「教育」の場がなかったことが、日本文化の底の浅さであり、日本が西欧に敵わないところだと書いている。言い換えれば、北沢恒彦はそのような場に出会っていなかったという意味にもとれる。

この会見で、タレーランは自分自身の基本的立場をミシュレに示していると北沢恒彦は考えている。

この間の変転きわまりない動きのなかで、彼においてかわらなかったことが、少なくとも三つある。一つは先の英仏関係という枢軸である。これをゆるがせにしなかったことから、諸国の利害が複雑に交差するウィーン会議で英国を中立化させ、敗戦国の屈辱からフランスを守った。彼はナショナリストでも愛国主義者でもなかったが、それはナショナリズムや愛国主義では、このような芸当はできないと考えていたからに過ぎない。二つは有能な秘書グループの温存である。彼は曖昧な集合ではなく、輪郭を感じさせる才知を尊重した。そして三つめは彼を囲む女性たちとの変わらぬ友誼である。この三つの軸をみるだけでも、彼が

ヨーロッパ全域に張り巡らした厚い人脈を思うべきである。(「ミシュレの日記から」『隠された地図』、一一二頁)

しかし、そのような「教育」をだれからも施されていなかったのであろうか。中井先生の言葉は、そのようなものとしてあったのではないか。あるいは、その後の出会いの中で、彼はそれを得ていたのではないか。敵に見えない回路、それは味方にも見えにくい。そして、そのことを教えることもできない。北沢恒彦が『方法としての現場』で語ったように、体感するしかないのだ。北沢恒彦は、そこをあまりにも明確にとらえようとしすぎる。

北沢恒彦の結婚した相手は、京都市役所の幹部職員の娘だった。北沢恒彦がその女性と結婚したことが、市役所職員として採用されることに影響があったかも知れない。結婚相手の中に、その父親の影響が映っていたとしても、不思議はない。その影響を含めて、相手の女性とのつながりを求めたはずである。鶴見俊輔はそのことに関連して、次のように言う。

鶴見　北沢さんにとっては、自分の妻の親父というのは、思想的生産性を代表しているんだ。自分は離婚することはあっても、断じて、妻の父親からは離れません。彼は、そう言明したね。それは異常なことですよ。(『北沢恒彦とは何者だったか?』、一四一頁)

妻は岳父へつながるための通路にすぎないというのは、普通ではない。どうして父性性を自分の内部に発見できないのだろうか。ここには、高校生の時点での政治的挫折が大きく影を落としていると思える。そこの一点に、家庭のことも、学問探究のこともつながっているだろう。

文体研究会

鶴見俊輔は、アメリカにいるとき友人が作れなかった。個人的に知り合った人を拡大してくことが難しかった。小学校のときも、いじめというかたちでしか関わりを持てなかったのだろう。そういう不得意さを補うのに、編集者という役割は、適切なものだったと思われる。父親の鶴見祐輔の作った基盤の上に、鶴見和子が準備して、雑誌『思想の科学』は動きだした。何度も出版元を変えながら、『思想の科学』は再出発した。編集長が何度も替わったが、実質的に鶴見俊輔の雑誌だった。鶴見俊輔が編集長として全体を把握し、企画を動かしていった。その過程で、執筆者に原稿を依頼し、新たな執筆者を発掘する。そうした役割を持つことで、鶴見俊輔の人間の関わりが大幅に変わったと思われる。原稿依頼という制限はあるにしろ、自由に人と関われる糸口ができた。

鶴見俊輔の基本的な立場は、プラグマティズムを使って、社会思想をチェックするというものだった。戦後日本の思想は、すべてプラグマティズムのふるいにかけられて、評価された。保守主義であろうと、革命思想であろうと、イデオロギーを離れて、吟味の対象となった。その意味では、リベラリズムの立場である。さらに、鶴見俊輔は、うつ病を生みださない社会、うつ病を悪化させない社会という構想があった。それは、自分自身の病気を再燃させないような関係を自分の周囲に作るということである。それは単純化すれば、権威主義の否定である。権威そのものに反対するのではなく、自分のうつ病を再発させるような権威の発動には賛成しない。あるいは拒否するということである。その根拠を概念化すると、ある種のアナキズムになる。アメリカがイギリスから独立したときの原初の政治理念にも通じる。

鶴見俊輔は、批判者としてのマルクス主義は認めても、マルクス主義を基本にした政治権力はうまく機能しないと考えていたであろう。権威の必要性は認めても、権威主義には反対である。このような立場は、北沢恒彦と政治論戦において、微妙な違いを生む。相互に近づくことはできても、共通の質を持つことは難しい。鶴見俊輔は、そのような可能性を考えていないが、北沢恒彦には、限りなくそこへ近づきたいという希求がある。鶴見俊輔は、当然そのことに気づいていたであろう。

上野　鶴見さんご自身は『思想の科学』なりその他のサークルのおつき合いで、(略)ブラックホールみたいな役割はしてこられなかったんですか。いろいろ相談を持ってくる人たちは、多かったでしょう。

鶴見　狂人にはやる。

上野　というと？

鶴見　そのグループのなかの狂人。ある種の、精神病的な傾向を持っている人。たとえばべ平連なんかだと、そういう人は小田実のところにはけっして相談に行かないんだよ。小田実は過剰に健康な人だから。吉川勇一のところにも行かない。私のところに来るんだよ。どんなに組織が大きくなって、相手がたくさんいるはずだってことになっても、そういうものなんだ。大学で教えていても、そういう人が来る。大学に勤めたくないのは、一つはそれなんだよ。京大でも同志社でも、困ったね。

小熊　みんな相談に来ちゃうんですか。

鶴見　相手もね、私が狂った人間であると、なんとなく確信もつわけ。話ができそうに思うんだろう。（『戦争が遺したもの』、二五九―二六〇頁）

鶴見俊輔は、北沢恒彦に対して、「狂人にはやる」という姿勢で接していたと思われる。それは、自分の使命や義務で行っていたのではない。一つの自己治療としての相談である。多くの心理療法家が行っているのと同じである。相談を持ち込んだ人が改善する程度に応じて、相談を受けた人間も癒されるのである。そのとき、鶴見俊輔にとっては、うつを生みだす人間のつながりから、少し離れることができる。

あるとき北沢恒彦と秦恒平という二人の実の兄弟の比較が話題になったとき、北沢の『家の別れ』を読んだ評として、横山貞子氏が（たぶんだれかの発言として）「狂っているという度合いにおいて、秦恒平より北沢恒彦の方が上だ」と紹介されたのを記憶している。たしかに北沢の文章は通常から言えばかなり狂っている。しかし、そこにこそ北沢さんの味がある。

（塩沢由典「解説―丸山さんを囲む会と文体研究会」『丸山眞男　自由について　七つの問答』、二四九頁）

鶴見俊輔は、北沢恒彦に原稿依頼をしているだろう。『思想の科学』に掲載された、多くの文章の背後に鶴見俊輔の促しが感じられる。それらは、『方法としての現場』に表されているし、思想の科学社から『家の別れ』も出版されている。雑誌社が単行本を出すのは、かなり冒険なので、出版には力を入れたのだろう。そこには当然、鶴見俊輔の後押しがあっただろう。これらの作業によって、北沢恒彦には、大いに得るものがあったと思われる。少なくとも、自分の思想を世に問うたのだから。『朋あり遠方より来る』はその成果である。渋谷定輔との出会いもまた同じであろう。しかし、北沢恒彦はそのことに満足できない。つまり、叫びたいものが残り続けるのである。それは、北沢恒彦の資質に関わるものである。

北沢恒彦がフランス語を習った阿部哲三は次のように語っている。

阿部　彼は非常に自分に忠実というか、正直な男で、レボリュショネール（革命的）なものをいつもむねとしていました。進々堂に行っても、市役所に行っても、そういうものがあったと思います。それにみんなが反応を示さないので、ある種のいらだちがあった。僕にもそれを求めたかもしれないけど、僕にはそういう闘志がありませんでしたからね。そういうところから、だんだん疎遠になっていったんじゃないかなと思います。(『北沢恒彦とは何者だったか?』、八五頁)

この執拗さを北沢恒彦は、だれに向けても働かせていただろう。当然、鶴見俊輔に対しても向けられていたはずである。この問いかけに対して、鶴見俊輔が考えたのが、「文体研究会」の呼びかけだったのではないかと思える。「文体研究会」が北沢恒彦のためだけに設定されたと考えるのは、単純すぎるだろう。おそらく、鶴見俊輔の中では、いくつもの狙いがあって、その一つが北沢恒彦の求めに答えるものであったと考えてみたい。

「文体研究会」は鶴見俊輔の呼びかけで、一九八〇年一〇月三日に最初の集まりを持った。構成は、鶴見俊輔、横山貞子、北沢恒彦、塩沢由典、小笠原信夫であった。人選は鶴見俊輔による。「文体研究会」の詳しい経過は、『丸山眞男　自由について　七つの問答』に塩沢由典がまとめている。

「文体研究会」は、文体と思想は一致するという前提で、日本の思想家を吟味し、他方で自分の思想をとらえ直すという狙いをもっていたと思われる。たとえば、北沢恒彦に対しては、他の思想家を相手にして、自分の文体を考える、そのことを通じて、自分の思想の分析を行う。あるいは、無意識の制約に気づくということである。一種の自己分析への促しである。取りあげる思想家は、桑原武夫、丸山真男の順番であった。鶴見俊輔の出会いを再現するかたちである。ある一日、鶴見俊輔宅に集合し、研究会を持った後で、横山貞子の手料理に持てなされ、歓談するというのが会の姿であった。それは一時的なものであっても、疑似家族的な関わりである。最初の会合が一九八〇年一〇月、最後が一九九三年七月ということで、一四年近くも続いている。私塾のようなもので、鶴見俊輔は自分のすべてを表現していたことであろう。

北沢恒彦にとって、もっとも大きな意味を持ったのは、丸山真男との関わりであろう。北沢恒彦は、同志社大学卒業の時点で、丸山真男の研究室に入ろうと考えたことがある。大学院の入試に落ちたが、丸山真男は強く意識されていたに違いない。その丸山真男にがっぷり四つで向き合う機会を、「文体研究会」というかたちで、鶴見俊輔が用意してくれたのである。丸山真男との議論の過程は、『丸山眞男　自由について　七つの問答』に詳細に明らかにされている。

丸山真男と鶴見俊輔は非常に親しく接している印象がある。北沢恒彦の問いに、丸山真男は正確にかつ誠実に答えているが、やりとりから発展性が見られるというより、やりとりがそこで終わっているという感じである。おそらく、何らかの不完全燃焼感があったであろう。その後、北沢恒彦は丸山真男の「反動の概念」という論文に対して、膨大なコメントをつけて、一大論文に仕上げている。

この論文に対する丸山真男の手紙による返事は、

820 （注・書簡番号）　北沢恒彦　一九九一（平成三）年九月二十三日〔消印〕

御無沙汰いたしました。（略）学兄の玉稿は、はじめのころは正直に申して、何でたった一つの論文にこだわるのか、ということが当人の私にもよく分からなかったのですが、御論旨が展開するにつれて、理解の周到さと読みの深さに驚嘆しております。ほめるとかけなすとか低次元での受けとり方が横行している（私の場合だけでなく、一般的に）日本の書評で、これだけ認識の透徹性を示したものがあるでしょうか。ただ、数学などを用いた比喩には、私の理解の及ばぬ個所があり、一度私の健康状態の良い時に直接お目にかかってご教示を得たい、と思っております。とりあえず一筆まで。　草々頓首（『丸山眞男書簡集』4（1987-1991）、みすず書房、二〇〇四年、三三六頁）

ここには、丸山真男の戸惑いが見られる。最終的に「理解の周到さと読みの深さに驚嘆して」いるが、最初の素直な印象は「正直に申して、何でたった一つの論文にこだわるのか」というものである。ひらたく言えば、しつこすぎると言うことだろう。このような北沢恒彦の傾向は、他の場面でも見られていた。那須耕介が武谷三男との論議について語っている。

なぜ北沢さんは武谷さんにあそこまで食い下がったのか？という問題に戻りましょう。鶴見俊輔さんによると、北沢さんは武谷さんからたいへん可愛がられていたんだそうです。だから相当な信頼関係の上で交わされたやりとりなんでしょうけど、ここでの北沢さんのふるまいは、やっぱりちょっと過剰なしつこさを感じさせますね。思想は身分や特権に応じてコロコロ変わるようなものであってはならない、そんなものであってほしくない、という北沢さんの思い入れの強さが伝わってくるような気がします。この理想への加担を、武谷さんという人からなんとかして引き出したいという意気込み、気迫が、ここにははたらいていたんじゃないかという感じがします。（思想の科学研究会編『「思想の科学」50年の回想　地域と経験をつなぐ』、出版ニュース社、二〇〇六年、一五三頁）

このような北沢恒彦の態度を実際のところ、丸山真男がどのように考えたかはわからない。ただ、北沢恒彦が執拗に挑戦したということだけはわかる。「なんとかして引き出したいという意気込み、気迫」は共通していたことであろう。おそらく北沢恒彦はそのことに気づいていないか、気づいていてもどうすることもできなかったであろう。

鶴見　彼（注・丸山真男）は書くとなるとすごく慎重で、抑えていたから。だけど昨日も言ったけれど、丸山さんが内側に狂気を抑え込んでいた人なんだ。だから藤田とか橋川みたいな狂人ぽい奴がいると、わざと遠ざけることになるんだよ。

丸山さんは、私のことも狂人だと思っていたんだ。たまたま私は丸山さんの弟子じゃなかったから、破門されなかったんだよ（笑）。もちろん私に直接、「君は狂人だね」なんて言わないよ。だけど私が六〇年安保のあと結婚したとき、私の妻にこう言ったっていうんだ。「もうこれで彼も、原稿が書けないからぼくの家に火をつけるなんて言わないでしょう」ってね（笑）。私にとっての丸山さんというのは、そういう存在（笑）。（『戦争が遺したもの』、三一六―三一七頁）

丸山真男は北沢恒彦の中に狂気を発見すれば、そつなく身をかわして、逃げてしまったことだろう。北沢恒彦は、そのことに気づかないのか、あえてそうするのか、突きつめていくのである。鶴見俊輔は一つの機会を与えたが、北沢恒彦は、自分の方法を押し通していく。これは、北沢恒彦の鶴見俊輔に対する批判でもある。

北沢恒彦のとらえた、丸山真男像についてもふれておきたい。

このように辿ってくると、丸山真男好みの人物像とでもいえるものが、かなりはっきりしたものであることがわかる。一口でいうなら敗北の中で気品を失わなかった人間ということになろう。唾棄すべきは時の勢いを笠にきる輩である。「歴史」を時の勢いとしてみるとき、これは一つの歴史批判の立場といえる。同時にミシュレのように敗者の声の復元に歴史家の存在理由をみる立場からすれば、丸山真男はこの気脈を受けつぐところにいるともいえる。

（「書評・丸山真男『反動の概念』」『隠された地図』、一〇〇頁）

こうした人間は樫の木のイメージを保存する。やや古さび、やや懐かしげに立ち、摩すれば変わらぬ光沢を見せる樫の木にちがいない。状況が一筋縄でいかないだけに、こうした信用できる幾株かが必要だ。（「書評・丸山真男『反動の概念』」『隠された地図』、一六六頁）

北沢恒彦は丸山真男に「敗北の中で気品を失わなかった人間」「樫の木のイメージ」を持っているが、それをしっかりとつかみとろうとすると、手から離れて行ってしまう。おそらく北沢恒彦は、鶴見俊輔に対しても同じような体験をしたのではないか。

鶴見俊輔と北沢恒彦

鶴見俊輔はプラグマティズムに関して、出発点には狂気があったと見ている。そういう表現のしかたと言ってもよいのだが、穏健で、常識的なものに止まらないものであるということだろう。だから、思想の科学研究会にしろ、「家の会」にしろ、そこに生産的な面があるとすれば、非常識な要素を含んでいると考えたはずだ。

鶴見　プラグマティズムというのは、穏健な、常識的な思想なんだよ。だけど、プラグマティストとして私が頼っている人だと、「私は政治においてはプラグマティストだ」と言った丸山眞男でさえ、狂気をもっている。向こうはこっちを気が狂っていると思っているけど。プラグマティズムに一本の心棒っていうのは、非常に困るんだ。だけど偶然、パースは、やはり気ちがいなんだ。めちゃくちゃだね。晩年は食うに困っている、栄養失調なんだよ。

那須　チョーンシー・ライトもそうとう狂っていますよね。躁鬱みたいで、鬱で死んでしまう。

鶴見　ジェイムズ、パース。そうとう、みんな狂っている。そういう人間が「形而上学クラブ」を作ったんだよ。

那須　狂った人間が集まって狂ったことを話し合っているんですね。

黒川　そこから、なんとか穏当な思想をつくれないかと。

那須　そこでプラグマティズムが出てくることに、すごい意味がある。(『たまたま、この世界に生まれて　半世紀後の『アメリカ哲学』講義』、一二八頁)

鶴見俊輔にとって、北沢恒彦が狂気のひとであったとしても、それはある意味で当然のことで、躊躇するには値しないことであっただろう。思想の根元に至れば、狂気に近いということは、何ものをも意味しない。しかし、問題はそれが自己破壊的に働かないかどうかである。鶴見俊輔にとって、自分の主催する集団で、個々人が自分の狂気を表現し、お互いの主張が、芋の子を洗うように、自然に修正されていくことが理想であっただろう。鶴見俊輔は、集団の力動を見ながら、適当なところで、抑制をかけたり、刺激を与えたりしていただろう。真っ正面から議論すると言うことはなかった。

私は論争が苦手である。これまでの半世紀に近い文筆活動で、論争らしい論争は、昨年出た吉川勇一氏の『市民運動の宿題』（思想の科学社）と、久野収・鶴見俊輔『思想の折り返し点で』（朝日新聞社）の間であったものだけである。（「著者自身による解説」『鶴見俊輔集』12、四七五頁）

自己主張を正面に据えて相手に対するということが向いていないのだろう。それは、相手によっては、はぐらかしととらえられかねない。本音が分からないということになる。しかし、鶴見俊輔は、そういう姿勢をとりたがらなかった。自分の息子に対してもそうであった。

私はこう思うことにしている。

こどもには、自分以外に新しい父親が必要だ。世界にはたくさんの人がいるのだから、その中から、彼（私の息子）は自分の師父をえらんでほしい。その父親さがしの過程を親として好意的に見守るようでありたい。自分の仕事の流儀を、こどもにおしつけることはしたくない。（「こどもについて」『鶴見俊輔集』10、五七一―五七二頁）

この姿勢は、北沢恒彦にとっては、納得できないものであったのではないか。北沢恒彦が鶴見俊輔に関わりを深めれば深めるほど、ズレは深まり、深刻さがでてくる。

一九九五年三月、北沢恒彦は定年退職した。その年の四月から京都精華大学非常勤講師となり、「風土論」を担当した。一方、鶴見俊輔は年齢に応じて、活動を整理していく。一九九六年四月、『思想の科学』は終刊となった。これに対して、北沢恒彦は一九九七年二月、個人誌『SURE』を発行するようになる。

一九九九年五月、家の会最後の合宿が行われた。これによって、鶴見俊輔は「家の会」との関わりを終えた。「家の会」の存続を希望する声もあったが、責任者のなり手がなく、自然消滅の方向が決まった。「家の会」は家の問題を掘り下げる目的の会だったが、結局、鶴見俊輔が家長で、家長なきあと、自然消滅となった。家に代わるものが家の役割を継承できるかとの問いは、「家の会」に関する限り、できないということになったのだろう。「家の会」が消滅するということは、一つのかたちとはいえ、北沢恒彦と鶴見俊輔のつながりが消えていくことも意味していた。

一九九九年一一月　北沢恒彦は身体不調でガンを疑った。検査の上では異常を指摘されなかったが、本人はガンを確信していた。うつ状態になっていて、その症状の一つとして、不治の病にかかっていると考える疾病妄想が現れていたと考えられる。一一月二一日、自ら命を絶った。

北沢恒彦の死

「家の会」の最後の合宿には、私も参加していた。そのとき、北沢恒彦が「鶴見さんはインテリはだめだ、インテリはだめだというけれど、自分自身が大インテリじゃないか」とまるで、鉈で薪を一撃するような勢いで言った。彼の言い方を聞いて、何がそういう力を生んでいるのか、とても普通ではないと思った。まるで、殺人現場に居合わせたような驚きがあった。

次に紹介するのは、家の会の最後の合宿で、北沢恒彦が語ったことである。思想の科学研究会の討論の場で紹介されている。

S　北沢さんとは僕自身も最後に付き合って、最後の〝家の会〟にも出てきましたんですけど、〝家の会〟の最後の合宿の時、「結局、家の会は総括してどうだったのかな」と僕が北沢さんに質問したことがあるんです。そしたら北沢さんは「もうちょっと鶴見さんを困らせてもよかったんじゃないか」という事を言ってましたね。

「困らせるっていうのは、つまり、それは鶴見さんに対して敬意を表するという意味なんですか？」というと、「そういう意味ではなくて、困らせた後に鶴見さんがどう出てくるか、そこのところに鶴見さんの本質的なものがあるんじゃないか」と。「ああそうか」とそういうものが最後に感じましたですねぇ。（『「思想の科学」50年の回想　地域と経験をつなぐ』、一九四一九五頁）

北沢恒彦の相手に迫っていく姿勢が現れている。そこにはいく分破壊性があって、相手に向かう分だけ、自分にも跳ね返ってくる。北沢恒彦には、鶴見俊輔を困らせたいという欲望があったのだろう。鶴見俊輔は次のように書いている。

私は、自分の息子に、自殺する権利はあると言っている。自殺は、自分をこの世にもたらした親に対する、しかえしであり、息子が私を殺す以上に、私に打撃をあたえるだろう。しかし、それを、禁じる理論を、私は、思いつかない。（「恋愛論」『鶴見俊輔集』12、三六五頁）

北沢恒彦は鶴見俊輔の息子ではなかったが、思想的息子と考えれば、しかえしになっている。勿論、鶴見俊輔は、それまで、北沢恒彦を拒否してきたわけではないだろう。むしろ、関わりを求め、世界を広げようとした。しかし、そのことが逆に北沢恒彦を追い詰める結果にもなっていただろう。

おそらく、鶴見俊輔は、このような結果が起こることを予感していたのではないか。鶴見俊輔は、常に自殺の問題を我がこととして考えてきたからである。

自分のつきあってきた人の何人かは自殺した。その人たちは、かつて私も共有していた世界の見方を生涯手ばなさなかった。自殺者は私の記憶の中にあり、その人びとからはなれることはできない。

M・Yは、瀬戸内海に身を投げた。そのあとにのこされた幼い娘は母に、「おとうさんはどうして、私たちがきらいだったんだろうね」といったそうだ。彼は、妻子をきらいだったのではない。自分がその二人をいつか破滅させるであろう危険から二人をまもったのだ。はみだしものとして、彼の心は私にわかる。（「背教について」、『鶴見俊輔集』続5、二〇〇―二〇一頁）

息子の黒川創が、北沢恒彦の自殺を伝えたときの鶴見俊輔の様子を、黒川自身が書いている。

私の父（北沢恒彦）が死んだとき、鶴見さん宅に電話した。横山さんが出て、ちょっと黙ってから、鶴見さんに替わってくれた。

「恒彦が自殺しました。」

そう言うと、鶴見さんは
「え……、うっ。」

と声を発し、すぐにこちらに来てくれると言うのだが、道順などが、なかなか要領を得ない。もういっぺん横山さんに替わってもらい、

「鶴見さんが動転してらして……。」

と私は言った。すると、即座に彼女は、

「動転しているのは、あなたですよ。」

きっぱり断じた。

空気が余計なゆらぎを止めて、われわれのあいだにアメノウズメが立つのを感じた。（それから鶴見家まで迎えに行き、遺骸のもとに戻る前に、寄り道して、三人で暖かい蕎麦をたべた。）（『鶴見俊輔集』続3、月報3　二〇〇一年二月、8頁）

「三人で暖かい蕎麦をたべた」という所に、鶴見夫妻の思いやりと配慮が感じられる。黒川創は、その後、北沢恒彦の死について次のように書いている。

とはいえ、自死という終わり方も含めて、北沢恒彦の生涯は、おそらく、さほど暗い印象を誰に対しても残していないのではないだろうか。不器用なやりかたなりに、力を尽くして、

彼は、よく生きたという印象が、そこに伴う多少ともマンガ的な滑稽味とともに、彼を知る者たちに、より強く残っているからのようにも思われる。（『北沢恒彦とは何者だったか？』、二八九頁）

ＳＵＲＥ

北沢恒彦は、市役所を定年退職後、自己表現の場として、ＳＵＲＥという組織を構想していた。

この年（注・一九九五年）の三月末で、恒彦は京都市役所を定年退職。四月から、週に一度、京都精華大学で、非常勤講師として「風土論」を講じる暮らしが始まっている。

同時に、かつては米屋だった、この実家（京都市左京区吉田泉殿町、北澤三郎宅）の店先を改造して、自分用の書斎とし、「編集グループ〈ＳＵＲＥ〉工房」と名づけました。まず、名刺を刷ったんだ。「編集グループ〈ＳＵＲＥ〉主筆　北沢恒彦」と刷ってあった。実際には恒彦ひとりしかいない「グループ」だった（笑）。表の郵便受けにも、たしか、その名刺を貼っていたと思う。なぜ〈ＳＵＲＥ〉といったかというと、中尾ハジメさんに英語をチェックしてもらった上で、“Scanning Urban Rhyme Editors”の略称のつもりでいたらしい。「街の律動の調べを刻む編集者たち」といったところなのかな。中小企業診断士として街を歩いてきた成果を、自分個人として引き継ごうということだったのだろうと思います。（『北沢恒

彦とは何者だったか?』、二四八—二四九頁）

北沢の死によって、この「編集グループ〈SURE〉工房」は頓挫してしまった。しかし、やがて、この構想は復活することになる。その経過を黒川創の『鶴見俊輔伝』からたどってみたい。

戦後まもなくから、鶴見俊輔は、ぽつりぽつりと詩を書き、小さなメディアに発表してきた。私にとっては、おもしろいものが多く、鶴見の思想表現としても重要に思われた。だが、これらを一冊にまとめたものはない。だから、八〇歳を鶴見が迎えるにあたって、彼の詩集を作っておきたいと考えた。（『鶴見俊輔伝』、四七一頁）

そういう次第で、運良く世に送りだすことが出来たのが、鶴見俊輔詩集『もうろくの春』である。版元の名に「編集グループ〈SURE〉」を使うことにした。これは、われわれの父・北沢恒彦が『SURE』というミニコミ誌を自分ひとりで編集・発行するために名乗っていたグループ名（?）である。Scanning Urban Rhyme Editors（街の律動をとらえる編集者たち）の略称だそうで、〃シュアー〃と読ませた。（『鶴見俊輔伝』、四七三頁）

幸い『もうろくの春』は、その後、少部数ずつ何度か版を重ね、現在は未収録作品と合わせて『鶴見俊輔全詩集』にまとめている。

当初は詩集『もうろくの春』を作るためだけのつもりだったのだが、こうした思わぬ成り行きが重なって、「編集グループ〈ＳＵＲＥ〉」は、直接販売のみの極小出版ながら、今日まででつづいている。もっとも、このグループとして、われわれがやりたかったのは、出版というより、むしろ寺子屋みたいな活動である。（略）

とりあえず、京都在住の作家・山田稔（一九三〇年生まれ）にお越しを願って、何人かで囲んで話を聞こう、ということにした。（略）当日（二〇〇三年一二月二八日）は、午後に始まり、夕食をはさんで、夜遅くまで、ずっと鶴見は座談の中心にいた。

そして、会が終わると、

「おもしろかったな。次は、誰を呼ぼう？」

と言った。

ゲストの企画は、さらに次つぎ鶴見から生まれて、「セミナーシリーズ　鶴見俊輔を囲んで」全五巻、次いで「シリーズ鶴見俊輔と考える」全五巻を、「編集グループ〈ＳＵＲＥ〉」から刊行する。こうして、京都の「編集グループ〈ＳＵＲＥ〉」は、東京の「思想の科学社」に替わり、〝鶴見俊輔の地元出版社〟といった観を呈するようになってしまった。（『鶴見俊輔伝』、四七四―四七五頁）

鶴見俊輔は、北沢恒彦の構想を継続させた。そして、多くの著作を「編集グループ〈SURE〉」から出版させた。それなりの発行部数を持っている出版社ではなく、京都の極小出版社を応援したのは、勿論、北沢恒彦の叫びに答えるものだろう。「編集グループ〈SURE〉」は黒川創の兄妹で経営されているので、「家」の再構成、あるいは「家業」を作るという意味がある。「家の会」の一つの発展でもある。

出版という仕事は、鶴見俊輔にとって、親しんだ分野である。安定して経営できる方法を提案することができたであろう。自然なかたちで、北沢恒彦の遺児を支えることができる。『思想の科学』でもそうだったが、鶴見俊輔にとって、出版という仕事は、道の途中で亡くなった人を弔うという意味を持っている。

黒川創

黒川創は北沢恒彦の長男で、本名は北沢恒。同志社大学を卒業後、鶴見俊輔に誘われて、思想の科学社の編集を手伝った。鶴見俊輔とは、父親を通じて、幼少の頃より親しかった。評論家として出発し、一九八五年に『〈竜童組〉創世記』を亜紀書房から出版。その後、一九八八年に『熱い夢・冷たい夢』、一九八九年に『先端・論』。その後も評論集を出版した。

一九九九年に『若冲の目』を出版して、小説家としてデビューした。続けて、『硫黄島 IWO JIMA』『もどろき』『イカロスの森』などを出版している。

鶴見俊輔とは、加藤典洋とともに共著として『日米交換船』を出版している。また、鶴見俊輔に関して、『鶴見俊輔コレクション』全4巻を河出文庫から出版。『鶴見俊輔さんの仕事』全5巻を編集グループ〈SURE〉から出している。

加藤典洋と共著で、『考える人・鶴見俊輔』(弦書房、二〇一三年)がある。

黒川創は、鶴見俊輔の身近にいた人間として、鶴見俊輔の全体像をとらえている人間として位置づけられているだろう。二〇〇八年、河出書房新社から出版された『道の手帖　鶴見俊輔』では、総論的な文章を担当している。

二〇一八年、『鶴見俊輔伝』を発表し、大佛次郎賞を受賞している。かたよりのない記述となっている点で評価が高いといえよう。黒川創は鶴見俊輔と長い関わりがあったが、できるだけ公刊されている資料にあたって、この伝記は書かれている。

黒川創の評論にしろ、小説にしろ、鶴見俊輔と北沢恒彦との影響が強く表れていると感じられる。しかし、それらは適当な距離をとったものとして現れるので、黒川創のなかで、消化された結果であることがわかる。『たまたま、この世界に生まれて　半世紀後の『アメリカ哲学』講義』は鶴見俊輔へのインタビューであるが、黒川創が企画したものとはいえ、鶴見俊輔を師匠筋の人間としてあがめるという姿勢がまったく見られない。対等の立場であると言ってよいだろう。この姿勢は、父親の北沢恒彦に対しても同じではないだろうか。同じく編集グループ〈SURE〉が出版した『北沢恒彦とは何者だったか?』での黒川創の語り口を読んでも、そう思う。

黒川創にとって、鶴見俊輔も北沢恒彦も狂人、異常者だったという印象は受けない。それぞれなすべきことをなして、その人なりに生きたという事実が残るだけだと感じられる。二人にうつ病があったとしても、そのことが二人の亡くなった後まで影響を残しているようには思えない。二人が、病気の痕跡を残さないようにしたのか、それとも残された人びとの人間関係の網の中に、すべてが溶け込んでいるからかも知れない。

鶴見俊輔は、うつ病の再発しない生き方を探った。それは、鶴見俊輔の思想の流れそのままである。鶴見俊輔はその道を探りあてたかも知れない。しかし、それはかならずしもすべての人に有効な道ではない。逆に、人を追いつめ、病気に追いやるかも知れない。だが、そのような問題を避けようとしても、それは実現しない。それは悲劇かもしれないし、あるいは喜劇かも知れない。人間が生きていく限り、その悲喜劇を受け入れるしかない。

北沢恒彦は、出版第一作の『方法としての現場』のあとがきに次のように書いている。

私は私の独習的一人よがりをたえず批判し、適切な機会を与え、おおいなる愛をもっていこわせてくれた哲学者鶴見俊輔氏に感謝する。(『方法としての現場』、三一八頁)

あとがき

この本の題名『虹の断片』は斎藤茂吉の歌「最上川の　上空にして　残れるは　いまだうつくしき　虹の断片」から取った。敗戦後、疎開中の山形県大石田で作った歌で、歌集『白き山』に収録されている。日本が戦争体制に入っていく中で、斎藤茂吉は日本の軍隊に肩入れするような歌をたくさん作った。敗戦直前に、それらは『萬軍』という歌集にまとめられたが、ついに出版には至らなかった。いずれにしろ、日本の敗戦は、斎藤茂吉にとって、大きな挫折であった。「くやしまむ言も絶えたり炉のなかに炎のあそぶ冬のゆうぐれ」などにもその思いは現れていよう。「虹の断片」の歌は、自分の夢が破れても、空高く輝く虹の一部に、それが残されている姿を、慰めとも希望とも見える思いで発見したものだ。ここには、悔しさよりも、ある種の爽やかさがある。

どのような思想でも、計画でも、現実に向き合うとき、挫折や変質を余儀なくされる。いろいろな配慮の足りなさ、情熱の不足、協力者との対立、それらが、自滅を生んでしまう。結果から考えれば、最初から取り組まなかった方がよかったのではないかという疑いも生じてしまう。しかし、自分の足で、一歩でも、二歩でも先へ進もうとした事実は残るだろう。例えば、私は若いころ、精神医療の諸問題に疑問を感じ、それを改善しようとして、わずかながらでも努力してきたつもりである。しかし、そのような作業が進んでいくと、改善の方法が明らかになり、社会的に受けいれられ始めると、その手作り的な方法を、一挙に法制化し、国家の後押しを受けて、組織的に推進していく動きに取って変わられる。そして、その結果できあがったものは、先駆者たちの考えたものと、似て非なるものになってしまう。歴史は元に戻らないし、改革のエネルギーも使い果たされている。見上げると、そこに見えるのは、やがて消え去るであろう、虹の断片だけである。

現実を変えようとした人びとは、それぞれの「虹の断片」を見ただろう。心の病を持つこと、病に耐えて生き続けようとした人、またそれらの人びとを支えた人たち、治療者として向き合った人びと、それらの人の見たものを、私なりに跡づけようとした。それぞれの立場によって、見えるものは違う。感じ取る思いも違う。それらが共感されることもあれば、対立し合い、誤解し合い、すれ違うこともある。この本では、それらを一つの物語としてまとめることをしなかった。そのために、エピソードが断片化しているだろう。しかし、その見かけとは別に、それぞれが影響し合い、共鳴していることを、感じ取ってもらえるのではないかと思っている。
この本にまとまりのなさがあるとすれば、読者をその中に巻き込んで、読者の手で、なんらかの形で、そのまとまりを創り出して欲しいという呼びかけを含んでいる。この本は、一つの考えを手渡すものではない。むしろ、素材として読者に手渡したいというのが著者の願いである。

この本は私が精神科医として研修を受けた、京都大学医学部精神科の先輩諸先生方に向けた、報告書といった意味がある。指導をうけた松本雅彦先生が出された『日本の精神医学この五〇年』という本を読んだとき、自分であれば何を書くだろうと考えたことが出発点になっている。その後、私の働いていた職場で一緒だった山尾陽子さんから、強く執筆を勧められて、書き出したが、遅々として進まず、その後、編集者の三室勇さん、石垣雅設さんと出会うことで、なんとか出版の方向性が見えてきた。お三人に深く感謝している。

私が五〇年近く精神科医として仕事を続けて来ることができたのは、たくさんの患者さんが私に向き合ってくださったからであり、また、ともに働いていただいた同僚、医療福祉関係者のみなさんが、私の話し相手となり、考えを深めるヒントを与えて貰ったことも忘れることができない。深く感謝の意を申し述べたいと思う。

精神科医として迷ったときに、貴重な示唆をいただいた、中井久夫先生、神田橋條治先生、加藤清先生に、厚くお礼を申し上げる次第である。

最後になるが、妻・美和子をはじめ、家族の支えがなければ、家庭より仕事を優先するような生き方はできなかったと思う。感謝を込めて、この本を妻・美和子に捧げたいと思う。

二〇二〇年十一月

塚崎直樹

塚崎直樹（つかさき なおき）

一九四九年、石川県金沢市生まれ。

一九七三年、金沢大学医学部卒業。京都大学医学部附属病院精神科で研修。

一九八〇年、京都博愛会病院精神科勤務。

一九九八年、京都で「つかさき医院」開業。

二〇二一年、診療の第一線から離れ、新たな試みを企画考慮中である。

著書に『声なき虐殺』（BOC出版、一九八三年）、『精神科主治医の仕事』（アニマ2001、一九九三年）、共著に『癒しの森』（創元社、一九九八年）がある。

虹の断片

精神科臨床医、四八年の経験から

二〇二一年一月二〇日　第一版第一刷発行

著　者　塚崎直樹

発　行　新泉社

東京都文京区湯島一－二－五　聖堂前ビル
TEL　〇三－五二九六－九六二〇
FAX　〇三－五二九六－九六二一

印刷・製本　創栄図書印刷

ISBN978-4-7877-2011-5　C1011